AF381378

Veröffentlichungen aus der
Forschungsstelle für Theoretische Pathologie
(Professor Dr. med. Dr. phil. Dr. h. c. H. Schipperges)
der Heidelberger Akademie der Wissenschaften

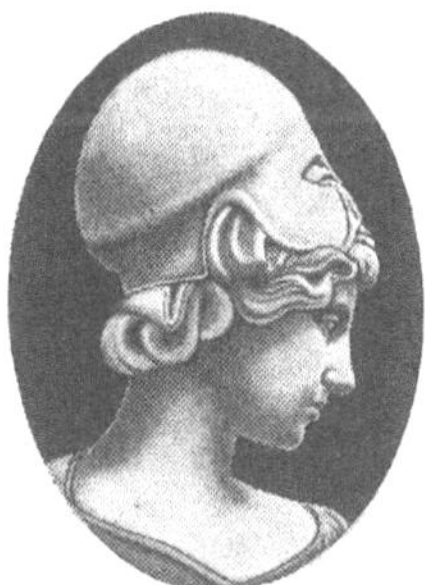

Veröffentlichungen aus der
Forschungsstelle für Theoretische Pathologie

# Medizinische Anthropologie

Beiträge für eine
Theoretische Pathologie

Herausgegeben von Eduard Seidler

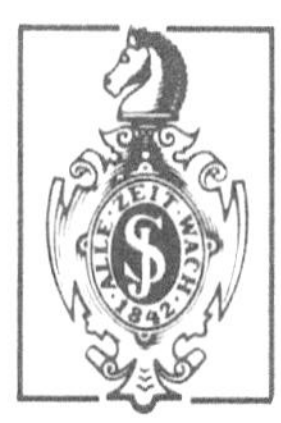

Springer-Verlag
Berlin Heidelberg New York Tokyo
1984

Professor Dr. med. Eduard Seidler
Institut für Geschichte der Medizin
der Universität Freiburg i. Br.
Stefan-Meier-Straße 26
D-7800 Freiburg i. Br.

ISBN-13:978-3-642-82238-4     e-ISBN-13:978-3-642-82237-7
DOI: 10.1007/978-3-642-82237-7

CIP-Kurztitelaufnahme der Deutschen Bibliothek
Medizinische Anthropologie: Beiträge für eine Theoretische Pathologie / hrsg. von
E. Seidler. — Berlin; Heidelberg; New York; Tokyo: Springer, 1984.
    (Veröffentlichungen aus der Forschungsstelle für Theoretische Pathologie der Heidelber-
ger Akademie der Wissenschaften)
    ISBN-13:978-3-642-82238-4

NE: Seidler, Eduard [Hrsg.]



2125/3140-543210

# Vorwort

HEINRICH SCHIPPERGES vollendete am 17. März 1983
sein 65. Lebensjahr. Um ihm eine Freude zu machen, ja
um ihm die gebührende Referenz zu erweisen, hatte sich
am 19. März im Auditorium der Heidelberger Akademie
der Wissenschaften ein Kreis von Gratulanten eingefun-
den. Die Sprecher brachten ihre Gabe, je einen Beitrag aus
dem eigenen Arbeitsgebiet, zum Vortrag, und der Jubilar
selbst griff in die Speichen. Er zeigte, was er unter „Anthropologie" versteht. Nicht alle Beiträge zu diesem Buche
konnten mündlich ausgebreitet werden, aus äußeren
Gründen. Nicht alles, was gesagt wurde, konnte gedruckt
werden, aus ganz verschiedenen sachlichen Gründen. Es
ist nur natürlich, daß in unserem Buche die historischen
Aspekte überwiegen. Andererseits geht es gewiß nicht nur
um „Geschichte" und „Problemgeschichte", sondern um
klärende und kritische Untersuchungen zum Stand der
„Hildegard-Forschung", zum Krankheits-, zum Modellbe-
griff, um Gestalttheorie und Krankheitsforschung, — um
nur einiges zu nennen.

Die Darstellung unserer „Aspekte" bringt, wie ich
denke, *zwei* Kostbarkeiten: den Bericht der ehrwürdigen
Frau Sr. ADELGUNDIS FÜHRKÖTTER OSB über die Frage,
*was ist gesichert im literarischen Nachlaß der hl. Hildegard
von Bingen,* und die bezaubernde Geschichte der Vorwörter der Dedikationsliteratur des 12. bis 17. sc. durch einen
der besten Kenner des *Prooemium,* den Jubilar selbst.

Unser Buch enthält elf wissenschaftliche Beiträge und
eine bibliographische Materialsammlung zur *Medizinischen
Anthropologie.* Dieser Beitrag will dem, der sich orientieren muß, was *diese* Anthropologie darstellt und wie sie geworden ist, einen „Handapparat" geben. Die Literatur zu
den Einzelvorträgen erscheint unabhängig hiervon jeweils
am Ende der Aufsätze.

Wir haben mit Absicht dieses Buch in unserer Reihe
„Theoretische Pathologie" erscheinen lassen. Ich bin ge-
fragt worden, was Theoretische Pathologie *wirklich* sei.
Die Antwort ist einfach: Theoretische Pathologie betrei-

ben bedeutet, Verständnis bereiten für die Problemgeschichte von Leben und Tod, Gesundheit und Krankheit, Alterung und Sorge. Sie bedient sich aller erreichbarer geistiger Mittel, gleichsam aus allen Wissensgebieten, freilich eines bevorzugten Methodenrepertoirs: Logik und mathematische Logik, Philosophie und „Gestalt-theory", Hermeneutik und historische Beweisführung. Sie ist nicht Humoral- *oder* Solidarpathologie, Zellular- *oder* Relationspathologie, sie ist nicht somatische *oder* Psychopathologie, sie ist das eine so gut wie das andere. Sie bringt keine konventionellen Vorteile, aber sie bringt Innerlichkeit.

Heidelberg, den 1. November 1983    WILHELM DOERR

Es ist der persönlichen Anregung des verehrten und verdienstvollen Begründers dieser Reihe, WILHELM DOERR, zu danken, daß der vorliegende Band erscheint. Es war zunächst nicht daran gedacht, die Geburtstagsbeiträge für HEINRICH SCHIPPERGES in geschlossener Form zu veröffentlichen, zumal ihm seine Schüler einen eigenen Festband gestaltet haben.

Die geschlossene Form stellte sich jedoch ein; die Autoren und ihre Beiträge stehen alle in einem inneren und äußeren Bezug zu Leben und Arbeit des auf diese Weise Geehrten. Sie wollen — wie er selbst — vor allem anregen; das Detail des Einzelbeitrages steht dabei für ein jeweiliges Antwortmodell auf die unaufhörliche Frage nach dem Ganzen in der Heilkunde.

Freiburg, den 1. Januar 1984    EDUARD SEIDLER

# Inhaltsverzeichnis

# Verzeichnis der Mitarbeiter


BAUER, AXEL, Dr. med., Institut für Geschichte der Medizin der Universität Heidelberg, Im Neuenheimer Feld 305, 6900 Heidelberg

DOBHAN, ISOLDE, Dipl.-Bibliothekarin, Institut für Geschichte der Medizin der Universität Heidelberg, Im Neuenheimer Feld 305, 6900 Heidelberg

DOERR, WILHELM, Prof. (em.) Dr. med. Dres. h. c., Pathologisches Institut der Universität Heidelberg, Im Neuenheimer Feld 220/221, 6900 Heidelberg

ENGELHARDT, DIETRICH VON, Prof. Dr. phil., Institut für Geschichte der Medizin, Medizinische Hochschule Lübeck, Ratzeburger Allee, 2400 Lübeck

FÜHRKÖTTER, ADELGUNDIS, Sr., OSB, Kloster St. Hildegard, 6220 Rüdesheim-Eibingen

JACOB, WOLFGANG, Prof. Dr. med., Institut für Sozialhygiene und Gesundheitsvorsorge der Universität Heidelberg, Im Neuenheimer Feld 368, 6900 Heidelberg

LAÍN ENTRALGO, PEDRO, Prof. Dr. med. Dres. h. c., Geschichte der Medizin, Real Academia Espanola, Selipe IV, 41, Madrid/Spanien

SCHAEFER, HANS, Prof. (em.) Dr. med. Dr. h. c., Physiologisches Institut der Universität Heidelberg, Im Neuenheimer Feld 326, 6900 Heidelberg

SCHIPPERGES, HEINRICH, Prof. Dr. med. Dr. phil. Dr. h. c., Institut für Geschichte der Medizin der Universität Heidelberg, Im Neuenheimer Feld 305, 6900 Heidelberg

SCHRIEFERS, HERBERT, Prof. Dr. med., Physiologisch-Chemisches Institut, Universitätsklinikum Essen, Hufelandstraße 55, 4300 Essen

SEIDLER, EDUARD, Prof. Dr. med., Institut für Geschichte der Medizin der Universität Freiburg i. Br., Stefan-Meier-Straße 26, 7800 Freiburg i. Br.

# 1. Historische Aspekte

# 1.1. Der anthropologische Anspruch in der Proömiums-Literatur der Scholastik

Heinrich Schipperges

## Einstimmung

Unter den zahlreichen Traktaten zur Früh- und Hochscholastik findet sich versteckt eine eigenartige Literaturgattung, die zu entdecken ich mir seit längerem vorgenommen habe: die „Historie des Prooemium", jener bezaubernden Vorwörter einer Dedikationsliteratur, in der die bedeutendsten wissenschaftlichen Werke der Zeit als gewidmet erscheinen einem Lehrer, einem Freunde, einem Schüler, die Traktate etwa eines ALFREDUS ANGLICUS oder MARKUS VON TOLEDO, eines DANIEL VON MORLEY oder ROBERTUS KETENENSIS, die sich hier bescheiden einführen als „socius" oder „discipulus", als „consors" oder auch „adjutor".

Da schreibt HERMANNUS DALMATA, der auf Anregung des PETRUS VENERABILIS, Abt zu Cluny, erstmals den Koran übersetzt hat, seinem Lehrer THEODERICH VON CHARTRES: Wie man die Ceres mit goldenen Ähren, den Bacchus mit reifen Weintrauben schmücke, so bringe er als Erstlingsgabe die Frucht seiner arabischen Studien dar. Der Topos von der Garbe eines Erstlings der Ernte, er geht zurück auf „Leviticus" (23, 10) und findet sich bereits bei WALTHER VON SPEYER, im Prolog seines „Scolasticus", einem Gedicht, gewidmet seinem Lehrer BALDERICH, der zwischen 970 und 986 Bischof von Speyer war[1].

Römische Dichter schon pflegten die „Widmung" als „Weihung" zu bezeichnen, wofür Begriffe sprechen wie „dicare, dedicare, consecrare, vovere"[2]. Die antike Exordialtopik der Poesie, sie weitet sich hier in der Scholastik aus auf das Lehrgedicht und kommt so in die Fachliteratur.

Ich greife in dieser Skizze ganz bewußt zurück auf die klassische Rhetorik, das Handbuch des Quintilian vor allem, das die „Heuresis", die Auffindung des Stoffes, in fünf Teile gegliedert hat: 1. die Einleitung, das „prooemium" eben oder auch „exordium"; 2. die „narratio" als die schlichte Darlegung eines Sachverhaltes; 3. den dienlichen Beweis als „argumentatio" oder „probatio", 4. die „refutatio" als Widerlegung (denn man muß ja immer wieder rechnen mit dem so gesunden „sed contra"!) und 5. den Schluß, „peroratio" oder „epilogus"[3]. Daß das Proömium dann bald schon im Schematismus entartete und nur zu oft als reine Topik fungierte, soll nicht verschwiegen werden, wobei nur zu oft die Devotionsformeln sich verbanden mit dem Topos der affektierten Bescheidenheit, einer nun wirklich nur noch rhetorischen Demutsgeste, die wir hier übergehen wollen.

## 1. Das Proömium als Widmung

Nicht umsonst hatte die Scholastik den Namen von der „schola", der griechischen „schole", der Kunst, sich der Muße zu befleißigen, zu lernen. Allezeit war es mir Lust und Wonne, zu lernen, zu lehren, zu schreiben (semper aut discere aut docere aut scribere dulce habui). So BEDA VENERABILIS im Prooemium seiner „Kirchengeschichte der Angelsachsen"!

Hier, im frühen Abendland, spürt man bereits, wie zu den Mächten des „Imperium" und des „Sacerdotium" als dritte Bildungs-Macht das „Studium" getreten ist. Über die Schule von Corvey des 11. Jahrhunderts schon schreibt ein Mönch zu Cluny begeistert: „Schwerlich wird irgendwo in einem Palaste ein Prinz sorgsamer geführt, sorgfältiger gepflegt als der geringste Knabe bei uns".

Als ein Modell hierfür diene uns das berühmte Lehrgedicht des BENEDICTUS CRISPUS MEDIOLANENSIS an seinen Schüler MAURUS MANTUANUS PRAEPOSITUS, das wiederum einen klassischen Vorläufer hatte in dem Pseudo-Soranischen Traktat: „filio karissimo salutem", wo — und auch das ist wieder ganz typisch — die Antithese aufgebaut wird von der „perfectio artis" und der „bonitas morum", und wo dann in diesem Dilemma ganz klar entschieden wird: Wenn es schon an einem von den beiden fehlen sollte, dann lieber an der technischen Perfektibilität als an der sittlichen Integrität, lieber am Wissen als an der Herzensgesinnung[4].

Mit Maßen am Honig des Wissens gelabt wird man, um in der Liebe zur Kunst Erfüllung zu finden, wobei die Warnung vor der Übersättigung nicht ausbleibt. Davon freilich ist heute kaum noch die Rede: daß Studium Mühe kostet, Überdruß schafft, diätetisch traktiert sein will, da der Mensch — von Natur aus faul — der Mühe wie der Muße bedarf, damit das „desiderium" erhalten bleibt und nicht das „fastidium" obsiegt. Nimm das erst einmal an, so schließt die „Praefatio", und verarbeite es! Ich hab' noch mehr in Reserve, falls Du am Stoffe entbrannt sein solltest: Vale!

Zu Beginn des 12. Jahrhunderts schreibt daher auch FULBERT VON CHARTRES seinem Schüler HILDEGARIUS, der damals gerade Medizin studierte: „Habe nicht nur Sorge für Deinen Geist, sondern auch für Deinen Leib, auf daß nicht aus Nachlässigkeit dem Körper gegenüber die geistige Spannkraft nachlasse ... Halte auch Deine Gedankenwelt sauber, weil wir mit reinen Gedanken allein schon all die emotionalen Molesten, die aus der Unpäßlichkeit kommen, zu vertreiben in der Lage sind"[5].

„Integritas vitae humanae scientia et virtute perficitur", wie es so eindeutig zu lesen steht in der „Eruditio didascalica" des HUGO VON ST. VIKTOR. „Ich führe das alles nicht an (schreibt er einleitend), um mich meines Wissens zu rühmen; vielmehr möchte ich zeigen, daß man Fortschritte im Wissen nur bei methodischem Studium erzielt". Das „Didascalicon" schließt mit einem knappen Leitsatz, den ich Ihnen nicht vorenthalten möchte, und der lautet: „Suche alles zu erlernen; erst später wirst du gewahren, daß nichts daran überflüssig war. Reines Spezialwissen hingegen kann keine echte Freude gewähren"[6].

Ganz ähnlich JOHANNES VON SALISBURY in seiner „regula philosophantium", worin zum einen die Erfahrung als Lehrmeisterin gerühmt wird (rerum experientia est magistra intelligentiae), zum anderen aber vom Schüler gefordert wird, „ut proficiat veritati et charitati". Beides gehört zum Gelehrtenstil: „Nam in ore frustra volvuntur verba, si virtutis deficiunt opera": Man wälzt vergeblich die Wörter im Mund herum, wenn's an den Werken der Tugend fehlt![7]

Wie familiär es da freilich oft zuging, zeigt ein Schreiben aus dem Jahre 1199, in dem GIRALDUS VON CAMBRIDGE dem kränkelnden Bischof von Hereford, WILHELM DE VERNE, den damals 24jährigen Magister ROBERTUS GROSSETESTE empfiehlt, der neben Theologie und Jus auch die Medizin beherrschte, als einen, der ihm nicht nur bei allen Geschäften und Rechtsentscheidungen dienlich sein könne, sondern auch in der Sorge um seine Gesundheit „zwei- und vielfach nötig" sein werde, „da er mit all diesen Dingen vertraut ist"[8].

Lehrer und Arzt, beide, sie sind ja „in lenitate Jacob" zu vergleichen und „in acerbitate Esau". So HILDEGARD VON BINGEN[9], die empfahl, den Schüler als Lehrmeister die Rute fühlen zu lassen, um ihm als Arzt die Salbe zu reichen[10]. Schüler und Lehrer stehen in einer innigen kathartischen Bezogenheit, da der Meister ebenso durch seinen Schüler geläutert werde wie dieser durch den Meister[11]. Und dann folgt bei HILDEGARD der so tröstliche Rat: „Sei Sonne durch deine Lehre, sei Mond durch deine Anpassungsfähigkeit, sei Wind durch straffe Führung, sei Luft durch deine Milde, sei wie ein Feuer durch die schöne Rede deiner Unterweisung. Das alles beginne im schimmernden Frührot und vollende es im funkelnden Licht"[12].


## 2. Dialogisches Intermezzo


Und so könnte man aus dem Proömium die ganze innere Dialektik des Dialoges aufbauen, wobei nicht verschwiegen werden soll, daß sich im Dialog auch das Dialektische als solches zeigt. In die Huldigung zärtlich versteckt ist nur zu oft auch herbe Kritik. So mokiert sich DANIEL VON MORLEY über seine Pariser Magister, die da mit ihrer gewaltigen Autorität (gravi auctoritate) den Hintern auf ihre Lehrstühle geheftet hätten (sedes occupare), und in ihren Schulen eher bestialisch als menschlich wirkten[13].

Auch scheint mir im Charakter des „Proömium" zu liegen, daß z.B. PETRUS ALFONSI, bevor seine Streitgespräche, die „Dialogi", mit dem Rabbi MOSES anheben, zu bedenken gibt: Die menschliche Natur habe nun einmal die Eigenart, daß bei der Unterscheidung von „wahr" und „falsch" das Organ der Unterscheidung untauglich werde, wenn das Interesse auf irgendeine Weise getrübt sei von Affekten. „Wenn Du also jetzt nicht jede Aufregung aus deinem Innersten vertreibst, damit wir nach Art kluger Leute das Rechte erkennen und das Unrechte ohne blinden Eifer ablehnen, ohne bei unserem Bemühen das Ergebnis in irgendeiner Weise vorwegzunehmen, dann werden wir unsere Worte in die Luft geredet haben"[14].

Und JOHANNES VON SALISBURY, später Bischof von Chartres, platzt in seinem Erfahrungsbericht über das scholastische Getriebe dazwischen mit dem Ruf: „Was will er denn eigentlich, der alte Esel? Wir schöpfen unser Wissen aus uns selbst. Wir erkennen sie einfach nicht an, diese alten Knacker!"

Polemik gehört zur Scholastik! Zu dem klassischen Streit zwischen IBN BUṬLĀN und IBN RIḌWĀN berichtet uns IBN AL-QIFTĪ: „Keiner von beiden verfaßte ein Buch oder äußerte eine neue Meinung, ohne daß der andere ihn sofort widerlegt und seine Meinung ad absurdum geführt hätte"[15]. Und auch in den Vorlesungen zogen Gelehrte derart übereinander her, daß die Studenten entzückt von einem Hörsaal in den anderen rasten. In Chartres war es besonders THIERRY, seit 1121 „magister scholae", den man wegen seiner scharfen Zunge fürchtete. So schreibt der Dichter GOLIAS, daß seine Zunge so ungestüm dreingehauen habe wie ein scharfgeschliffenes Schwert.

In seinem „Metalogicus" macht sich JOHANNES VON SALISBURY besonders über jene Medici lustig, die unter Berufung auf GALEN und HIPPOKRATES nur nichtssagende Fremdwörter einführten: „Creduntur omnia posse, quia omnia jactitant, omnia pollicentur". Treibe man sie aber in die Enge, so bleibe nichts als die probate Maxime, daß man sein Honorar nehmen solle, solange es weh tut. Und so gingen die Gebresten der Kranken mit der Habsucht der Heiler ein ganz hübsches Bündnis ein![16]

Was unseren JOHANNES vor allem in Rage brachte, das sind immer wieder die Mediziner mit ihrem banalen Brotstudium, wortwörtlich nur „Brot", das sie verknuspern an Stelle wirklicher Bildung. „Brotstudium" scheint an der Schule von Chartres zu einem „Terminus technicus" geworden zu sein, da wir weiterlesen: „Schon unser Meister GILBERT DE LA PORRÉE pflegte solchen Studenten, die er allzurasch zu ihrem Fache forteilen sah — ich weiß nicht, ob lachend über die Verrücktheit der Zeit oder darüber heulend —, das Bäckerhandwerk zu empfehlen. Denn dieses läßt sich am leichtesten lernen und ist doch den anderen Künsten dienstbar, besonders dann aber, wenn einem mehr am Backwerk denn am Kunstwerk gelegen sei[17].

Der heillosen Windmacherei und dem dummen Gerede stellt JOHANNES VON SALISBURY nun die „physica" gegenüber als die Kunst, die Planmäßigkeit der Naturvorgänge zu erforschen und die Fülle an echter Schönheit und Vielfalt der Farben in der Vorratskammer der Natur auszuschöpfen. Auf diesem Wege allein würden die „artes" neu erstehen und „post exilium" heimkehren in ihre alten Rechte, gleichsam neugeboren zu größerer „gloria et gratia"[18].

So streng die Lehre war, so stringent auch die Prüfungsverfahren für den, „qui magisterium petiit". Und an der Schule von Salerno hatte man für den Durchfall bereits eine Formel parat, die lautete: „Frater adhuc stude, quia non es repertus ita sufficiens ut deceret". Noch ein ganz klein bißchen mehr, noch reicht es nicht ganz[19]. Was mich an meinen Bonner Lehrer EBBECKE erinnert, der dann zu sagen pflegte: „Es war mir hochinteressant, die Ansicht eines Laien über dieses Gebiet zu erfahren; ich würde mich freuen, in einem halben Jahre die Ansicht eines werdenden Fachmanns zu hören". Oder wenn er besonders gut gelaunt war, verabschiedete er den Durchgefallenen: „Herr Kollege: Sehen Sie die kahlen Bäume da draußen? Wenn die wieder grünes Laub tragen, dann sehen wir uns wieder".

## 3. Proömium als Loblied

Was sich freilich im dialektischen Getriebe durchsetzt und auch dem Exordial-
topos Stimme und Stimmung verleiht, ist eher das Proömium als ein Loblied.
In einem Schreiben an seinen Mitschüler BERENGAR VON TOURS rühmt ADEL-
MANN VON LÜTTICH den besonderen Geist der Schule von Chartres, wenn er
an die gemeinsamen, so glücklichen Studienjahre unter FULBERT VON CHAR-
TRES in der „academia Carnotensis" erinnert[20]. Er rühmt sich, wie PLATON
sich rühmte, in den Tagen des SOKRATES als ein Mensch und nicht als ein
Hund auf die Welt gekommen zu sein. Wie auch HONORIUS AUGUSTODUNEN-
SIS bekannte: „Bestiale est hominem nolle scire"[21].

Menschen ohne Vernunft, ohne Sprache, ohne jenen „logos" eben, der
Sprechen und Vernehmen in eins ist, müßten — so auch JOHANNES VON SA-
LISBURY — mehr und mehr vertieren (brutescent homines), wenn erst das
schöne Bündnis zwischen MERCURIUS und der PHILOLOGIA sich löse. Denn
dann würden die Städte entarten zu gigantischen Tiergehegen, und in den Hohen Schulen werde man schneller zu Philosophen reifen, als nackte Vögel sich
bedecken mit weichem Flaume.

BERNHARD VON CHARTRES pflegte dagegen zu sagen, daß wir alle wie
Zwerge wären, die auf den Schultern von Riesen säßen (quasi nanos gigantium
humeris incidentes), daß wir mehr und weiter sähen, nicht weil unsere Augen
schärfer wären oder wegen unseres hohen Wuchses, sondern weil wir durch die
Größe der Riesen emporgehoben wurden (extollimur magnitudine gigantea)[22].
Zur Dedikationsliteratur zählen denn auch nicht von ungefähr die Vermächt-
nisse dieser Riesen, der großen Gelehrten, an ihre Schüler, ihre Söhne, so
schon beim arabischen MUTAḤḤAR (966), wo es heißt: „Die Wissenschaft ent-
schleiert ihr Antlitz nur dem, der sich ihr *ganz* widmet ..., der sein Kleid auf-
schürzt und die Nächte durchwacht ..., der wachsam bleibt und nicht in den
Wissenschaften herumtappt wie ein blindes Kamel in der Finsternis"[23]. Und
auch das wird bald schon zum Topos, ähnlich wie der „ligneator noctis", der
Holzhacker bei Nacht (was im Arabischen viel feiner heißt: „hatibū l' lail", einer der bei Nacht Holz liest und dabei unbesehen zusammenrafft, was im unversehens zwischen die Finger kommt), was PARACELSUS wiederum aufgenommen und übersetzt hat mit seiner „Sau im Rübenacker" oder den „Schweinen
im Trog".

„Also sind die guten Lehrer mehr zu lieben als die Eltern", schreibt WIL-
HELM VON CONCHES in „Qualis discipulus"[24], und weiter: „Wenn wir einen
nicht leiden mögen, dann gefallen uns auch seine Worte nicht, und wir gehen
ihm lieber aus dem Wege". Das ist die eine Seite; auf der anderen Seite aber
müsse man auch selber schon etwas tun, wenn man Bildung verlange; denn
„labor vincit omnia"!

Von seinem Lehrer PETRUS MUSANDINUS weiß AEGIDIUS CORBULIENSIS
zu berichten, die Eindringlichkeit seiner Lehre sei mit einem dahinrollenden
Rade zu vergleichen oder mit den reißenden Wogen eines Bergstromes. Er
rühmt die köstliche Würze seines Vortrags und gesteht gern ein, daß er sein eigenes Urteil am Salze musandinischer Gelehrsamkeit gebildet habe.

Immer wieder überrascht uns der emphatische Ton dieser sonst so trockenen Lehrschriften. Ganz besonders ans Herz greifen aber muß das Lob, das AEGIDIUS CORBULIENSIS seinem Lehrer gespendet hat, dem MAURUS VON SALERNO, indem er schreibt: Er habe ihn geliebt, wie ein Körperglied sein Haupt — ein besonders schönes Zeugnis für den Korporationsgeist in einem wirklich wissenschaftlichen Organismus.

Wissenschaftliche Stringenz und ärztliches Ethos, Korporationsgeist und pädagogischer Eros, polemische Konkurrenz und befruchtende Kollegialität — sie alle berufen sich auf jene „theoria", von der HIPPOKRATES geglaubt hatte, daß jedes kunstgeschaffene Werk, alle „technē", fuße auf einer „theoria", beide aber — Theorica et Practica — nur als Teile zu denken seien, die hinführen in das Ganze, das „totum integrum" der Medizin.

Man sollte freilich nicht zu groß tun mit seinem Wissen (daher nur „Präliminarien"); man sollte es aber auch nicht verstecken. Denn — so ALANUS AB INSULIS[25] —: „Ebenso sündigt der, der den Schatz in dem Acker verbirgt, wie wer die Wissenschaft in seinem Munde verschließt". Wie es auch noch bei DANTE hieß[26]: „ne de infossi talenti culpa redarguar" (damit ich ja nicht bezichtigt werde, mein Pfund vergraben zu haben).

Jetzt erst verstehen wir ganz diesen schönen scholastischen Spruch, zu dem ich mich abschließend bekennen möchte, und der lautet: „Viel habe ich gelernt von meinen Meistern, mehr noch von meinen Kollegen, das meiste gelernt habe ich von meinen Schülern". Von einem pädagogischen Eros dieser Dimension kündet schon ALKUIN, der 778 die Schule von York übernahm und von dem es heißt: „juvenes quoscumque videbat, hos sibi conjunxit, docuit, nutrivit, amavit"[27]: Er zog sie an sich, wo er sie fand: er lehrte sie, ernährte sie, hatte sie lieb!

Lassen Sie mich schließen mit diesen knappen Präliminarien zur Prooemium-Literatur und zugleich einen Ausblick nehmen, der freilich kein Abschied sein soll: Denn: „jetzt spreche ich zu euch, ihr jungen Männer —", so schloß noch im Jahre 1790 zu Pavia JOHANN PETER FRANK, ganz noch getragen von scholastischem Fluidum, seine „Akademische Rede vom Volkselend als der Mutter der Krankheiten"[28]: „Jetzt spreche ich zu Euch: Empfanget jetzt die letzte Umarmung des Mannes, der euch liebt, und was Söhne ihren Vätern schulden, gewährt mir, der ich auf diesen Titel Anspruch mache und Jahre hindurch an euch Vaterstelle vertreten habe, ja, gewährt mir diesen Trost: ... seid glücklich!"


## Anmerkungen


1. WALTHER VON SPEYER: Scolasticus. In: Poetae V, 11.
2. Vgl. CURTIUS (1954) 96.
3. zu QUINTILIANS Gliederung der „inventio" oder „heuresis", der Auffindung des Stoffs vgl. Curtius, l. c. 79.
4. Crispi Mediolanensis Diaconi ad Maurum Mantuensem Praepositum in Medicinae Libellum (nach: DE RENZI (1852) 1, 73).
5. FULBERT VON CHARTRES an HILDEGARIUS in: Epist. 63; Patrologia Latina 141, 231 D–232 D.

6. HUGO VON ST. VIKTOR: Eruditio didascalica, VI, 3; Patrologia Latina 176.
7. „Regula philosophantium". Dennoch bricht JOHANNES VON SALISBURY, als er auf einer späteren Reise die geliebte Studienstadt wiederfindet, in einen enthusiastischen Bericht über das neue Paris aus: „Als ich dort die Fülle von Lebensmitteln, die Fröhlichkeit des Volkes, die Ehrfurcht vor dem Klerus, die Majestät und Glorie der ganzen Kirche und die mannigfaltige Regsamkeit der Jünger der Philosophie sah, die mich staunen machte, gleich der Jakobsleiter, deren Spitze an den Himmel rührt und auf der die Engel auf und nieder steigen: da erfüllte mich Freude über diese Reise, und ich fand mich gedrängt, zu bekennen: Gewißlich ist der Herr an diesem Ort, und ich wußte es nicht. Auch das Wort des Dichters kam mir in den Sinn: Glücklich der Verbannte, dem eine solche Heimat geschenkt wird".
8. GIRALDUS VON CAMBRIDGE an WILHELM DE VERNE, in: Giraldi Cambrensis Opera; ed. BREWER (1861) I, 249.
9. HILDEGARD VON BINGEN: Liber Vitae Meritorum V, 90: „Nam magister in duabus partibus sit, scilicet in lenitate Jacob et in acerbitate Esau" (PITRA, 215).
10. Patrologia Latina 197, 196 D: Epistola Hildegardis ad abbatem S. Anastasii: „et da ei praecepta, scilicet virgam magistri praebendo, et postea unguentum medici exhibendo".
11. Patrologia Latina 197, 211 A: Epistola Hildegardis ad abbatissam S. Glodesindis: „sicut magister per discipulos, et discipuli per magistrum abluuntur".
12. Patrologia Latina 197, 289 A: Epistola Hildegardis ad abbatem S. Eucharii: „Sol quoque esto per doctrinam, luna per differentiam, ventus per strenuum magisterium, aer per mansuetudinem, ignis per pulchrum doctrinae sermonem. Haec in pulchra aurora incipe, et in rutilante lumine ea perfice".
13. DANIEL VON MORLEY: Liber de naturis inferiorum et superiorum: „videbam quosdam bestiales in scolis gravi auctoritate sedes occupare ..." (Ed. SUDHOFF, 1917).
14. PETRUS ALFONSI: Disciplina Clericalis (nach der Ausgabe E. HERMES, 1970).
15. SCHACHT (1957) 536.
16. „Zu unserer Zeit — so lesen wir im „Metalogicus" I, 4; PL 199, 830 C/D — da will man die alte Regel unter der Maske eines philosophischen Getues und mit einer hochtrabenden Geistigkeit übertölpeln. Aber man kennt ja leicht solche Leute heraus, in jeder Tarnung und unter jeder noch so offiziellen Profession. Von Salerno und Montpellier kommen sie, nennen sich nach kurzem Aufenthalt bereits Ärzte, berichten von trügerischen Manipulationen und Experimenten und üben eine hastige Betriebsamkeit aus. Sie weisen hin auf HIPPOKRATES und GALEN, führen verwirrende und nichtssagende Fremdwörter im Mund, glauben alles zu können ... (creduntur omnia posse, quia omnia jactitant, omnia pollicentur). Treibt man sie jedoch in die Enge, so bleibt nicht viel mehr übrig als der Hippokrates-Spruch, daß man sich um desparate Fälle nicht kümmern solle, und jener alte Grundsatz noch: daß man sein Honorar nehmen soll, solange es weh tut! Und so gehen denn auch die Gebresten des Kranken mit der Habsucht solcher Heilkünstler ein ganz hübsches Bündnis ein" (830 D–831 A).
17. l. c. I, 5; PL 199, 831 B/C.
18. l. c. I, 5; PL 199, 832 C.
19. Statua Studii Salernitani, 1276.
20. ADELMANN VON LÜTTICH schreibt an BERENGAR VON TOURS: „Collactaneum te meum vocavi propter dulcissimum illud contubernium quod cum te adolescentulo, ipse ego majusculus, in academia Carnotensi sub nostro illo venerabili Socrate jucundissime duxi; cujus de convictu gloriari nobis dignius licet quam gloriabatur Plato, gratias agens naturae eo quod in diebus Socratis sui hominem se non pecudem peperisset" (PL 143, 1289 A).
21. HONORIUS AUGUSTODUNENSIS: Opera. In: Patrologia Latina 172. Vgl. auch: „interioris hominis exsilium est ignorantia, patria autem sapientia" (1243 A).
22. JOANNES SARESB. Metalog. III, 4 (PL 199, 900 C): „Dicebat Bernardus Carnotensis nos essi quasi nanos gigantium humeris incidentes, ut possimus plura eis et remotiora videre, non utique proprii visus acumine aut eminentia corporis, sed quia in altum subvehimur et extollimur magnitudine gigantea".
23. MEZ (1922) 163.
24. WILHELM VON CONCHES: Philosophia IV, 38; Patrologia Latina 172, 100 A. — DROGO, um 1040 Archidiaconus zu Paris, schreibt an seinen Lehrer BERENGARIUS VON TOURS:

„Ad hoc quis non miretur tuam in arte medendi, qua ipsis, qui se medicos profitentur, premines, excellentiam" (nach SUDENDORF, 200).

25. ALANUS AB INSULIS, in: Patrologia Latina 210, 586 B.
26. DANTE, in: Monarchia I 1,3.
27. ALCUIN, nach LEACH (1911) 14. Vgl. auch ALCUIN, Ep. XXII: „O quam dulcis vita fuit, dum sedebamus quieti inter sapientis scrinias, inter librorum copias, inter venerandos patrum sensus".
28. J. P. FRANK (1790), nach LESKY (1960) 46.


## Literatur

CURTIUS, ERNST ROBERT: Europäische Literatur und lateinisches Mittelalter. Bern 1954

DANIEL VON MORLEY: Liber de naturis inferiorum et superiorum. Ed. KARL SUDHOFF in: Arch. Gesch. Naturw. Technik 7 (1917) 1–40

FRANK, JOHANN PETER: Akademische Rede vom Volkselend als der Mutter der Krankheiten (Pavia 1790). Hrsg. ERNA LESKY. Leipzig 1960

HILDEGARD VON BINGEN: Briefwechsel. Hrsg. ADELGUNDIS FÜHRKÖTTER. Salzburg 1965

LEACH, ARTHUR F.: Educational Chartres and Documents 598 to 1909. Cambridge 1911

MEZ, A.: Die Renaissance des Isläms. Heidelberg 1922

PETRUS, ALFONSI: Die Kunst, vernünftig zu leben (Disciplina clericalis). Hrsg. EBERHARD HERMES. Zürich, Stuttgart 1970

RENZI, SALVATORE DE: Collectio Salernitana. Vol. I–V. Napoli 1852–1859

SCHACHT, JOSEF: The Medico-philosophical Controversy between Ibn Buṭlān of Baghdad and Ibn Riḍwān of Cairo. A Contribution to the History of Greek Learning among the Arabs. Cairo 1957

SCHIPPERGES, HEINRICH: Arabische Medizin im lateinischen Mittelalter. Berlin, Heidelberg, New York 1976

SCHIPPERGES, HEINRICH: „Magister et Discipulus" als ein konstituierendes Element der mittelalterlichen Universität. In: Reflexionen über die Tradierung von Werten. Hrsg. OTTO WESTPHAL. Freiburg (Privatdruck) 1982, S. 13–43

# 1.2. Zum Stand der Hildegard-Forschung

Adelgundis Führkötter

Hatten sich in der zweiten Hälfte des 19. und in der ersten Hälfte unseres Jahrhunderts namhafte Gelehrte um die Drucklegung der Hildegardwerke bemüht, ich nenne MIGNE (1855), PITRA (1882) und PAUL KAISER (1903), so trat im Jahr 1941 durch die aufsehenerregende Publikation von BERNHARD SCHMEIDLER ‚Bemerkungen zum Corpus der Briefe der hl. HILDEGARD VON BINGEN‘ (in der Festschrift für KARL STRECKER) die Hildegardforschung in ein erregendes, ja herausforderndes Stadium. SCHMEIDLER verglich Hildegardbriefe aus dem sogenannten Riesenkodex (Hs. 2) der Landesbibliothek Wiesbaden mit den gleichen Brieftexten aus zwei bis dahin kaum beachteten HILDEGARD-Briefhandschriften, die sich in Wien und Stuttgart befinden. Er wies nach, daß eine Anzahl von Briefen, die im Riesenkodex an hochgestellte Persönlichkeiten von Kirche und Reich addressiert sind, in den Handschriften von Wien und Stuttgart an Persönlichkeiten von weniger hohem Rang oder an unbekannte Personen gerichtet sind. Mit der Aufdeckung dieser Tatsache waren nicht nur HILDEGARDS Briefe suspekt, sondern auch die Autorschaft ihrer anderen Werke war ernsthaft in Frage gestellt. Da SCHMEIDLER infolge schwerer Erkrankung dem Problem nicht weiter nachgehen konnte, sah sich die Abtei St. Hildegard in Eibingen aufgerufen, die Frage der Autorschaft HILDEGARDS zu bearbeiten und sie nach Möglichkeit — hier sollte das Schwergewicht der Beweisführung liegen — ad fidem codicum zu lösen.

Meine Mitschwester MARIANNA SCHRADER, die 1936 erstmals ihre bedeutsame Entdeckung veröffentlicht hat, daß HILDEGARD in Bermersheim bei Alzey in Rheinhessen als Tochter des Edelfreien HILDEBERT VON VERMERSHEIM (= Bermersheim) geboren wurde, bat mich 1950 um meine Mitarbeit.

Unsere gemeinsame Arbeit konnten wir 1956 unter dem Titel ‚Die Echtheit des Schrifttums der heiligen HILDEGARD VON BINGEN. Quellenkritische Untersuchungen‘ im Böhlau-Verlag, Köln/Graz, veröffentlichen, nachdem wir vor der Drucklegung unser Manuskript den Professoren THEODOR SCHIEFFER und BERNHARD BISCHOFF zur Beurteilung vorgelegt hatten.

Die übliche literarhistorische Beweisführung ergab, daß HILDEGARDS Werke von zahlreichen Zeitgenossen bezeugt sind; daß außerdem die Werke HILDEGARDS sich gegenseitig bezeugen. Das gilt für die großen Visionsschriften, für ihre geistlichen Gesänge und auch für ihre Naturkunde, die Physica. Die Heilkunde und die Naturkunde, deren Handschriften dem 13. und 14. Jahrhundert angehören, werden im Kanonisations-Protokoll HILDEGARDS 1227 und 1233 eigens genannt. Auch die HILDEGARD-Vita der Mönche GOTT-

FRIED und THEODERICH aus dem 12. Jahrhundert liefert zahlreiche Beweise für die Autorschaft von HILDEGARDs Werken.

So viel — in Kürze — über die literarhistorischen Zeugnisse.

Die ausschlaggebende Beweisführung sollte und mußte aber auf paläographischen Untersuchungen beruhen. Damit wurde erstmals ein neuer Weg beschritten.

Es mußte bewiesen werden:

1. die HILDEGARD zugeschriebenen Werke sind in ihrem Kloster Rupertsberg verfaßt worden: die Provenienz mußte also nachgewiesen werden;
2. sie wurden zu HILDEGARDs Lebzeiten geschrieben: die Zeit der Abfassung war zu beweisen;
3. die Mitarbeiter (Sekretäre) hatten keinen wesentlichen Anteil an der Abfassung.

Wir bemühten uns um 1950, möglichst viele Hildegardhandschriften des 12. Jahrhunderts in unser Haus zu bekommen. Dank dem Verständnis und dem großzügigen Entgegenkommen der Bibliotheken und Archive war dies in jener Zeit möglich, gewiß eine einmalige Chance.

Als sichere paläographische Vergleichsgrundlage für unsere Untersuchungen dienten zwei Fragmente, deren Einträge von verschiedenen Kopisten mit Sicherheit in den dreißiger bis sechziger Jahren des 12. Jahrhunderts geschrieben worden waren, und zwar im Frauenkloster Disibodenberg bzw. im Kloster Rupertsberg bei Bingen, wohin HILDEGARD mit ihrer Gemeinschaft 1150 übersiedelte: es waren das Fragment von dem ältesten Totenverzeichnis, dem Nekrologium, das zehn Seiten umfaßt, und das sechsseitige Fragment von dem ältesten Güterverzeichnis, dem Urbar. Beide Dokumente erhielten wir aus dem Hauptstaatsarchiv Wiesbaden.

Die paläographischen Vergleiche führten zu überraschenden Ergebnissen: Der Hauptschreiber der ersten großen Visionsschrift HILDEGARDs, des
Liber Scivias (Wiesbaden, Hs. 1),
war anzutreffen im Rupertsberger Nekrologfragment.
Die gemeinsamen Kopisten des
Liber divinorum operum (Gent 241, entstanden 1163–74) und des
Liber vitae meritorum (Berlin 727)
erwiesen sich als Schreiber des Rupertsberger Skriptoriums.

Wie aber stand es mit den Briefhandschriften?
Es waren erfreuliche Entdeckungen, daß in den beiden Briefhandschriften von Wien und Stuttgart auf weite Strecken hin ebenfalls eine Anzahl von Kopisten der beiden Fragmente die Abschriften gefertigt hatten. Unter Hinzuziehung der erarbeiteten Briefadressaten konnte die Wiener Handschrift in die Jahre 1164–1170 datiert werden. Die Abschrift der Stuttgarter Handschrift, die aus dem befreundeten Kloster Zwiefalten stammt und eine Schlüsselstellung bei den Untersuchungen einnahm, wurde von 1154–1170 kopiert. Diese Handschrift enthält auch einen echten Brief Papst EUGENs III. an HILDEGARD, der, im Stil des sog. Cursus der päpstlichen Kanzlei abgefaßt, ein offizielles ehrenvolles Schreiben des Zisterzienserpapstes ist, der auf der Synode von Trier 1147/48 HILDEGARDs Sehergabe anerkannt und einen Teil ihres Werkes Scivias öffentlich vorgelesen hatte, wie die zeitgenössische Vita berichtet.

Völlig anders aber stand es mit dem Briefcorpus im Riesenkodex von Wiesbaden, das den Anstoß gegeben hatte, HILDEGARDs Autorschaft in Frage zu stellen.

Nicht nur in diesem Briefcorpus, sondern in der ganzen Handschrift, die auch HILDEGARDs Visionswerke und ihre Vita enthält, war kein Kopist der ältesten Rupertsberger Fragmente vom Totenbuch und vom Güterverzeichnis wiederzufinden, auch kein Kopist der Wiener oder Stuttgarter Handschrift.

Die eingehenden Untersuchungen ergaben, daß der Riesenkodex nach HILDEGARDs Tod zwischen 1180 und 1190 systematisch angelegt worden war. Als Redaktor der Briefe — es handelt sich jeweils um Anfrage- und Antwortbriefe — ist möglicherweise HILDEGARDs Neffe WEZELIN anzusehen, der bis 1182 das Amt des Propstes von St. Andreas in Köln innehatte. Er hatte zahlreiche echte Briefe HILDEGARDs zur Hand, änderte die Adressaten nach Rang und Stand und oft auch die Texte nach seinen Redaktionsabsichten, um auf diese Weise ein regelrechtes, mustergültiges ‚Briefbuch‘ zu gestalten.

Im Echtheitsbuch wurde dem Riesenkodex ein eigenes Kapitel gewidmet, in dem ein Teil des Briefcorpus mit den Briefen von Wien und von Stuttgart verglichen wurde, so daß das Ausmaß und die Art der Umgestaltungen und Änderungen in etwa ersichtlich sind. Der Bearbeiter der kritischen Edition der Hildegardkorrespondenz wird eine weitläufige, mühsame Arbeit zu bewältigen haben.


**Wie hat HILDEGARD ihre Werke verfaßt?**

Den Fragen: *wie* hat HILDEGARD ihre Werke verfaßt und welchen Anteil haben ihre *Sekretäre* an den Werken? ist der Kodikologe Prof. ALBERT DEROLEZ in Gent mit Erfolg nachgegangen. Seine Untersuchungsergebnisse, die er 1972 und 1973 veröffentlicht hat, wurden von Prof. BERNHARD BISCHOFF anerkannt.

In der Genter Universitätsbibliothek liegt das kodikologisch wohl bedeutsamste HILDEGARD-Manuskript 241. Diese Handschrift, die nachweislich von 1163-1174 im Rupertsberger Kloster gefertigt wurde, enthält den ‚Liber divinorum operum‘ und trägt hier den Titel ‚De operatione Dei‘.

Zur Handschrift selbst:
Über viele Seiten hin weist die Handschrift keine oder minimale Korrekturen auf. Andere Stellen zeigen dagegen so starke und verschiedenartige Abänderungen wie keine andere Hildegardhandschrift. Denn alle anderen Hildegardhandschriften sind — im Vergleich zum Genter Kodex — ‚Reinschriften‘, wie DEROLEZ nachweist.

DEROLEZ unterscheidet drei Arbeitsgänge bei der Abfassung der Werke.


*Erster Arbeitsgang — Das Autograph*

Die erste Niederschrift HILDEGARDs erfolgt — wie bei vielen mittelalterlichen Autoren — auf einer Wachstafel. Der Forscher verwies dabei auf die ältesten

Hildegard-Miniaturen. Sie zeigen HILDEGARD mit der Wachstafel (meist auf dem Schoß) und dem Griffel in der Hand. So die 1. Miniatur des Rupertsberger illuminierten Scivias-Kodex, Hs. 1 von Wiesbaden, die seit 1945 verschollen, aber als Fotokopie des Originals und als Pergament-Faksimile der Abtei St. Hildegard in Eibingen erhalten ist. — Ein weiterer Beleg sind die 10 Miniaturen des in Lucca liegenden Kodex 1942 aus der 1. Hälfte des 13. Jahrhunderts, der den ‚Liber divinorum operum‘ enthält. Die 10 Miniaturen der 10 Visionen zeigen jeweils an ihrem unteren Rand eine HILDEGARD-Darstellung. Jedesmal ist die Autorin mit Wachstafel und Griffel zu sehen. Auf der 1. Miniatur steht eine Nonne hinter HILDEGARD, während der greise Mönch VOLMAR sich über ein aufgeschlagenes Buch neigt und mit der Feder schreibt. Auch der Heidelberger ‚Scivias‘ aus dem 12. Jahrhundert stellt HILDEGARD mit Wachstafel und Griffel dar und den auf Pergament schreibenden Mönch VOLMAR.

*Der zweite Arbeitsgang — Die erste Abschrift*

Der zweite Arbeitsgang war die erste Abschrift des HILDEGARD-Autographs von der Wachstafel auf Pergament durch einen Sekretär. Ein Beispiel dieses ersten Apographs bildet die hochinteressante Genter Hildegardhandschrift. DEROLEZ konnte mehrere Arbeitsgänge voneinander abheben:
a) Modifikationen durch die Autorin HILDEGARD, und zwar Additionen (Hinzufügungen), Substitutionen (Streichungen) und sonstige Änderungen,
b) Korrekturen grammatikalischer Art durch die Sekretäre,
c) Überprüfung der Arbeiten durch HILDEGARD.

*Der dritte Arbeitsgang — Die Reinschrift*

Der letzte Arbeitsgang war die ‚Reinschrift‘. DEROLEZ suchte nun nach einer zeitgenössischen Hildegardhandschrift, die eine solche ‚Reinschrift‘ von der ersten Abschrift (HILDEGARDs) war, die diesen Prozeß beweisen konnte. Er fand sie in dem Kodex 68 der Trierer Seminarbibliothek, der den ‚Liber vitae meritorum‘ enthält. Eine kodikologische Untersuchung dieser Handschrift ergab, daß sie eine direkte Abschrift vom ersten (nicht mehr vorhandenen) Apograph HILDEGARDs war.
Zusammenfassend kann gesagt werden:
1. HILDEGARD hat ihre Werke in ihrem Kloster eigenhändig geschrieben.
2. Sie ließ ihr Autograph von ihren Sekretären auf Pergament abschreiben.
3. Das Apograph wurde von der Autorin HILDEGARD korrigiert,
   von ihren Sekretären grammatisch verbessert,
   von HILDEGARD nochmals überprüft (Genter Kodex).
4. Sodann erfolgte die Reinschrift (Beispiel: der ‚Liber vitae meritorum‘ der Trierer Seminarbibliothek).
   Die Darlegungen im Echtheitsbuch von 1956 waren sozusagen die Prolegomena zur kritischen Edition der Hildegardwerke. 1969 erschien die Ausgabe der HILDEGARD-Lieder im Otto Müller Verlag, Salzburg, herausgegeben von

unsern Mitschwestern PUDENTIANA BARTH und MARIA IMMACULATA RIT-
SCHER sowie dem Musikwissenschaftler JOSEPH SCHMIDT-GÖRG, Bonn. —
PETER DRONKE, Oxford, befaßte sich in zwei Veröffentlichungen (1969 und
1970) mit den *Texten* der geistlichen Gesänge und mit HILDEGARDS ‚Ordo Virtutum‘, dem Spiel der Kräfte. Er war auch beratend mitbeteiligt an der Gestaltung des ‚Ordo Virtutum‘, der 1982 mehrmals von dem ‚Sequentia‘-Ensemble in
der Bundesrepublik Deutschland und auch in Holland aufgeführt wurde.

1978 erschien im Corpus Christianorum die kritische Edition von HILDE-
GARDIS SCIVIAS, erarbeitet von zwei Benediktinerinnen aus Eibingen. Dem
zweibändigen Werk wurden ausführliche Register sowie die 35 farbigen Miniaturen des Rupertsberger Scivias beigefügt.

Es sei noch kurz auf die hervorragenden philologischen Arbeiten hingewiesen, die Frau Dr. CHRISTEL MEIER, Münster, im vergangenen Jahrzehnt über
Themen aus HILDEGARDS Werken veröffentlicht hat. Als Mittellateinerin und
Germanistin — sie ist Schülerin von Prof. FRIEDRICH OHLY — bringt sie alle
Voraussetzungen mit, auch in Zukunft sowohl HILDEGARDS Traditionsgebun-
denheit als auch ihre Eigenständigkeit und ihre Genialität durch weitere Publikationen aufzuzeigen.

Wir freuen uns, daß für die kritische Edition weiterer Werke HILDEGARDS
Editoren gewonnen sind: für den ‚Liber vitae meritorum‘, den ‚Liber divinorum operum‘ sowie für die umfangreiche, schwierige HILDEGARD-Korrespon-
denz und daß Herr SCHIPPERGES die Edition des ‚Liber compositae medicinae‘, die Ausgabe der ‚Causae et curae‘ übernommen hat. Denn eine nach den
heutigen Erfordernissen erarbeitete kritische Edition dieses Werkes ist ein
dringendes Desiderat. — Das gleiche gilt für die Edition des ‚Liber simplicis
medicinae‘, die Ausgabe der Physica. Erst dann werden die Möglichkeiten gegeben sein, die heilkundlichen und naturkundlichen Kenntnisse und Erfahrungen HILDEGARDS in der richtigen Weise zu erfassen, zu würdigen und auszu-
werten. Letztlich beinhaltet ja Heilen — in der Sicht HILDEGARDS —: *das* tun
und lassen, was dem Heil des *ganzen* Menschen dient.


## Quellen- und Literaturhinweise


### A. Quellen


#### I. Ungedruckte Quellen

Berlin, Staatsbibl., Pr. K., Ms. theol. lat. fol. 727. Liber vitae meritorum. 12. Jh.
Dendermonde, Abteibibl., Cod. 9. Liber vitae meritorum, Gesänge. a. 1175.
Gent, Univ.bibl., Ms. 241. De operatione Dei (Lib. divinorum operum). 1163–1174.
Kopenhagen, Königl. Bibl., Cod. 90 b. Lib. compositae medicinae (Causae et curae). 13. Jh.
Stuttgart, Württ. Landesbibl., Cod. Theol. Phil. 4° 253. Epistolae. 1154–1170.
Trier, Seminarbibl., Cod. 68. Liber vitae meritorum. 12. Jh.
Wien, Österr. Nationalbibl., Cod. 881. Epistolae. 1164–1170.
Wiesbaden, Hess. Landesbibl., Hs. 1. Scivias. Um 1165. Seit 1945 verschollen.
Wiesbaden, Hess. Landesbibl., Hs. 2 (Riesenkodex). Epistolae, Vita, Opera, Symphonia (Ge-
sänge), Ordo virtutum. 1180–1190.

Wiesbaden, Hess. Hauptstaatsarchiv, Abt. 23, Nr. 141. Fragmente des ältesten Disibodenber-
ger-Rupertsberger Nekrologiums und Urbars. 1130–1160.
Wolfenbüttel, Herzog-Aug.-Bibl., Cod. 56, 2, Aug. 4°. Liber simplicis medicinae (Physica).
13. Jh.

## II. Gedruckte Quellen

MIGNE, J.-P., S. Hildegardis Abbatissae Opera omnia. PL 197. Paris 1855, 1882, 1952.
PITRA, J. B., Analecta sanctae Hildegardis. Analecta sacra 8. Monte Cassino 1882. Republ.
Farnborough, Hants., Gregg 1966.
KAISER, P., Hildegardis Causae et curae. Lipsiae 1903. Neudruck: Basel 1980.

## III. Kritische Editionen

HILDEGARD VON BINGEN, Lieder. Nach den Handschriften hg. von P. BARTH, M. IMMACU-
LATA RITSCHER, J. SCHMIDT-GÖRG. Salzburg, 1969. 328 S. [Nebst] Ergänzungsheft von
M. IMMACULATA RITSCHER, Kritischer Bericht zu HILDEGARD VON BINGEN, Lieder.
Salzburg 1969. 62 S.
Hildegardis Scivias. Edd. A. FÜHRKÖTTER et A. CARLEVARIS. Corpus Christianorum Cont.
Med. 43 et 43 A. Turnholti 1978. LX, 917 S. Mit Beigabe der 35 farbigen Miniaturen.

## B. Literatur

SCHMEIDLER, B., Bemerkungen zum Corpus der Briefe der hl. HILDEGARD VON BINGEN. In:
Corona quernea. Festgabe KARL STRECKER zum 80. Geburtstage dargebracht. Leipzig
1941. S. 335–366. Unveränderter Nachdruck: Stuttgart 1952. VIII, 428 S.
SCHRADER, M., FÜHRKÖTTER, A., Die Echtheit des Schrifttums der heiligen Hildegard von
Bingen. Quellenkritische Untersuchungen, Köln/Graz 1956. Archiv für Kulturgeschichte,
Beiheft 6. X, 208 S., 1 Bild u. 19 Schrifttafeln.
DEROLEZ, A., The genesis of Hildegard of Bingen's ‚Liber divinorum operum'. The codicolo-
gical evidence. In: Litterae Textuales. Essays presented to G. I. LIEFTINCK 2. Amsterdam
1972, S. 23–33.
DEROLEZ, A., Deux notes concernant HILDEGARDE DE BINGEN. In: Scriptorium T. 27, 1973,
S. 291–295.

# 1.3. Der metaphysische Krankheitsbegriff des Deutschen Idealismus. Schellings und Hegels naturphilosophische Grundlegung

Dietrich von Engelhardt

## 1. Philosophie und Medizin um 1800

Krankheit hat verschiedene Dimensionen, sie umgreift wie Gesundheit den Kosmos der Wirklichkeit. Krankheit ist eine physische Erscheinung, eine Veränderung der Gestalt und Funktionen des Körpers mit einer Gefährdung der Existenz des Organismus; Krankheit ist aber ebenso eine psychisch-geistige Erscheinung als Veränderung der Körperwahrnehmung und der Selbsteinschätzung; Krankheit greift auch in die soziale Situation ein, in die Beziehungen zur Umwelt: Krankheit ist schließlich ein Symbol der menschlichen Existenz, Ausdruck der Macht und Ohnmacht des Menschen, Moment der Kultur wie der Natur. Diese unterschiedlichen Ebenen und ihre inneren Zusammenhänge setzen Medizin nicht nur in eine Verbindung zur Psychologie, Soziologie und Jurisprudenz, sondern ebenso zu den Künsten, zur Theologie und Philosophie. Die Anthropologie des Krankseins kann überzeugend nur in dieser Weite entworfen werden, die aber stets auf den einzelnen Menschen zentral bezogen werden muß. Die Medizin der Gegenwart greift mit ihrem neuen Interesse an theoretischen und philosophischen Fragen Traditionen wieder auf, die in der Geschichte der Medizin bis in das 19. Jahrhundert im Unterricht wie in der Forschung durchgängig bestimmend gewesen sind.

Eine besonders lebendige Phase der Kontakte und Wechselbeziehungen von Medizin und Philosophie war die Zeit um 1800, die Epoche des Deutschen Idealismus und der Romantik. KANT, SCHELLING und HEGEL beeinflußten die Medizin, Ärzte entwickelten umgekehrt aus ihren Erfahrungen philosophische Analysen der Krankheit und Heilung[1]. Unter Philosophie der Medizin oder philosophischer Medizin wurden in jenen Jahren drei Möglichkeiten verstanden: 1. Philosophische Grundlegung in der a) transzendentalen, b) metaphysischen und c) sensualistischen Form; 2. Theorie und Methodologie und 3. umfassende oder kausalanalytische Darstellung. Als Beispiel für eine transzendentale Grundlegung der Medizin kann JOHANN BENJAMIN ERHARD mit seinen Beiträgen gelten. Für die metaphysische Fundierung stehen, selbst wiederum keineswegs identisch, einerseits SCHELLING und HEGEL und ihre spekulativen Entwürfe und andererseits die Fülle romantischer Konzeptionen, von denen mit TROXLER, GÖRRES, WINDISCHMANN, OKEN, KIESER, SCHELVER, SCHUBERT, CARUS nur wenige Vertreter genannt sind. Sensualistische Entwürfe stammen von CABANIS und WEIKARD. Methodologische und wissenschaftstheoretische Grundschriften verfaßten STOLL, ZIMMERMANN und CA-

BANIS. Philosophie als umfassende oder kausalanalytische Darstellung findet sich in PINELS ‚Nosologie philosophique' von 1798.

Die Mediziner des 19. Jahrhunderts verloren mit der zunehmenden Orientierung an den Naturwissenschaften ein Bewußtsein für die philosophischen Voraussetzungen ihres Denkens und Handelns, vor allem verwischten sich ihnen die Unterschiede zwischen den transzendentalen und metaphysischen Fundierungen, zwischen KANT, SCHELLING und HEGEL wie zwischen SCHELLING und den romantischen Medizinern. Eine angemessene Darstellung der Medizin um 1800 wird diese Vielfalt und diese Unterschiede beachten und mit der historischen Betrachtung zugleich den Horizont für grundsätzliche Dimensionen der Medizin entwerfen, die auch heute noch Gültigkeit besitzen. Notwendig erscheint vor allem das Studium von SCHELLING und HEGEL — als klassische Beispiele einer Metaphysik der Krankheit und Therapie, als entscheidender Hintergrund überdies der romantischen Medizinentwürfe[2].

## 2. Empirische Basis

Die spekulative Naturphilosophie des Idealismus hat die Empirie zur Voraussetzung und muß sich an ihr bewähren. Die Philosophen SCHELLING und HEGEL bemühten sich intensiv um naturwissenschaftliche und medizinische Kenntnisse. Zu Unrecht wurde ihnen Empiriefeindlichkeit, Ablehnung von Mathematik und Experiment vorgeworfen. Das theologische Studium in Tübingen umschloß Mathematik und Physik, HEGEL nahm vielleicht sogar an einem Anatomiekurs teil; die Jahre der Hauslehrertätigkeit setzten diese Interessen fort, HEGEL beschäftigte sich in Bern mit Botanik, SCHELLING besuchte in Leipzig naturwissenschaftliche und medizinische Vorlesungen. Diese Neigungen brachen auch mit der Übernahme philosophischer Professuren nicht ab. Von HEGEL wurden Mathematikvorlesungen angeboten, SCHELLING konnte in Bamberg die Mediziner MARCUS und RÖSCHLAUB bei ihrer klinischen Tätigkeit beobachten. Beide Philosophen wurden zu Mitgliedern naturwissenschaftlich-medizinischer Gesellschaften gewählt, 1804 erstellte SCHELLING auf Bitten des Senats der Würzburger Universität ein Gutachten über den Zustand und die Verbesserung des Naturstudiums an dieser Universität, HEGEL meinte sich mit seinen Pflanzenkenntnissen neben der philosophischen Dozentur um Botanikvorlesungen in Jena 1807 bewerben zu können.

Die Fülle der in den naturphilosophischen Schriften angeführten Naturforscher und Mediziner ist umfangreich; über 200 Forscher werden von SCHELLING und HEGEL zitiert, zu ihnen gehören die entscheidenden Wissenschaftler der Zeit. Die Philosophen sind über die neuen Arbeiten auf dem Gebiet der Sauerstoffchemie und chemischen Verbindungslehre, des Galvanismus und der Lebenskraft informiert, sie haben Kenntnisse von den Auseinandersetzungen zwischen der Präformations- und Epigenesistheorie, wissen von der Kontroverse zwischen künstlichem System und natürlicher Ordnung der Pflanzen und Tiere und von den Ansätzen zur Historisierung der Natur, sind im Bilde über die nosologischen Entwürfe und die neuen therapeutischen Ansätze der Medizin.

Das Verhältnis der Naturphilosophen zu den Naturforschern und Medizinern ist positiv-negativ, affirmativ-kritisch; die empirischen Kenntnisse werden aufgenommen und anerkannt, auf Lücken des Wissens und zukünftige Forschungsziele wird aufmerksam gemacht, unzulängliche metaphysische Annahmen werden zurückgewiesen. Die Beurteilung fällt fast immer ambivalent aus; das gilt für NEWTON, HALLER und BLUMENBACH, für MESMER und GALL, auch für JOHN BROWN und sein medizinisches System (1780) der Reize und Erregung und der Krankheitssystematik von sthenischen und asthenischen Krankheiten sowie einer entsprechenden Therapie, die bei jenen Krankheiten dämpfende und bei diesen anregende Mittel vorsieht. BROWN findet als Nosologe Anerkennung, stößt als Physiologe aber auf Kritik. Positiv wird sein umfassender Anspruch einer Theorie der Medizin beurteilt, positiv auch sein Ausgang von der Erregbarkeit als dem zentralen Charakteristikum des Lebens; bedauert wird dagegen sein unabgeleitetes und quantitatives Verständnis des Lebendigen, die Erregbarkeit werde nur vorausgesetzt oder bloß als Reaktion auf äußere Reize verstanden: „durch die Einflüsse seiner Außenwelt (welche BROWN als die erregenden Potenzen nennt) kann nur die *Erregung* (unter Voraussetzung der Erregbarkeit), nicht die *Erregbarkeit selbst* erklärt werden"[3]; die Fähigkeit des Organismus, affiziert zu werden, muß von einer wahren Theorie des Lebens aber einsichtig gemacht werden, da sich in dieser Fähigkeit Organisches von Anorganischem wesentlich unterscheide. Für SCHELLING wie für HEGEL ist BROWN der bedeutende Reformator der Medizin des ausgehenden 18. Jahrhunderts, dessen Entwurf aber noch einer philosophischen Begründung und damit partiellen Korrektur bedarf; sein Standpunkt soll mit der Transzendentalphilosophie KANTs übereinstimmen und damit noch unbefriedigend sein.

SCHELLING und HEGEL verstehen sich als Naturphilosophen und nicht als Naturforscher. Empirische und philosophische Perspektive unterscheiden und ergänzen einander, schließen sich aber nicht aus. Empirische Forschung, auch als Statistik und Experiment, wird für notwendig gehalten und kann zugleich nicht die einzige Basis für ein Verständnis der Natur und des menschlichen Körpers sein. Naturphilosophie hängt von der empirischen Forschung ab, ausdrücklich stellt HEGEL fest: „Nicht nur muß die Philosophie mit der Natur-Erfahrung übereinstimmend seyn, sondern die *Entstehung* und *Bildung* der philosophischen Wissenschaft hat die empirische Physik zur Voraussetzung und Bedingung"[4]. Naturphilosophie kann und will nicht alle Naturerscheinungen philosophisch ableiten, der spekulative Begriff muß das Recht des Zufalls und der empirischen Konkretheit in der Natur anerkennen wie ebenso seine Begrenztheit angesichts des naturwissenschaftlichen Fortschritts, der auch weiter anhalten wird: „Es giebt Vieles, was noch nicht zu begreifen ist; das muß man in der Naturphilosophie zugestehen"[5]. Naturphilosophie bleibt deshalb, wie auch SCHELLING betont, stets eine „unendliche Aufgabe"[6].

Die Abhängigkeit von der Empirie wird allerdings ergänzt durch eine fundamentale Unabhängigkeit; die Entstehung der Naturphilosophie ist nicht identisch mit ihrer inneren Begründung, hier kann nach HEGEL nur „die Nothwendigkeit des Begriffs"[7] bestimmend sein. Metaphysik der Natur heißt für SCHELLING naturale Immanenz, die Natur ist autonom und autark: „alle ihre Gesetze sind immanent, oder: *die Natur ist ihre eigene Gesetzgeberin* (Autonomie der Natur). Was in der Natur geschieht, muß sich aus den thätigen und bewegenden Principien erklären lassen, die in ihr selbst liegen, oder: *die Natur ist sich selbst genug* (Autarkie der Natur)"[8]. Deduktion und induktive Verfahren werden verbunden oder bestehen nebeneinander. Bei aller Nähe unterscheiden sich auch SCHELLING und HEGEL; systematische Geschlossenheit und konsequente begrifflich-reale Konstruktion zeichnen vor allem HEGELs Naturphilosophie aus. Das Verhältnis der spekulativen Naturphilosophie zur empirischen Naturwissenschaft ist aber für beide Philosophen ein Verhältnis der Identität und Differenz; programmatisch ist SCHELLINGS Formel von der Naturphilosophie als „speculativer Physik"[9].

## 3. Der lebendige Organismus

Krankheit bezieht sich auf das Leben, Medizin hat zur Voraussetzung Biologie, sie verbindet als anthropologische Disziplin die Welt der Natur mit der Welt des Geistes. Das Organische ist nach SCHELLING die dritte und höchste Potenz der Natur; die erste Potenz ist die Materie und der Weltraum mit den Faktoren der Repulsion, Attraktion und Schwere, die zweite Potenz das Anorganische mit den Ebenen des Magnetismus, der Elektrizität und des Chemismus. Organismus ist bei SCHELLING allerdings ein empirischer wie metaphysischer Ausdruck, gilt für einen spezifischen Bereich der Natur wie für die ideelle Genese der körperlichen Welt insgesamt. Natur soll sich selbst hervorbringen können, sie ist „eine Causalität, die sich selbst zum Objekt hat"[10], aber als bewußtlose Teleologie. Natur ist Entwicklung, Leben, und das auch in ihren anorganischen Teilen, ist immer natura naturans und nie nur natura naturata. Organisches und Anorganisches sind einander entgegengesetzt und zugleich immanent miteinander verbunden. Auf Physik und Chemie kann deshalb bei der Interpretation und Erklärung des Lebendigen keineswegs verzichtet werden; diese Wissenschaften allein vermögen das Wesen des Lebens jedoch nicht einsichtig zu machen.

Die *drei Grundfunktionen* des Lebendigen sind nach SCHELLING *Reproduktion, Irritabilität* und *Sensibilität*; diese Funktionen repräsentieren unterschiedliche Beziehungen von Erscheinung und Idee oder konkreter Licht und Materie; Reproduktion repräsentiert in der naturphilosophischen Sprache das Überwiegen des realen Prinzips oder die Einbildung des Lichts in die Materie, Irritabilität das Überwiegen des idealen Prinzips oder die Auflösung der Materie in das Licht und Sensibilität die Identität von realem und idealem Prinzip oder die Identität von Materie und Licht. Zeugungstrieb und Kunsttrieb sind Modifikationen des Reproduktionstriebes oder des allgemeinen Bildungstriebes. Wesentlich für den Organismus ist das Prinzip der Erregbarkeit; Reize affizieren den Organismus, setzen aber die Fähigkeit desselben voraus, affiziert zu werden. Erregbarkeit gilt als ein synthetischer Begriff, in ihr verbinden sich Sensibilität und Irritabilität. Sensibilität als die allgemeine Unruhe des Lebens ist organische Rezeptivität oder Empfindung, Irritabilität ist organische Tätigkeit oder Bewegung und Reproduktion ist Ernährung, Wachstum und Zeugung. Die organischen Funktionen hängen voneinander ab: steigt Sensibilität, fällt Irritabilität, fällt Sensibilität, steigt Irritabilität; bei einem bestimmten Minimum an Sensibilität sinkt aber auch die Irritabilität, da Leben ohne eine gewisse Sensibilitätshöhe nicht bestehen kann; diese Voraussetzung gilt ebenso für die Wechselbeziehungen von Irritabilität und Reproduktion, auch hier muß immer ein bestimmtes Maß an Empfindungsfähigkeit vorhanden sein.

Dem System der organischen Funktionen entspricht das System der Organe, die Gestalt ist ein Produkt der „Proportion der organischen Funktionen"[11], zwischen Anatomie und Physiologie besteht eine immanente Beziehung. Der Sensibilität sind Gehirn und Nervensystem zugeordnet, der Irritabilität Herz und Kreislaufsystem, der Reproduktion die Aufbausysteme des Körpers. Gehirn und Nerven schränken als Region der Sensibilität die Irritabilität ein, Herz und Blutkreislauf als Region der Irritabilität die Sensibilität. Im Schlaf sinkt mit der Inaktivität des Gehirns die Sensibilität, entsprechend steigt die Irritabilität des Herzens; das Träumen beweist aber die noch existierende Sensibilität. Die Organe erfüllen ihre Funktion nur in ihrem Zusammenwirken in der Einheit und für die Einheit des Organismus. Der Organismus selbst wieder hat ein polares Gegenüber; in der belebten Natur herrscht Zweigeschlechtlichkeit. Mit der Differenz der Geschlechter wird die organische Naturtätigkeit gehemmt, die sich ohne diese Hemmung ins Unendliche verlieren würde, nur so kommt es auch zu einem neuen Individuum. Für SCHELLING liegt „der Grund alles Bestehens und alles Fixirtseyns in der organischen Natur in der Trennung der Geschlechter"[12]. Geschlechtlichkeit ist die höchste Stufe der individuellen Entwicklung, mit ihr beginnt auch bereits der Untergang des Lebendigen. Im Tod des Individuums erhält sich aber die Gattung: *„Das Individuum muß Mittel, die Gattung Zweck der Natur scheinen — das Individuelle untergehen und die Gattung bleiben"*[13].

Auf den organischen Funktionen der Reproduktion, Irritabilität und Sensibilität baut sich die Ordnung der Tierarten mit dem Menschen an der Spitze auf; im Gehirn des Menschen zeigt sich die Sensibilität am höchsten entwikkelt, bei den Würmern ist sie dagegen „ganz indemonstrabel"[14]. Die Hierarchie der Lebewesen von den einfachen zu den höheren Formen ist ein zunehmendes Übergewicht der Sensibilität gegenüber einem Übergewicht der Reproduktion und Irritabilität auf den vorangegangenen Stufen. Die Embryonalentwicklung wiederholt diese Entwicklung oder Systematik der Organismen (biogenetische Grundregel). Entwicklung der organischen Welt ist aber für SCHELLING keine Evolutionslehre im realgenetischen Sinne, diese Entwicklung ist metaphysisch zu verstehen, ist eine Stufung unmittelbarer Produktionen der Natur: „Die Behauptung also, daß wirklich die verschiedenen Organisationen durch allmähliche Entwicklung auseinander sich gebildet haben, ist Mißverständnis einer Idee"[15]; Evolution ist Idealgenese.

Auch für HEGEL und seine begrifflich-reale Konstruktion ist das Organische der dritte und höchste Bereich der Natur. Das Organische folgt auf die Chemie, in der zwar Stoffe zerstört und hervorgebracht werden, die Prozesse der Synthese und Analyse aber nicht ohne äußerlichen Anstoß ineinander übergehen: „Der *Anfang* und das *Ende* des Processes sind von einander verschieden; dieß macht seine Endlichkeit aus, welche ihn vom Leben abhält und unterscheidet"[16]. Die Einheit des Prozesses ist in der Chemie nur ein Begriff, seine Wirklichkeit findet sich im Organischen, da Lebendiges dadurch ausgezeichnet ist, Trennung und Verbindung in einem selbsttätigen Kreislauf zu vereinen, analytische und synthetische Akte zur Selbsterhaltung und Umweltbeziehung ohne äußerliche Impulse ineinander übergehen lassen zu können.

Die Welt der Lebewesen steht mit der Welt des Anorganischen im Zusammenhang; die Gesetze der unbelebten Natur behalten in der Botanik und Zoologie, auch in der Geologie, mit der HEGEL das Lebendige beginnen läßt, ihre Gültigkeit, erfahren allerdings durch die Prinzipien des Organischen eine Relativierung. In der Stufenleiter der Pflanzen und Tiere verwandelt sich der anfängliche Begriff des Organischen zum Begriff des Geistes; Geist ohne Natur läßt sich nach HEGEL nicht denken, wie Natur auch nicht ohne Geist. Der Zusammenhang von Natur und Geist soll dabei ebensowenig ihre Differenz überdecken wie die Einheit der Natur die Unterschiedenheit ihrer Bereiche; Mechanik ist nicht Chemie, Chemie nicht Biologie. HEGELs dialektische Methode als begrifflich-reale Konstruktion der Natur wiederholt sich in der Interpretation der spezifischen Erscheinungen; stets wird der anfängliche Begriff eines Naturbereiches oder einer individuellen Erscheinung in der Deskription und Analyse konkretisiert und zugleich umgewandelt zum Begriff des folgenden Naturbereiches oder der folgenden individuellen Erscheinung.

Der Organismus wird gebildet aus Gestaltung, Assimilation und Gattungsprozeß. Gestaltung ist der Selbstbezug des organischen Individuums als eigener Realität für sich, Assimilation das Verhältnis des Individuums zur anorganischen Umwelt, Gattungsprozeß schließlich wieder eine Selbstbeziehung, nun aber als Differenz, das heißt als ein Verhältnis zur Umwelt in der Gestalt eines ebenfalls lebendigen Individuums; in den Gattungsprozeß gehören auch die Klassifikation der Pflanzen und Tiere, die Krankheit und der Tod. Die organische Gestalt wird von den drei Funktionen Sensibilität, Irritabilität und Reproduktion bestimmt, die auch SCHELLING zu den organischen Grundfunktionen, aber in einer entgegengesetzten Hierarchisierung, rechnet.

*Sensibilität* wird von HEGEL als subjektive Empfindung gedacht, als ein „allgemeines Insichseyn in seiner Aeußerlichkeit"[17]; dieses Äußerliche wird vom Organismus an ihm selbst empfunden, wahrgenommen. *Irritabilität* gilt als Reizbarkeit, als „Empfindung, Subjektivität, aber in der Form des Verhältnisses" — der Organismus wird von außen gereizt und reagiert repulsiv gegen diesen Reiz. *Reproduktion* schließlich ist Selbsthervorbringung, ist Einheit von Sensibilität und Irritabilität: in der Verdauung wird der eigene Körper aufgebaut, wird Eigenes ergänzt, der sich reproduzierende Körper bleibt also bei sich — wie auch in der Sensibilität der äußere Reiz nicht im Organismus bleibt —, andererseits wird in diesem Akt das Aufgenommene nicht für sich gelassen, sondern umgewandelt — wie in der repulsiven Natur der Irritabilität das Empfundene abgestoßen wird. „Die Reproduktion ist erst das Ganze, — die unmittelbare Einheit mit sich, in der es zugleich zum Verhältnisse gekommen ist. Der animalische Organismus ist reproductiv; dieß ist er wesentlich, oder dieß ist seine Wirklichkeit"[18]. Die Stufung folgt HEGELs spekulativer Konstruktionsmethode: der Übergang von Sensibilität über Irritabilität zur Reproduktion erfüllt die logische Begrifflichkeit (Allgemeinheit, Besonderheit, Einzelheit) und soll sich auch in der Realität beobachten lassen. Naturphilosophie hat ihre Basis in der Logik und in der Natur. „Spuren der Begriffsbestimmung werden sich allerdings bis in das Particularste hinein verfolgen, aber dieses sich nicht durch sie erschöpfen lassen"[19].

Wenn es nach HEGEL zwar zum Begriff des Organismus gehört, sensibel, irritabel und reproduktiv zu sein, so ist ihm doch auch bekannt, daß bei verschiedenen Organismen diese Momente nicht in deutlicher Getrenntheit für sich ausgebildet sind; es gibt Tiere, „die nichts sind als Reproduction, — ein gestaltloser Gallert, ein thätiger Schleim, der in sich reflectirt ist, wo Sensibilität und Irritabilität noch nicht getrennt sind"[20]. Es sei das Kennzeichen höher entwickelter Tiere, Sensibilität, Irritabilität und Reproduktion zu separieren. Es komme der empirischen Naturforschung zu, für dieses Prinzip konkrete Beispiele zu finden, von der spekulativen Naturphilosophie könne diese Aufgabe nicht geleistet und auch nicht erwartet werden. Sensibilität, Irritabilität und Reproduktion haben wie bei SCHELLING ihre Entsprechung in drei Systemen des Organismus: im Nervensystem, im Blutsystem und im Verdauungssystem. An jedem der drei Systeme lassen sich Sensibilität, Irritabilität und Reproduktion wieder beobachten, wenngleich stets eine Funktion vorherrschend ist. *Sensibilität* als sensibel ist das Knochensystem — „Empfindungslosigkeit, aber nicht ein darein Uebergegangenseyn"; als irritabel ist Sensibilität das Gehirn und Nervensystem, sowohl der sensorischen wie motorischen Nerven — „nach Innen Nerven der *Empfindung,* nach Außen des *Bewegens*"; als reproduktiv ist Sensibilität schließlich das System der „sympathetischen Nerven mit den Ganglien" — „nur dumpfes, unbestimmtes und willenloses Selbstgefühl". Sensible *Irritabilität* ist der Muskel — „einfache Veränderung der Receptivität in Reactivität"[21]; irritable und reproduktive Irritabilität sind die Blutpulsation und der Blutkreislauf. *Reproduktion* ist im sensiblen Modus die Haut, das Drüsensystem und Zellgewebe — „das allgemeine Verdauungsorgan des vegetativen Organismus"[22]; im irritablen Modus ist sie der Mund und das Eingeweidesystem — Aufnahme und Umwandlung der Speise; die reproduktive Reproduktivität ist schließlich der Magen und Darm.

Im lebendigen Organismus sind diese Funktionen und Organsysteme verbunden, stehen in Wechselbeziehungen, von denen die klare Schematisierung der Funktionen und Organe auch wieder relativiert wird. Die Zerstörung einer

Schema der organischen Gestaltung nach HEGEL

| | |
|---|---|
| *Sensibilität*<br>Nervensystem<br>– Kopf – | a) Knochensystem<br>(sensibel)<br>b) Gehirn u. Nervensystem<br>(irritabel)<br>c) Gangliensystem<br>(reproduktiv) |
| *Irritabilität*<br>Blutsystem<br>– Brust – | a) Muskelsystem<br>(sensibel)<br>b) Blutpulsation<br>(irritabel)<br>c) Blutkreislauf<br>(reproduktiv) |
| *Reproduktion*<br><br>– Unterleib – | a) Haut, Drüsensystem, Zellgewebe<br>(sensibel)<br>b) Mund u. Eingeweidesystem<br>(irritabel)<br>c) Magen u. Darm<br>(reproduktiv) |

Funktion gefährdet die anderen; die Zerstörung des Rückenmarks führt zum Erliegen des Blutkreislaufes. Je entwickelter das Lebewesen, desto größer auch die wechselseitige Abhängigkeit der Körperfunktionen; „in unvollkommenen Thieren haben diese daher stärkere Lebenstenacität"[23]. Wie SCHELLING betont auch HEGEL den ideellen Charakter der Gliederung der Organismen; Evolution heißt auch hier Idealgenese als Entwicklung auf der Ebene der Ideen: „Solcher nebuloser im Grunde sinnlicher Vorstellungen, wie insbesondere das sogenannte *Hervorgehen* z. B. der Pflanzen und Thiere aus dem Wasser und das *Hervorgehen* der entwickeltern Thierorganisationen aus den niedrigern u. s. w. ist, muß sich die denkende Betrachtung entschlagen"[24]. Entwicklung findet sich entweder am Individuum oder an der Idee und nicht als Transmutation der Arten, das heißt dialektische Vermittlung von Realität und Begriff.

## 4. Krankheit und Therapie

Auf der Basis ihrer Organismustheorie entwickeln SCHELLING und HEGEL einen metaphysischen Krankheitsbegriff. *Pathologie ist von Physiologie nicht grundsätzlich unterschieden,* Krankheit ist Lebenserscheinung wie Gesundheit, sie wird durch dieselben Ursachen hervorgerufen. Gesundheit und Krankheit sind Harmonie und Disharmonie der organischen Funktionen. Krankheit ist nach SCHELLING ein Zwiespalt in der Identität des Organismus, eine Grundfunktion beginnt unangemessen zu dominieren, wodurch der Organismus aufhört, „reiner, ungetrübter Reflex des All zu seyn"[25]. Krankheit ist im Zentrum eine Störung der Erregbarkeit, das Verhältnis von Sensibilität und Irritabilität gerät aus dem Gleichgewicht, Irritabilität geht in Sensibilität oder Sensibilität in Irritabilität über mit jeweils negativen Auswirkungen auf die reproduktiven Funktionen des Körpers. Jeder Organismus besitzt eine für ihn spezifische Proportion der organischen Funktionen, die für seine Selbsterhaltung und Fortpflanzung notwendig ist. „Mit diesem Grad von Irritabilität z. B., bei welchem die Pflanze *krank* ist, würde der Polype vielleicht schon gesund seyn. Mit diesem Grad der Irritabilität, bei welchem du dich krank fühlst, würde sich eine tieferstehende Organisation trefflich befinden"[26]. Es ist nach SCHELLING Aufgabe der empirischen Forschung und nicht der Philosophie, die für jede Tierart, Lebensphase oder individuelle Konstitution charakteristische Grenze zu bestimmen, an der das veränderte Verhältnis von Sensibilität und Irritabilität Krankheit bedeutet.

Die Störung der Erregbarkeit kann die Quelle der Erregbarkeit nicht erreichen, die zeitgenössische Medizin zeigt hier Widersprüche: „Die noch herrschende Theorie sieht in der Theorie die Erregbarkeit als etwas *Selbstständiges* an, hebt aber diese Selbstständigkeit in der Praxis auf, indem sie auf die Erregbarkeit unmittelbar wirken zu können glaubt, welches die eigentliche Bedeutung ihrer besänftigenden, stärkenden und anderer specifischen Mittel ist"[27]. Erregbarkeit ist substantiell, die Faktoren der Erregbarkeit und ihr Verhältnis werden umgewandelt, das Produkt bleibt jedoch konstant. In der Krankheit ist aber nicht allein die normale Proportion von Sensibilität und Irritabilität auf-

gehoben, diese Veränderung gefährdet zugleich die Existenz des Organismus:
„im Begriff der Krankheit nämlich denkt man nicht nur den Begriff der Abweichung von irgend einer Regel, Ordnung oder Proportion, sondern auch, daß
die Abweichung mit der Existenz des Produkts *als* solchen nicht bestehe"[28].
VIRCHOWS bekannte Krankheitsdefinition als „Insuffizienz der regulatorischen
Apparate" und keineswegs nur als „Leben unter abnormen Zuständen"[29] hat
einen Vorläufer in der idealistischen Naturphilosophie.

SCHELLING gliedert die unterschiedlichen Krankheiten in zwei oder drei
Grundtypen gestörter Organfunktionen:
a) Krankheiten erhöhter Sensibilität bei erniedrigter Irritabilität
b) Krankheiten erniedrigter Sensibilität bei erhöhter Irritabilität
c) Krankheiten erniedrigter Sensibilität bei ebenfalls erniedrigter Irritabilität

Die konkrete Mannigfaltigkeit der Krankheitsformen ergibt sich aus den
Auswirkungen dieser drei abnormen Proportionen auf die Reproduktionsberei-
che des Körpers: „Erst nachdem die Krankheit von ihrem ursprünglichsten
Sitz der Sensibilität durch die Irritabilität auf die Reproduktionskraft sich fort-
gepflanzt hat, nimmt sie einen *scheinbar=specifischen* Charakter an, und so *entspringt* aus zwei ursprünglichen Grundkrankheiten die ganze Mannigfaltigkeit
der Krankheitsformen"[30]. Die metaphysische Ordnung der Krankheiten unterscheidet sich von empirischen Nosologien; die konkrete Aufzählung und Beschreibung der einzelnen Krankheiten ist nicht Sache einer philosophischen
Grundlegung der Medizin. Nur gelegentlich wird von SCHELLING auf spezifische Krankheiten unmittelbar eingegangen, auf ihre konkrete Pathogenese und
Therapie. Die psychischen Krankheiten liegen außerhalb der Schellingschen
Naturphilosophie, sie sind Gefährdung der geistigen Identität des Menschen,
sind abnorme Formen der Wechselbeziehung von Körper und Geist.

Gesundheit und Krankheit sind auch für HEGEL Erscheinungen des Organischen als des konkretesten und differenziertesten Bereiches der Natur, sind
in ihrer Anthropologie Phänomene des Überganges der natürlichen in die geistige Welt. Krankheit läßt die Struktur der Wirklichkeit in einer besonderen
Klarheit hervortreten, eine *theoretische Pathologie fördert die Biologie wie Psychologie des Menschen.* Krankheit ist eine Störung des Organismus und seiner
Identität, „eine *Disproportion* seines Seyns und seines Selbsts"[31], ein Auseinan-
derfallen von Körperbereichen und organischen Funktionen, von Bewußtseins-
feldern und psychischen Vermögen, die im gesunden Zustand in einer Einheit
gehalten werden. Die Disproportion kann sich nach HEGEL auf dreierlei Weise, das heißt in drei allgemeinen Krankheitsarten ausdrücken: physisch allgemeine Krankheiten, physisch individuelle Krankheiten und seelische Krankheiten.

Krankheiten zeigen sich zwar stets am einzelnen Menschen, Gesellschaften
können nicht erkranken; ihr wahrer Charakter wird aber oft erst in einer über-
individuellen Perspektive verständlich, das trifft auf Seuchen und Epidemien
zu, die als eine Erkrankung der lebendigen Natur überhaupt zu betrachten
sind. Diese Krankheiten sind elementare Störungen und manifestieren sich
vornehmlich in der Haut, der Lymphe und den Knochen, sie stehen in räumlichen und zeitlichen Zusammenhängen. „Solche Krankheiten sind nicht nur kli-
matisch, sondern auch geschichtlich, indem sie gewissen Perioden der Ge-

schichte angehören und dann wieder verschwinden"[32]. In den eher individuellen physischen Krankheiten wird der Organismus von der anorganischen Natur überwältigt, ein Organ isoliert sich und hemmt mit seiner partikularen Funktion die Identität oder Idealität des ganzen Organismus. „Während in der Gesundheit alle Functionen des Lebens in dieser Idealität gehalten sind, so ist in der Krankheit z. B. das Blut erhitzt, entzündet; und dann ist es für sich thätig"[33]. Gallensteine sind Resultate einer wuchernden Gallentätigkeit wie Magenerkrankungen eine Verselbständigung des Magens, der sich zum eigenen Mittelpunkt erhoben hat und nicht mehr dem Ganzen untergeordnet ist. Die dritte Krankheitsart betrifft das Subjekt in seiner Subjektivität — hier handelt es sich um seelische Krankheiten; in ihnen verabsolutieren sich Teile und Funktionen der individuellen Psyche und zerstören die Identität des Bewußtseins, das nun nicht mehr durch alle seine Gefühle und Bewußtseinsakte hindurch bei sich selbst zu bleiben, eine kontinuierende Icheinheit zu bewahren vermag.

*Krankheit ist* in der Sicht des Naturphilosophen nicht so sehr ein Zustand als *ein Prozeß*. In der Erkrankung und Gesundung durchläuft der Kranke die Zustände der Sensibilität, Irritabilität und Reproduktion; noch einmal ein Zeichen der Identität von Physiologie und Pathologie. Metaphysik in der Medizin schließt die subjektive und existentielle Seite der Krankheit nicht aus; die Krankheitsstadien sind zugleich Stadien unterschiedlicher Selbstwahrnehmung. Das Fieber steht zwischen Krankheit und Gesundheit — es ist der Höhepunkt der Krankheit, es markiert zugleich den Beginn der Genesung. Auch das Fieber ist Prozessualität; es beginnt mit Frost und Krämpfen und endet mit Schwitzen. Schweißabsonderung ist Abgabe einer Krankheitsmaterie, einer materia peccans, durch deren Entfernung die Krankheit überwunden wird: im Schwitzen gewinnt der Organismus seine Identität, seine Kraft der Selbstgestaltung wieder zurück. „Die *Krise* ist der über sich Meister gewordene Organismus, der sich reproducirt, und diese Kraft durch das Excerniren bewirkt"[34].

Der Organismustheorie und dem Krankheitsbegriff entspricht auch das naturphilosophische Therapieverständnis. Nicht allein Krankheiten, ihr Ursprung und ihre Entwicklung, auch die Therapie sollen philosophisch einsichtig gemacht werden können. Die Theorie der Arzneimittel gilt nach Schelling sogar als „Probierstein einer wahren medicinischen Theorie"[35]. Heilmittel wirken weder nur mechanisch noch allein chemisch, sie entfalten ihre Kraft nach der Logik der organischen Funktionen. Die Ursache der Erregbarkeit kann physisch nicht verändert werden, wohl aber das Verhältnis der sensiblen und irritablen Faktoren und über sie die Leistungen des Reproduktionssystems: „*die Ursache der Erregbarkeit liegt außerhalb der dynamischen Sphäre*, in welcher die Mittel fallen, die in unsrer Gewalt stehen"[36]. Die Wirkung der Heilmittel, identisch mit der Wirkung der Gifte, ergibt sich aus der dynamischen Materialität des Mittels und deren Beziehung zu den Funktionen des Organismus. SCHELLING fühlt sich hier dem romantischen Naturforscher HENRIK STEFFENS verpflichtet, der mit der Parallelisierung der qualitativen Verschiedenheit der Arzneimittel und der Funktionen des Organismus das Grundprinzip jeder Pharmakologie entwickelt habe. Die Empirie der therapeutischen

Mittel kann wiederum von der Philosophie nicht abgeleitet werden, hier hat die empirische Forschung ihre eigene Domäne.

Wie SCHELLING orientiert HEGEL die Therapie an der Perspektive des organischen Krankheitsverständnisses: die Partikularisationen der organischen Funktionen und Körperbereiche müssen wieder überwunden werden. „Das *Heilmittel* erregt den Organismus dazu, die *besondere* Erregung, in der die formelle Thätigkeit des *Ganzen* fixirt ist, aufzuheben, und die Flüssigkeit des besondern Organs oder Systems in das Ganze herzustellen"[37]. Drei Wege stehen zur Verfügung. Der Organismus kann zur Überwindung der Krankheit durch ein äußeres Mittel gestärkt werden — in der Auseinandersetzung mit diesem Mittel gewinnt der Organismus die für diese Überwindung notwendige Kraft. Krankheit ist eine Art „Hypochondrie des Organismus", ein Ekel vor allem Fremden; aus dieser Egozentrizität und Unfähigkeit, ein realistisches Verhältnis zur Außenwelt und ihren Reizen zu finden, muß der Organismus wieder „in die allgemeine Tätigkeit der Assimilation"[38] zurückversetzt werden. Der Organismus kann aber auch geschwächt werden — mit der Schwächung wird zugleich die krankheitserregende Verselbständigung oder Dominanz der organischen Funktion oder des Körperbereiches zum Erliegen gebracht. Prinzip dieser Therapie ist es, „die Thätigkeit des Organismus zu deprimieren: so daß, indem ihm alle Thätigkeit genommen wird, auch die, welche er als krankhafter hat, fortfällt"[39]. Seelische Krankheiten werden schließlich mit Hilfe psychischer Verfahren wie etwa der magnetischen Hypnose geheilt; wie das physische Mittel die Isolation, die Partikularisation eines Körperbereiches überwinde der hypnotisierende Arzt die Verselbständigung einzelner Bewußtseinsbereiche. Aber auch der natürliche Schlaf kann nach Hegel therapeutisch wirksam sein, er sei dem Schlaf der Hypnose verwandt und könne diesen in der heilenden Wirkung nicht selten auch ersetzen.

Therapie unterstützt durch Schwächung oder Stärkung den Organismus zur Rückgewinnung seiner Souveränität über die organischen Teildimensionen und Teilfunktionen; jede Therapie setzt dabei noch existierende Gesundheit voraus; ohne diese Voraussetzung ist der Versuch der Heilung absurd und sinnlos — das gilt für somatische wie psychische Krankheiten. Geisteskrankheit ist nicht Verlust der Vernunft, sondern ein Verlust ihrer Identität, Psychiatrie ist Psychopathologie und verlangt als solche eine „menschliche, d. i. ebenso wohlwollende als vernünftige Behandlung"[40] des Geisteskranken. HEGEL gibt mit seinem Krankheitsbegriff eine metaphysische Legitimation für die französische Psychiatriereform des PINEL; Therapie hat in der idealistischen Perspektive theoretische Voraussetzungen, die mit moralischen Konsequenzen verbunden sind.

Nicht jede Krankheit wird aber überwunden. Der Organismus muß sterben, er trägt in sich den „Keim des Todes". Theoretische Medizin und theoretische Pathologie müssen sich in ihrem Selbstverständnis mit dem Tod als der unaufhebbaren Grenze des Lebendigen auseinandersetzen; jede Therapie ist vorläufig, kann nie ein endgültiger Erfolg sein. Krankheiten sind Antizipationen des Todes: „Der Organismus kann von der Krankheit genesen; aber weil er von Haus aus krank ist, so liegt darin die Nothwendigkeit des Todes, d. h. dieser Auflösung, daß die Reihe der Processe zum leeren, nicht in sich zurückkehrenden Processe wird"[41]. Die Endlichkeit des Organismus ist aber zugleich die Genese des Geistes; das Individuum muß gegenüber der Gattung untergehen, gewinnt seine Unsterblichkeit aber im Medium des Geistes. Krankheit und Tod erhalten in dieser endlich-unendlichen Doppelfunktion einen ausgezeichneten Ort zwischen Körper und Bewußtsein, Natur und Geist.

## 5. Resonanz und Bedeutung

SCHELLING und HEGEL entwickeln eine Grundlegung der Medizin im Rahmen ihrer metaphysischen Naturphilosophie. Medizin hat ihre Verankerung in der Biologie, Chemie und Physik ebenso anzuerkennen wie die Verbindung mit der Psychologie, Soziologie und Geschichte. In dieser Hinsicht ist der Krankheitsbegriff des Deutschen Idealismus anthropologisch, dies unterschiedlich wiederum für physische und psychische Krankheiten, deren Identität bei aller Differenz nicht übersehen werden darf. Auch die Therapie wird von dieser Perspektive bestimmt. Die Abhängigkeit von der Empirie wird ebenso wie die metaphysische Unabhängigkeit betont. Naturphilosophie unterscheidet sich von Naturwissenschaft und will nicht mit dieser konkurrieren. Naturphilosophie soll von Erfahrung ausgehen, mit ihr übereinstimmen, zugleich aber ihr eigenes Fundament besitzen; Erfahrung ist nach SCHELLING nicht terminus a quo, wohl aber terminus ad quem: „Wo dieser terminus ad quem nicht erreicht wird, kann man mit Recht schließen, daß entweder die richtige Methode überhaupt nicht, oder daß die richtige unrichtig oder unvollständig angewendet worden sey"[42]. SCHELLING und HEGEL halten eine Verbindung von Empirie und Spekulation für möglich, die Medizin der Zeit müsse sich allerdings zunächst noch von theoretischen Einseitigkeiten wie der Verabsolutierung des Mechanismusprinzips und metaphysischen Inkonsequenzen befreien. Distanz besteht zu den romantischen Medizinentwürfen; vor allem HEGEL kritisiert ihren Formalismus, ihr Analogisieren, ihre Vermischung von Idee und Realität. Eine romantische Verherrlichung der Krankheit ist SCHELLING und HEGEL fremd, Krankheit ist ein Ausdruck des Lebens, der höherentwickelten Organismen und besonders des Menschen, wesentliches Charakteristikum des Überganges der Natur in den Geist, Krankheit ist aber nicht eine Folge der Sünde oder astrologischer Konstellationen. SCHELLINGS und HEGELS metaphysische Grundlegungen der Medizin unterscheiden sich bei aller Nähe, die nicht zuletzt von der Tatsache herrührt, daß von SCHELLING die Anregungen zunächst und zentral ausgingen. Wiederholt und grundsätzlich distanzierte sich HEGEL von SCHELLING; seine Medizinkonzeption ist sehr viel konkreter und differenzierter entwickelt als SCHELLINGS Entwurf und konsequenter in ihrer begrifflich-realen Konstruktion auch von der doppelten Perspektive der (onto)logischen Basis und empirischen Bestätigung bestimmt. SCHELLING betonte seinerseits ebenso entschieden seine Ablehnung der Philosophie HEGELS und ihres Begriffspathos.

Die Differenz kann die übereinstimmenden Züge nicht verdecken. Pathologie ist von Physiologie nach beiden Philosophen nicht zu trennen, das Leben umgreift Gesundheit und Krankheit. Wesentlich sind die drei organischen Funktionen der Sensibilität, Irritabilität und Reproduktion. Das Leben ist nur metaphysisch zu begreifen; sein Prinzip kann weder mit einer empirischen Kraft noch nur als Reaktion auf Reize erklärt werden. Krankheit ist eine Störung des Organismus als Partikularisation seiner Funktionen und entsprechender Körpersysteme, ebenso gilt Therapie als Überwindung dieser Verselbständigungen. Die Vielzahl der Krankheiten läßt sich in eine philosophische Ordnung bringen, die in empirischen Beschreibungen und Klassifikationen ihre Ergänzung finden müssen; auch in der Therapie wird nur aus der Erfahrung das für das heilende Handeln notwendige Wissen gewonnen werden können.

SCHELLING fand unter den deutschen Medizinern große Beachtung[43]; sehr viel begrenzter waren die Auswirkungen von HEGEL, dessen System jenseits des romantischen Zenits erschien. Schon bald nach 1815 wuchs die allgemeine Ablehnung. SCHELLING selbst hatte bereits 1807 weitere Publikationen aufgegeben. „Seit ich den Mißbrauch, der mit den Ideen der Naturphilosophie getrieben worden, gesehen, entschloß ich mich, das Ganze bis auf eine Zeit, wo jener nicht mehr zu besorgen steht, einzig der lebendigen Mittheilung vorzubehalten"[44]. Die romantische Medizin fand ihren Ausklang in der metaphysisch geprägten Geschichtsphilosophie der DAMEROW, LEUPOLDT, QUITZMANN und ISENSEE. Mit der naturwissenschaftlichen Grundlegung der Medizin setzten sich Tendenzen durch, die seit der Renaissance die naturwissenschaftlich-medizinische Entwicklung geprägt und getragen haben.

Während des 19. Jahrhunderts hieß die naturwissenschaftliche Orientierung zugleich eine engagierte Ablehnung der idealistischen Naturphilosohpie und aller romantischer Medizinentwürfe; KANT, SCHELLING und HEGEL wurden identifiziert und gleichermaßen verworfen und für die medizinische Theorie und Praxis für belanglos oder gefährlich erklärt. Der Unterschied zwischen der spekulativen Naturphilosophie SCHELLINGS und HEGELS und der romantischen Naturmetaphysik wurde nicht beachtet; selbst sensualistisch-positivistische Fundierungen konnten in eine Nähe zur idealistischen Philosophie gerückt und abgelehnt werden. Mit JUSTUS LIEBIG und CLAUDE BERNARD äußerten sich viele Naturforscher und Mediziner jenes Jahrhunderts ausgesprochen kritisch über BACON und COMTE. Auch der Neokantianismus führte unter den Medizinern nicht zu einem erheblichen Wechsel. Die anthropologische Medizin und philosophisch beeinflußte Psychiatrie des 20. Jahrhunderts fanden zu neuen Beurteilungen. Auch die Medizin der Gegenwart zeigt mit ihrem wachsenden Interesse an theoretischen und historischen Fragen eine neue Offenheit für die Philosophie der Krankheit. Eine theoretische Medizin oder theoretische Pathologie wird auch metaphysische Dimensionen nicht ganz ausschließen können, auch wenn das Zentrum ihrer Überlegungen gewiß eher in der Analyse der Empirie liegt. Die verbreitete Trennung von Empirie und Metaphysik kann im übrigen auch relativiert werden; der Idealismus von SCHELLING und HEGEL sieht sein wesentliches Prinzip in einer Vermittlung von empirischer und spekulativer Vernunft, die auch die gängige Alternative von Materialismus und Spiritualismus fragwürdig und problematisch werden läßt. Von dem metaphysischen Naturverständnis wird auch die Anthropologie der Krankheit beeinflußt, die menschliche Bedeutung des Leidens und der Hilfe.

## Anmerkungen

1. Zur Medizin und Philosophie um 1800 und besonders in Beziehung auf SCHELLING und
   HEGEL vgl. T. J. BOLE, JOHN BROWN, HEGEL and Speculative Concepts in Medicine, in:
   Texas Reports on Biology and Medicine 32 (1974) 287-297; D. v. ENGELHARDT, HEGELS
   philosophisches Verständnis der Krankheit, in: Sudhoffs Archiv 59 (1975) 225-246; W.
   JACOB, Der Krankheitsbegriff in der Dialektik von Natur und Geist bei HEGEL, in: He-
   gel-Studien, Beiheft 11, Bonn 1974, S. 165-173; W. KRETSCHMER, Die Bedeutung FRIED-
   RICH W. J. SCHELLINGS für die Medizin. Zum 100. Todestag des Philosophen am 20. August 1854, in: Deutsche Medizinische Wochenschrift 79 (1954) 1488-1491; W. LEIB-
   BRAND, Die spekulative Medizin der Romantik, Hamburg 1956; O. MARQUARD, Über einige Beziehungen zwischen Ästhetik und Therapeutik in der Philosophie des 19. Jahrhunderts, 1963, in: M. FRANK u. G. KURZ, Hrsg., Materialien zu SCHELLINGS philosophi-
   schen Anfängen, Frankfurt a. M. 1975, S. 341-377; E. MENDE, Die Entwicklungsgeschichte der Faktoren Irritabilität und Sensibilität in deren Einfluß auf SCHELLINGS
   ‚Prinzip‘ als Ursache des Lebens, in: Philosophia Naturalis 17 (1979) 327-348; J. NEU-
   BAUER, Dr. JOHN BROWN (1735-1788) and Early German Romanticism, in: Journal of the
   History of Ideas 28 (1967) 367-382; D. OLDENBURG, Romantische Naturphilosophie und
   Arzneimittellehre, Diss. nat., Braunschweig 1979; G. B. RISSE, SCHELLING, Naturphiloso-
   phie and John Brown's System of Medicine, in: Bulletin of the History of Medicine 50
   (1976) 321-334; K. E. ROTHSCHUH, SCHELLINGS Konzept einer naturphilosophischen
   Medizin, in: ROTHSCHUH, Konzepte der Medizin, Stuttgart 1978, S. 5-15; O. TEMKIN,
   WUNDERLICH, SCHELLING and the History of Medicine, in: Gesnerus 23 (1966) 188-195;
   N. TSOUYOPOULOS, Der Streit zwischen F. W. J. SCHELLING und ANDREAS RÖSCHLAUB
   über die Grundlagen der Medizin, in: Medizinhistorisches Journal 13 (1978) 229-245; A.
   WERNER, SCHELLINGS Verhältnis zur Medizin und Biologie, Paderborn 1909.
2. Zur Medizin der Romantik vgl. R. AYRAULT, En vue d'une philosophie de la nature, in:
   R. AYRAULT, La genése du romantisme allemand 1797-1804, 1976, 11-167; K. L. CANE-
   VA, Conceptual and Generational Change in German Physics. The Case of Electricity
   1800-1846, Princeton, Phil. Diss. 1974; D. v. ENGELHARDT, Romantische Naturforschung, in: D. v. ENGELHARDT, Historisches Bewußtsein in der Naturwissenschaft von
   der Aufklärung bis zum Positivismus, Freiburg 1979, S. 103-157; A. FAIVRE, La philosophie de la nature dans le romantisme allemand, in: Y. BELAVAL, Histoire de la philosophie, Bd. 3, Paris 1974, S. 14-45; B. GOWER, Speculation in Physics: The History and
   Practice of „Naturphilosophie", in: Studies of the History and Philosophy of Science 3
   (1972-1973) 301-356; D. M. KNIGHT, The Physical Sciences and the Romantic Move-
   ment, in: History of Science 9 (1970) 54-75; F. MONDELLA, La scienza tedesca nel peri-
   odo romantico e la „Naturphilosophie", in: F. MONDELLA, Sviluppi scientifici filosofici
   della biologia dal Settecento all'Ottocento, Milano 1969, S. 67-98; K. E. ROTHSCHUH,
   Naturphilosophisches Denken in der „Romantischen Physiologie", in: K. E. ROTH-
   SCHUH, Physiologie. Der Wandel ihrer Konzepte, Probleme und Methode vom 16. und
   19. Jahrhundert, Freiburg u. München 1968, S. 191-203; H. A. M. SNELDERS, Romanticism and „Naturphilosophie" and the Inorganic Natural Sciences 1797-1840: An Intro-
   ductory Survey, in: Studies in Romanticism 9 (1970) 193-215; W. D. WETZELS, Aspects of
   Natural Science in German Romanticism, in: Studies in Romanticism 10 (1971) 44-59;
   L. P. WILLIAMS, The Physical Science in the First Half of the Nineteenth Century: Pro-
   blems and Sources, in: History of Science 1 (1962) 1-15; sowie weitere Studien in D. v.
   ENGELHARDT, Bibliographie der Sekundärliteratur zur romantischen Naturforschung
   und Medizin 1950-1975, in: R. BRINKMANN, Hrsg., Romantik in Deutschland, Stuttgart
   1978, S. 307-330.
3. SCHELLING, Erster Entwurf eines Systems der Naturphilosophie (1799), in: SCHELLING,
   Schriften von 1799-1801, Darmstadt 1982, S. 154.
4. HEGEL, System der Philosophie. Zweiter Teil. Die Naturphilosophie, Sämtliche Werke,
   Bd. 9, Stuttgart 1958, § 246, S. 37.
5. HEGEL, Anm. 4, § 268, S. 119.
6. SCHELLING, Einleitung zu dem Entwurf eines Systems der Naturphilosophie (1799), in:
   SCHELLING, Schriften von 1799-1801, Darmstadt 1982, S. 279.

7. HEGEL, Anm. 4, § 246, S. 37.
8. SCHELLING, Anm. 3, S. 17.
9. SCHELLING, Anm. 6, S. 275.
10. SCHELLING, Anm. 3, S. 145.
11. SCHELLING, Anm. 3, S. 65.
12. SCHELLING, Anm. 3, S. 47.
13. SCHELLING, Anm. 3, S. 51.
14. SCHELLING, Anm. 3, S. 200.
15. SCHELLING, Anm. 3, S. 63.
16. HEGEL, Anm. 4, § 335, S. 444.
17. HEGEL, Anm. 4, § 353, S. 585.
18. HEGEL, Anm. 4, § 353, S. 586.
19. HEGEL, Anm. 4, § 250, S. 63.
20. HEGEL, Anm. 4, § 354, S. 586.
21. HEGEL, Anm. 4, § 354, S. 588.
22. HEGEL, Anm. 4, § 354, Zusatz, S. 607.
23. HEGEL, Anm. 4, § 356, Zusatz, S. 620.
24. HEGEL, Anm. 4, § 249, S. 59.
25. SCHELLING, Vorläufige Bezeichnung des Standpunktes der Medicin nach Grundsätzen der Naturphilosophie, 1805, in: Werke, 4. Hauptbd., München 1927, S. 210.
26. SCHELLING, Anm. 3, S. 221.
27. SCHELLING, Anm. 3, S. 225.
28. SCHELLING, Anm. 3, S. 221.
29. R. VIRCHOW, Über die heutige Stellung der Pathologie, in: Tageblatt der 45. Versammlung Deutscher Naturforscher und Ärzte in Innsbruck (1869) 1869, S. 193.
30. SCHELLING, Anm. 3, S. 237.
31. HEGEL, Anm. 4, § 371, Zusatz, S. 697.
32. HEGEL, Anm. 4, § 371, Zusatz, S. 702.
33. HEGEL, Anm. 4, § 371, Zusatz, S. 699.
34. HEGEL, Anm. 4, § 372, Zusatz, S. 708.
35. SCHELLING, Anm. 25, S. 213.
36. SCHELLING, Anm. 3, S. 226.
37. HEGEL, Anm. 4, § 373, S. 708 f.
38. HEGEL, Anm. 4, § 373, Zusatz, S. 712.
39. HEGEL, Anm. 4, § 373, Zusatz, S. 714.
40. HEGEL, System der Philosophie. Dritter Teil. Die Philosophie des Geistes, Sämtliche Werke, Bd. 10, Stuttgart-Bad Cannstatt [4]1965, § 407, S. 207.
41. HEGEL, Anm. 4, § 375, Zusatz, S. 717.
42. SCHELLING, Über den wahren Begriff der Naturphilosophie und die richtige Art, ihre Probleme aufzulösen (1801), in: SCHELLING, Schriften von 1799–1801, Darmstadt 1982, S. 653.
43. Zu den Primärquellen der Medizin der Romantik vgl. M. HEUN, Die medizinische Zeitschriftenliteratur der Romantik. Versuch einer Bibliographie, med. Diss., Leipzig 1931; E. HIRSCHFELD, Romantische Medizin, Zu einer künftigen Geschichte der naturphilosophischen Aera, in: Kyklos 3 (1930) 1–89; H. v. SEEMEN, Zur Kenntnis der Medizinhistorie in der deutschen Romantik (= Beiträge zur Geschichte der Medizin, H. 3) Leipzig u. Berlin 1926.
44. SCHELLING, Kritische Fragmente, in: Jahrbücher der Medicin als Wissenschaft 2 (1807) 2, S. 303 f.

# 1.4. Bemerkungen zur Verwendung des Terminus „Anthropologie" in der Medizin der Neuzeit (16.–19. Jahrhundert)

Axel Bauer

## Einführung

„Aller Dinge Maß ist der Mensch, der seienden, daß sie sind, der nicht seienden, daß sie nicht sind"[1]. Mit diesen Worten stellt der sophistische Aufklärer PROTAGORAS (ca. 485–415 v. Chr.) den Menschen in den Mittelpunkt eines als relativ erkannten Kosmos, der sich fortan mit der Rolle einer „Um-Welt" begnügen muß, beherrscht von einem Regenten, welcher über die Götter „keine Möglichkeit (hat) zu wissen weder daß sie sind, noch daß sie nicht sind, noch, wie sie etwa an Gestalt sind"[2].

Die Stoßrichtung dieses sophistischen Programms ist eine vornehmlich extravertierte: Das neue Anthropozentrum nimmt „seinen" Kosmos in Augenschein und sortiert ihn in Existentes und Nichtexistentes, in Brauchbares und Unbrauchbares. Doch bliebe diese Betrachtungsweise unvollständig, drängte sich nicht die auf den Menschen zurückweisende Frage nach der Natur dieses Maßes aller Dinge wie von selbst auf. Bei aller Relativität der Welt muß ein fester Maßstab gewonnen werden, der nach der Aussage des PROTAGORAS nur im Anthropos selbst begründet sein kann. „Gnothi seauton" könnte also scheinbar das Motto einer auf Selbsterkenntnis gerichteten Bestrebung werden, ganz in dem Sinne, wie es im Jahre 1822 der in Heidelberg lehrende Philosoph JOSEPH HILLEBRAND (1788–1871) in seiner *„Anthropologie als Wissenschaft"* ausdrücken wird: „… daß der Mensch eben nur durch das beständige Beziehen aller Erkenntnisse auf sein Selbst dieses seinem wahren Begriffe gemäß allein vollständig zu entwickeln und zu fördern vermag. Endlich ist ja auch der Mensch das alleinige Subjekt seines Erkennens. Wie würde er daher nur überhaupt etwas wirklich zu erkennen im Stande seyn, wenn er nicht überall diese seine Subjektivität gewahrte als den einen und letzten Haltungspunkt aller Vorstellungen und gewonnenen Resultate? Muß nicht der Strom versiegen, wenn er, von seiner Quelle abgeschnitten, die Weite sucht?"[3]

Solch scheinbare Linearität der Gedankenführung von PROTAGORAS zu HILLEBRAND über mehr als zwei Jahrtausende hinweg ist natürlich historisch äußerst bedenklich und wäre zu modifizieren. Der erste Trugschluß findet sich bereits in der Terminologie, und nur deshalb haben wir diese historische Collage überhaupt unternommen. Denn was wäre natürlicher als die Annahme, daß „Anthropologie" als Terminus ebenso alt sei wie die darin angesprochene Thematik, er mithin der griechischen Philosophie entstamme? Der Befund, daß diese Vermutung nicht zutrifft, soll uns als Ausgangspunkt einer kleinen Betrachtung über den Begriff „Anthropologie" dienen, die wir auf die Einführung und Verwendung dieses Wortes im Bereich der Medizin bis zur Mitte des 19. Jahrhunderts einschränken wollen.

Vieles wurde zu diesem Thema gerade in den letzten zwanzig Jahren gesagt, so daß an entsprechender Stelle auf teilweise sehr umfassend angelegte Studien verwiesen werden kann. Genannt seien hier die Arbeiten von HARTMANN und HAEDKE, MARQUARD, RÖSSLER und SCHIPPERGES[4] sowie die ausführlichen begriffsgeschichtlichen Abhandlungen von GRACIA GUILLÉN, HARTMANN, JACOB, LANDMANN, LINDEN, MARQUARD, MÜHLMANN und SCHIPPERGES[5], die alle zwischen 1962 und 1979 erschienen sind.

Unser Beitrag kann also schon aus diesem Grund nicht den Anspruch erheben, die Begriffsgeschichte der medizinischen Anthropologie neu zu schreiben. Vielmehr soll die vieldeutige Chiffre „Anthropologie" und deren jeweilige Definition oder Bedeutung in einigen medizinischen Schriften verfolgt werden, um den Wandel dieses Begriffs in der Geschichte der Medizin in Konturen sichtbar machen zu können. Abschließend sollte dabei kritisch geprüft werden, ob sich auf diesem Weg heuristische Muster oder gar Paradigmen für eine künftige medizinische Anthropologie herauskristallisieren oder ob nur Sackgassen zu entdecken sind.


## Hippokratische „Physis" und aristotelischer „Anthropologos"


„Anthropologia" ist kein klassischer griechischer Terminus. „Lehre vom Menschen" oder „Menschenkunde" wird in der Antike nicht als isolierter Bereich aufgefaßt. Das gilt in hohem Maß auch für die Medizin, die den Menschen in ein komplexes System von Elementen und Säften eingebettet sieht, welches den Anthropos als einen Mikrokosmos im Rahmen und als Teil des Makrokosmos konstituiert. So wird griechische Menschenkunde eigentlich zur Kosmologie, zur Lehre von der Weltordnung im ganzen[6]. Belege für diese Einstellung liefert etwa jene Schrift, die um das Jahr 400 v. Chr. vermutlich der Schwiegersohn des HIPPOKRATES (460–377 v. Chr.) unter dem Titel „peri physios anthropou" verfaßt hat[7]. Die vier Körpersäfte Blut, gelbe Galle, schwarze Galle und Schleim mit den Qualitäten warm, trocken, kalt und feucht treten hier in Beziehung zu den vier Jahreszeiten und gelten als Ursachen von Gesundheit wie Krankheit. Der Mensch erscheint aus den gleichen Bestandteilen komponiert wie die ihn umgebende Natur: „Notwendig ist also, da die Natur von allem anderen und auch die des Menschen so beschaffen ist, der Mensch nicht Eines, sondern ein jedes von den Dingen, die zur Zeugung beitragen, muß im Körper die Kraft behalten, die es beigetragen hat. Weiter ist es notwendig, daß ein jedes zu seiner Natur zurückkehrt, wenn der menschliche Körper endet, das Feuchte zum Feuchten, das Trockene zum Trockenen, das Warme zum Warmen und das Kalte zum Kalten. Von dieser Beschaffenheit ist auch die Natur der Tiere und aller andern Dinge. Alles entsteht in der gleichen Weise, und alles endet in der gleichen Weise"[8].

Das Fehlen einer sich explizit „Anthropologie" nennenden Disziplin in der hippokratischen Medizin wird vor diesem Hintergrund etwas verständlicher. Eine eigenständige Menschenkunde erscheint entbehrlich in einem Weltbild, das den Menschen noch nicht aus dem Gesamtkonzept der Natur (physis) desintegriert hat.

Der Terminus „anthropologos" begegnet uns in der Antike praktisch nur einmal und dann in völlig anderer Bedeutung, als man vermuten würde. In der „Nikomachischen Ethik" des ARISTOTELES (384–322 v. Chr.) findet sich das Wort als Adjektiv bei der Charakterisierung eines „megalopsychos" („Hochsinnigen"):

… οὐδ' *ἀνϑρωπολόγος*· οὔτε γὰρ περὶ αὐτοῦ ἐρεῖ οὔτε περὶ ἑτέρου· οὔτε γὰρ ἵνα ἐπαινῆται μέλει αὐτῷ οὔϑ' ὅπως οἱ ἄλλοι ψέγωνται, οὐδ' αὖ ἐπαινετικός …

„Er liebt es nicht, *wenn Gespräche eine persönliche Wendung nehmen:* er spricht nicht über sich und nicht über andere, denn es liegt ihm weder daran, für sich selbst ein Lob herauszuholen, noch auch daran, daß andere herabgesetzt werden. Allerdings ist er auch mit Lob nicht leicht zur Hand."[9]

Eine wörtlichere Übersetzung wäre: ein „megalopsychos" ist keiner, der (allzu)menschliches Gerede betreibt. Das Adjektiv „anthropologos" hat also bei ARISTOTELES eine pejorative Konnotation, handelt es sich doch dabei um ein Klatschmaul, das mit seinem Gerede sich selbst aufwerten und andere herabsetzen will. Würde man ARISTOTELES fragen, was er unter „Anthropologie" verstehe, so müßte er wohl dahinter eine Art „Lehre vom Phrasendreschen" vermuten. Die Geschichte der sich später also bezeichnenden Disziplin liefert für diesen Argwohn möglicherweise Belege. Jedenfalls zeigt uns die aristotelische Semantik von „anthropologos" zwei wesentliche Punkte auf: erstens das dem kosmologischen Weltbild fehlende Bedürfnis nach einer isolierten Lehre vom Menschen, zweitens aber die in einer solchen Lehre latent vorhandene Gefahr leerer Wortakrobatik.


**Der Mensch als „Opus Dei"**


Die antike Heilkunde, wie sie sich in den hippokratischen Schriften und im Werk von GALEN (129–199) bis über die Schwelle der Neuzeit hinaus erhalten und die Medizin des Abendlandes geprägt hat, kommt also ohne den Terminus „Anthropologie" aus. Auch das mittelalterliche Christentum erscheint für eine solche Wortprägung nicht prädestiniert, sieht es doch den Menschen als „opus Dei", der berufen ist, als „opus alterum per alterum" und „opus cum creatura" sich in der Gemeinschaft der belebten Mitwelt und Umwelt zu entfalten. So formuliert es die heilige HILDEGARD VON BINGEN (1098–1179) in ihrer Kosmosschrift „de operatione Dei". Der Geschöpfcharakter des Menschen, nicht seine Autonomie, steht hier ganz im Vordergrund der Betrachtung. Gesundsein und Gesundwerden können dann als dynamische Prozesse erfaßt werden, als Stationen des Menschseins, die vom „homo constitutus" über den „homo de-

stitutus" zum „homo restitutus" führen. Heiler Urzustand, hinfälliger Mißstand und endliche Heilung verknüpfen das biopathographische Einzelschick-
sal mit der christlichen Heilsgeschichte zu einer Ganzheit, in der am ehesten
der Begriff des „opus" als „anthropologisches Schlüsselwort"[10] anzusehen
wäre.

Das Wort „anthropologia" aber taucht in der Heilkunde der HILDEGARD
ebensowenig auf wie in der scholastischen Medizinliteratur des Mittelalters.
Ob es den Terminus in theologischer Bedeutung gegeben hat, muß bis auf wei-
teres als ungeklärt angesehen werden. MARQUARD hält es — ausgehend vom
Französischen des 17. und 18. Jahrhunderts — für möglich, daß die scholasti-
sche Theologie unter „anthropologia" ein Verfahren zur Vermenschlichung
Gottes („Gott menschlich reden lassen") verstanden haben könnte[11]. Ein
Nachweis dieser Vermutung durch Textbelege steht allerdings bislang aus.

Sollte sich ein solcher Tatbestand erweisen lassen, bliebe als Gemeinsam-
keit in der Verwendung von Ableitungen des Wortstammes „anthropolog-" seit
ARISTOTELES bis in das späte Mittelalter festzuhalten, daß der Verbalcharakter
des griechischen „legein" dominiert: „Reden wie ein Mensch", mit oder ohne
die aristotelische Konnotation, nicht mehr und nicht weniger, keineswegs jedoch eine „Lehre" oder gar eine „Wissenschaft" vom Menschen ist gemeint.


## Die Einführung eines neuen Terminus in die Medizin


Die gehäufte Verwendung des substantivischen Suffixes „-logia" als Titel für
eine wissenschaftliche Disziplin ist offensichtlich eine sprachliche Leistung der
Neuzeit, nämlich des Humanismus im frühen 16. Jahrhundert. Begriffe wie
„psychologia", „philologia", „theologia", „ontologia", „astrologia" entstammen in ihrer heute geläufigen Bedeutung den Jahren um 1500, nicht der griechischen Antike.

Es hat daher eine gewisse Plausibilität, wenn auch der bis jetzt früheste
Nachweis des uns interessierenden Wortes in das Jahr 1501 zu datieren ist.
„*Antropologium* de hominis dignitate, natura et proprietatibus, de elementis,
partibus et membris humani corporis. De iuvamentis nocumentis, accidentibus,
vitiis, remediis, et physionomia ipsorum ... De anima humana et ipsius appen-
diciis". So lautet der Titel des in Leipzig erschienenen Werkes von MAGNUS
HUNDT (1449–1519). HUNDT hatte zunächst Philosophie, dann Medizin und
Theologie studiert und erst 1499 im Alter von fünfzig Jahren den medizinischen Doktorgrad erworben. Die ausführliche Überschrift seines „Antropologium" ist zugleich Programm: Der Mensch wird Gegenstand wissenschaftlicher Untersuchung gerade in seinen Eigentümlichkeiten, die ihn aus der übrigen Natur herausheben. Nicht mehr die Geschöpflichkeit eines „opus Dei" ist
für den Gelehrten der Renaissance entscheidend, sondern die menschliche
„dignitas" und „proprietas". Das neue anthropozentrische Denken, welches
zur „Entdeckung des Menschen" (JACOB BURCKHARDT) führt, drückt sich im
Epigramm des Titelblattes aus, wo HUNDT formuliert:

Nil iuvat externos multorum noscere mores
   Cum lamie similis non videt ulla sua
Est pudor haud parvus peregrina inquirere vafre
   Dum se nescit homo nec sua scire studet
Ingenium qui scit proprius bene cuncta gubernat
   Se ignoscens fatuus cetera scire cupit
Idcirco studeas primum te noscere lector
   Dehinc vigili cura cernere cuncta petas
Discito naturas hominum regnare studes qui
   Discito perpetuo vivere sanus homo
Ista docet codex subscriptus quem legitabis
   Aurea cum prestet dogmata lege sua

Menschliche Selbstkenntnis wird für HUNDT eine unabdingbare Voraussetzung zur Erkenntnis und Erforschung der Umwelt (peregrina); nur ein Tor (fatuus) kann nach anderem Wissen verlangen, ehe er sich nicht selbst kennt. Besonders bedeutungsvoll ist dies für den Arzt, der über das Wohl seiner Mitmenschen zu wachen hat, oder für den, der selbst als gesunder Mensch leben will.

Auf welche Bereiche erstreckt sich nun HUNDTS Anthropologie konkret, worauf gründet sich das den Menschen charakterisierende Wissen? Wie der Titel schon ankündigt, steht ganz im Zentrum die Anatomie des menschlichen Körpers, seine Zusammensetzung aus Elementen und Teilen. Heilmittel und Schadstoffe, Ausscheidungen und Absonderungen, also eine ganze Physiologie und Pathologie, werden ebenso berücksichtigt wie andererseits die „spiritus" und die „menschliche Seele mit ihren Anhängseln". Damit konzipiert HUNDT eine umfassende Lehre, die das Typische des Menschen von seiner morphologischen Struktur und deren Funktion im gesunden Zustand her zu begreifen sucht. Anatomische, physiologische und psychologische Aspekte werden dabei noch als Einheit erlebt, nicht als separierte Einzeldisziplinen. Orientierungspunkt für die Anthropologie ist der „sanus homo", das heißt ein a priori synthetisches, kein analytisches Ziel. Eine darauf begründete Medizin ist nach wie vor gesundheitsbezogene Heilkunde, nicht Diagnose und Therapie katalogisierter Krankheiten.

Dennoch spiegelt sich in HUNDTS „Antropologium" schon der Beginn des anatomischen Zeitalters wider und damit ein auch für spätere medizinische Anthropologien konstitutives Merkmal: Rezeption und Reflexion des (der) jeweils in Entwicklung und Expansion befindlichen medizinischen Faches (Fächer) werden zu Grundpfeilern der „Anthropologien" einer Epoche. Dabei versucht die sich Anthropologie nennende Disziplin stets, über jene Einzelwissenschaften hinaus Aussagen vom Menschen als einem Ganzen zu machen, was ihr um so weniger möglich wird, je spezialisierter und detaillierter sich die jeweilige Ausgangsbasis entwickelt (Anatomie, Physiologie, Psychologie etc.). Bei HUNDT stehen wir noch ganz am Anfang dieses Prozesses, ebenso wie der Terminus Anthropologie selbst, der einstweilen nur als bescheidenes Neutrum mit der Transkription des griechischen „theta" als einfachem lateinischem „t" erscheint.

93 Jahre nach HUNDT verfaßt der Astronom, Physiker und Theologe OTHO CASMANN (1562–1607), Lehrer am Gymnasium zu Burgsteinfurt und ab 1595

Rektor des Stader Gymnasiums[12], eine „Psychologia anthropologica sive animae humanae doctrina" (Hanau 1594), die er zwei Jahre später fortsetzt als „Secunda pars anthropologiae: hoc est; fabrica humani corporis" (Hanau 1596). Die Teilung seines Werkes in zwei klar voneinander abgegrenzte Bereiche kann als programmatisch betrachtet werden: *Psychologie* und *Anatomie als die beiden Säulen einer Anthropologie,* die in das 17. Jahrhundert hineinführt. Im Erscheinungsjahr des zweiten Bandes wird RENÉ DESCARTES geboren, der die für Philosophie, Theologie, Naturwissenschaften und Medizin so folgenschwere dichotome Spaltung des Menschen in „res extensa" und „res cogitans" vollziehen wird. CASMANN scheint insoweit ein Vorbote des neuen, mechanistischen Denkens zu sein, wenngleich die Trennung in Körper und Seele bei ihm zunächst lediglich methodische Gründe hat: „Humana natura est geminae naturae mundanae, spiritualis et corporeae in unum hyphistamenon unitae, particeps essentia"[13]. CASMANN betont die zwillingshafte Doppelnatur des Menschen aus geistigem und körperlichem Prinzip, um sie in Analogie zum Makrokosmos zu setzen: „Homo itaque recte dicitur mikrokosmos: est enim natura, spiritu, seu anima logica, substantia perpetua subsistente, et corpore organico ac erecto, hypostatice unitis constans"[14]. Die Zusammengehörigkeit von Körper und Seele wird auf die biblische Genesis zurückgeführt: Durch das Einhauchen des göttlichen „spiritus" in den aus Erde geformten Körper sei erst der lebendige Mensch in seiner ganzen „humanitas" entstanden. „Humanitatem ... et hominis essentiam in hypostatica utriusque naturae physicae, spiritualis et corporeae, animae nimirum logicae, et erecti corporis conjunctione collocamus"[15]. Eine körperlose Seele oder ein seelenloser Körper verdienten nicht den Namen „Mensch": „Spiritus ... seu anima a corpore seorsum existens: corpus item inanime, seu ab anima desertum, hominis nomine proprie non censetur"[16].

Unter dieser Prämisse muß CASMANNs Definition der Anthropologie verstanden werden, die schlicht lautet: *„Anthropologia est doctrina humanae naturae"*[17]. Psychologie und Anatomie erscheinen ihm dabei als Garanten einer enzyklopädisch angelegten Synopsis, aus deren Kenntnis die Erfassung der „humanitas" fließen soll. Zuversichtlich glaubt CASMANN zwar bereits an die ordnende Kraft der neuzeitlichen Wissenschaft, auch wenn er seinem Werk noch die Gestalt scholastischer Vorlesungen und Disputationen gibt[18]; mit seinem anthropologischen Postulat, die Vereinigung von Seele und Körper im Menschen sei notwendige Voraussetzung jeder „humanitas", vermeidet er jedoch andererseits den späteren cartesianischen Bruch und damit die Hinwendung zu einem mechanistischen oder spiritualistischen Menschenbild, welche beide in den folgenden Jahrhunderten die Konzeption einer kohärenten Anthropologie in Frage stellen werden.

Das Wort „anthropologia" hat sich unterdessen im Werk CASMANNs weiterentwickelt und seine endgültige Morphe als Substantiv der gräko-lateinischen a-Deklination mit korrekter Transliteration des „theta" angenommen. Diese sprachliche Vervollkommnung signalisiert die Einschätzung des neuen Faches als eigenständige Disziplin, als „Lehre von der menschlichen Natur". Das Problem der folgenden Epochen wird nun darin bestehen, die Bestimmungsstücke dieser „Natur" je von neuem zu definieren. Parallel zu deren

Wandel wird sich der Begriffsinhalt von „anthropologia" verändern. In der Festschreibung des Terminus dokumentiert sich zunächst lediglich das offenbar empfundene Bedürfnis nach einer so benannten Disziplin.

## Zur Typologie neuzeitlicher medizinischer Anthropologien

Wir wollen im folgenden der oben aufgestellten These nachgehen, der Wandel des Begriffsinhalts von „Anthropologie" im Bereich der Medizin habe sich seit dem 17. Jahrhundert stets in Korrespondenz zur Entwicklung der jeweils expandierenden medizinischen Einzeldisziplinen vollzogen. Trifft diese Annahme zu, dann ergeben sich drei Alternativen: Medizinische Anthropologie kann das von den Naturwissenschaftlern entwickelte Gedankengut aufnehmen und entweder durch dessen Bestätigung in seiner Wirksamkeit verstärken oder nach seiner Verwerfung ein konträres Menschenbild vorlegen; schließlich kann sie versuchen, das naturwissenschaftliche Menschenbild in ein umfassenderes Gesamtkonzept einzubauen. Wir wollen die drei Möglichkeiten im folgenden als *affirmativen, kompensatorischen* und *integrativen* Typus einer medizinischen Anthropologie bezeichnen.

Dieser Versuch einer formal-klassifizierenden Typologie kann in dem hier zur Verfügung stehenden Rahmen nicht systematisch abgehandelt werden; eine vollständige Musterung und Analyse der seit etwa 1600 erschienenen Anthropologien wäre dazu notwendig. Wir können lediglich anhand einiger paradigmatisch herausgegriffener Schriften Tendenzen im Sinn unserer These nachzuspüren suchen.

## Anthropologie im Zeitalter iatromechanischer Systeme

Die Philosophie wie auch die Wissenschaften stehen ab der zweiten Hälfte des 17. Jahrhunderts unter dem Eindruck des Werkes von RENÉ DESCARTES (1596–1650). Die von ihm eingeführte Spaltung des menschlichen Seins nach dem dualistischen Prinzip von „res extensa" und „res cogitans" geht grundsätzlich über jene Formel CASMANNS einer „gemina natura" hinaus. Nicht mehr die Einheit des Lebendigen steht von jetzt an zur Debatte, sondern seine Analyse. Die für die Medizin wegweisende Überlegung ist dabei DESCARTES' Postulat von der *„universellen Anwendbarkeit mechanisch-mathematischer Prinzipien auf physisches Geschehen"*[19]. Damit bietet sich zum ersten Mal in der Geschichte der Medizin die Möglichkeit, Bau und Funktion des menschlichen Körpers nach einem naturwissenschaftlichen Modell quantitativ-analytisch zu untersuchen.

Die Geburt des Maschinenmodells vom Menschen wirkt auf die Ärzte faszinierend, und dies um so mehr, als in rascher Folge überzeugende Beweise für seine Brauchbarkeit geliefert werden. 1628 veröffentlicht WILLIAM HARVEY

(1578–1657) die Entdeckung des Blutkreislaufs, und bekanntlich überstürzen sich in den folgenden Jahrzehnten anatomische und zunehmend auch physiologische Forschungsergebnisse. Die Schulen der Iatrophysiker und Iatrochemiker bekämpfen sich zwar gegenseitig, stehen aber beide fest auf cartesianischem Boden in ihrer Grundüberzeugung von der mit den naturwissenschaftlich-experimentellen Methoden erklärbaren „Natur des Menschen"[20]. Das bahnbrechend Neue an der cartesianischen Doktrin ist die „Unterscheidung von Körper und Geist … als eine prinzipielle und disjunktive. Dadurch entsteht jene fraktionierende Betrachtungsweise des Menschen und seine Unterbringung in beziehungslos nebeneinander stehenden Disziplinen (Philosophie, Biologie, Medizin, Soziologie usw.), wodurch eine wirkliche Anthropologie im Keime erstickt wurde"[21]. Diese Aussage MÜHLMANNs bedeutet, daß medizinische Anthropologien ihr Ziel einer Beschreibung der „humana natura" verfehlen müssen, wenn sie sich auf Analysen der „res extensa" beschränken, sich also zum mechanistischen Wissenschaftsparadigma affirmativ verhalten.

Drei Werke, die den Begriff „anthropologi(c)a" im Titel führen, seien hier genannt[22]: POLL, „Structura anthropologica sive somatologica" (1615); JOHANN SPERLING (1603–1658), „Synopsis anthropologiae physicae" (1650/59); ALBERT KYPER (gest. 1655), „Anthropologia, corporis humani, contentorum, et animae naturam et virtutes secundum circularem sanguinis motum explicans" (1660). Schon der vorcartesianische Abriß POLLS zeigt die beginnende Identifizierung von Anthropologie mit Somatologie und Anatomie; eine Wendung zur physikalischen Denkweise drückt SPERLINGS Titel aus. KYPER schließlich nennt den Menschen das Objekt der Medizin („de homine, seu medicinae *objecto*")[23], während fast zur selben Zeit (1672) der Heidelberger Mediziner GEORG FRANCK (1644–1704) noch formuliert: „*Subjectum* est corpus humanum sanabile"[24].

Die Medizin befindet sich ganz offensichtlich in einem tiefgreifenden Umbruch und in einer Phase der Verunsicherung. Der Faszination durch das neue cartesianische Weltbild können sich auch die Verfasser medizinischer „Anthropologien" nicht länger entziehen; immer deutlicher tritt dabei aber eine Reduktion der Inhalte auf Anatomie und Iatrophysik zutage. Bezogen auf den Progreß der Naturwissenschaften ist eine gewisse zeitliche Verzögerung dieser Werke unvermeidlich: Gerade wegen ihres affirmativen Charakters kommen die „Anthropologien" des 17. und des frühen 18. Jahrhunderts um einige Jahre bis Jahrzehnte zu spät, so daß sie in Wirklichkeit keinen Einfluß auf das Menschenbild der Ärzte im Sinne eines Korrektivs ausüben können, sondern allenfalls den reduktionistischen Ansatz der Naturwissenschaften nach Art einer positiven Rückkoppelung noch verstärken. Damit muß sich dieser Typus der „Anthropologie" allmählich zwangsläufig in eine Sackgasse manövrieren.

Ein Blick in einschlägige medizinische Fachlexika des Barock, wie das von BRUNO bearbeitete „Castellus renovatus: hoc est, Lexicon medicum" (1682) oder das „Lexicon medicum Graeco-Latinum" von BLANKAART (1683), zeigt, daß ein Stichwort „anthropologia" als medizinischer Terminus fehlt, woraus wir auf die noch immer nicht voll etablierte Stellung jener Disziplin schließen können. Die erste ausführliche Darstellung der „anthropologia" in einem Lexikon findet sich wohl im „Lexicon philosophicum" von CHAUVIN (1713[2]), wo sie als „philosophia de homine tractatio" oder „scientia de homine" definiert wird[25].

Im Jahre 1732 spricht das Universal-Lexikon von ZEDLER die Problematik dann schon recht deutlich an:

> Anthropologia, von anthropos, homine, dem Menschen, und logos, sermone, die Rede, heisset auch sonsten Anthropometria, eine Rede vom Menschen, ist das Special-Theil der Physic, in welchem die natürliche Beschaffenheit und der gesunde Zustand des Menschen, sonderlich was seine physicalischen und natürlichen Eigenschafften betrifft, abgehandelt und erklähret wird. Ob nun schon diese Lehre eigentlich zur Physic gehöret ..., so haben doch die Medici, weil ... ihnen ... viel daran gelegen ist, solche Abhandlung vor sich nehmen müssen. Anbey ist auch ... zu mercken, daß, wenn man das Wort Anthropologie überhaupt nehmen will, auch die Lehre von der moralischen Beschaffenheit des Menschen zugleich mit abzuhandeln ... wäre; weil aber hieraus ein ungeheurer Cörper erwachsen würde, so hat man die moralische Betrachtung des Menschen in die Ethic und die Untersuchung des menschlichen Verstandes in die Logic lociret.[26]

ZEDLER referiert die gängige Interpretation der „Anthropologie", die mit dem Wort „Anthropometrie" synonym gebraucht wird; „Anthropometria" lautet bereits der Titel eines Werkes von JOHANN SIGISMUND ELSHOLTZ (1623–1688), das erstmals 1654 erscheint[27]. Die „physicalischen und natürlichen" Eigenschaften des gesunden Menschen sind Hauptgegenstand einer Lehre, die sich der Vermessung als Methode bedient. Die „Medici", vor allem die Iatrophysiker, betreiben die „Anthropologie" wegen ihrer Bedeutung für das ärztliche Wirken.

Es stellt sich die Frage, ob man hier noch von affirmativer Anthropologie sprechen sollte; vielmehr wird „Anthropologie" zur Worthülse, zum Oberbegriff für Anatomie und Iatrophysik. ZEDLER selbst scheint dabei ein gewisses Unbehagen zu empfinden, da er anmerkt, daß das Wort „Anthropologie" nicht glücklich gewählt sei, wenn man nicht auch „moralische Beschaffenheit" und „Vernunfft-Lehre" mit einbeziehe. In der hieraus resultierenden Überfrachtung des Faches mit zu viel divergentem Wissensstoff deutet sich eine oben skizzierte Gefahr analytisch vorgehender „Anthropologien" an: Die Einheit der „Lehre vom Menschen" zerbröckelt unter der erdrückenden Last von Detailkenntnissen aus den Teildisziplinen.

Die medizinische Anthropologie der ersten Hälfte des 18. Jahrhunderts hat den Anspruch einer umfassenden Menschenkunde zugunsten anatomischer, physikalischer und chemischer Untersuchung des Körpers aufgegeben. So lautet der Titel eines von HERMANN FRIEDRICH TEICHMEYER (1685–1746) erstmals 1719 herausgegebenen Werkes recht aufschlußreich: „Elementa anthropologiae sive theoria corporis humani in qua omnium partium actiones ex recentissimis inventis anatomicis et rationibus tum physicis tum chymicis tum denique mechanicis, declarantur". Mit seiner Berufung auf die „recentissima inventa" wird TEICHMEYER zum „Klassiker dieser Periode einer iatrophysikalisch-iatrochemischen Anthropologie"[28], abzulesen an dem Erscheinen einer zweiten Auflage 1739 sowie an seiner Erwähnung 1751 in der Enzyklopädie von DIDEROT und D'ALEMBERT unter dem Stichwort „Anthropologie" („TEICHMEYER nous a donné un traité de l'oeconomie animale")[29]. Auch TEICHMEYERS Werk fällt in die Kategorie affirmativer Anthropologien, die in der ersten Hälfte des 18. Jahrhunderts ihren Kompetenzbereich auf Anatomie,

Iatrophysik und Iatrochemie beschränkt haben und dadurch in letzter Konsequenz die Existenzberechtigung einer autonomen „Anthropologie" bereits wieder fragwürdig erscheinen lassen.

## Medizinische Anthropologie in der Aufklärung

Das schon bei ZEDLER angedeutete Gefühl des Ungenügens eines reduktionistischen, auf Dauer unfruchtbaren Ansatzes wird bereits um die gleiche Zeit von einigen Medizinern geteilt. So veröffentlicht schon 1716 der Gießener Professor der Medizin JOHANN MELCHIOR VERDRIES (1679-1735) die Schrift „De aequilibrio mentis et corporis commentatio", womit er — bezeichnenderweise gerade nicht unter dem Titel „anthropologia" — auf Defizite der rein somatischen Betrachtungsweise aufmerksam macht: „Enimvero hominis vita mutuo mentis et corporis commercio variisque hujus motuum in illam et illius cogitationum in hoc actionibus absolvitur"[30]. Die wechselseitige Durchdringung von zwei gleichgewichtigen Instanzen „Geist" und „Körper", erkennbar an ihren „Gedanken" und „Bewegungen", macht das menschliche Leben erst vollkommen. Dabei rückt VERDRIES den Geist sogar — jedenfalls in der Formulierung — an erste Stelle.

In größerem Ausmaß wird die Kritik am mechanistischen Anthropologiebegriff jedoch erst in der zweiten Hälfte des Jahrhunderts laut. Während noch 1748 JULIEN OFFRAY DE LAMETTRIE (1709-1751) den Menschen als „L'homme machine" darstellt, beginnt das Zeitalter der Aufklärung sich mehr und mehr auch wieder für dessen immaterielle, der Vernunft zugängliche Seite zu interessieren. Dabei brauchen die nach „ratio" suchenden Aufklärer den cartesianischen Boden nicht zu verlassen, denn die prinzipielle Unabhängigkeit und Disjunktion von „Körper" und „Seele" stehen nicht mehr in Abrede. Die kompensatorische Bewegung der Aufklärung hat es nicht mehr wie noch CASMANN mit einer nur methodischen Trennung von Körper und Seele zu tun, sie muß im Gegenteil versuchen, das in den rund einhundert Jahren seit DESCARTES kaum beachtete Bruchstück „res cogitans" mit dem relativ gut erforschten Fragment „res extensa" in eine neue Verbindung zu bringen.

Für eine medizinische Anthropologie ergeben sich folgende Probleme:

1. Der Typus der konventionellen affirmativen Anthropologie, die auf Anatomie, Iatrophysik und Iatrochemie begrenzt bleibt, kann nicht länger allein fortgesetzt werden.
2. Aufgrund der durch die Medizin bislang nicht systematisch geleisteten Bearbeitung der „res cogitans" bleibt die Konzeption einer kompensatorischen (etwa einer rein psychologisierenden) Anthropologie riskant und wenig überzeugend.
3. Am ehesten wäre infolgedessen das Auftreten „integrativer" Anthropologien zu erwarten, die den Brückenschlag zwischen „corpus" und „mens" versuchen.
4. Diese Integration wird durch die Divergenz der wissenschaftlichen Methoden von empirisch-mathematisch orientierten Naturwissenschaften einerseits und hermeneutisch vorgehenden Geisteswissenschaften andererseits ganz außerordentlich erschwert. Statt Integration muß daher bloße Apposition und Addition inkommensurabler Größen erwartet werden.
5. Alle vorgenannten Probleme werden überlagert durch die Entstehung neuer medizinischer Fachgebiete, die Aufnahme in den anthropologischen Kontext beanspruchen: Naturgeschichte, Physiologie und vorbeugende Gesundheitspflege („medicinische Polizey")[31].

Insbesondere auf das neue geschichtliche Welt- und Naturverständnis des 18. Jahrhunderts sei mit dem Stichwort „Historisierung der Natur"[32] hingewiesen. Das „historische Bewußtsein in der Naturwissenschaft"[33] nimmt auch den Menschen nicht länger aus, sondern bemüht sich, ihn in das „Systema naturae", das CARL VON LINNÉ (1707-1778) seit 1735 entwickelt hat, zu integrieren. Ein neues zentrales Thema der Anthropologie werden daher die Unterschiede des Menschen zu den ihm nahestehenden Säugetieren sowie seine Geschichtlichkeit als Spezies überhaupt.

Ein in diese Richtung weisender Ansatz ist die „Natural history of the human body and mind" (1787) des Schotten JACOB MAKITTRIK ADAIR (1728-1802), welche 1788 von dem Leipziger Arzt CHRISTIAN FRIEDRICH MICHAELIS (1727-1804) unter dem Titel „Philosophisch-Medicinischer Abriß der Natur-Geschichte des Menschen" ins Deutsche übersetzt wird. Der Begriff „Anthropologie" taucht hier nicht auf, da er durch das Modeschlagwort „Naturgeschichte" kurzfristig verdrängt wird. ADAIR versteht unter „Naturgeschichte" zunächst „Bau des menschlichen Körpers und seiner Functionen"[34], dann aber auch die „Geschichte des menschlichen Verstandes, die aber mehr physiologisch als metaphysisch abgehandelt wäre"[35], sowie schließlich „eine Skizze und kurze Beschreibung der krankhaften Zufälle"[36].

Das Werk dient primär der rationalen Begründung und Popularisierung des „regimen sanitatis" — also der klassischen Diätetik — und richtet sich an das gebildete Laienpublikum, den „Nichtarzt, welcher gleichwohl in einer von seinen Geschäften freien Stunde etwas Richtiges, Leichtes, Belehrendes und Unterhaltendes lesen wollte"[37]. Der aufklärerische Impetus der Schrift verfolgt einerseits die vornehmlich auf Physiologie basierende Belehrung des Lesers über eine vernunftgesteuerte Lebensweise, benutzt aber andererseits — aus didaktischen Motiven — die Schilderung von somatischen und psychischen Erkrankungen zur abschreckenden Illustration. Damit werden durch die Hintertür Pathologie und Nosologie in die medizinische Anthropologie eingeführt; Anthropologie in der Medizin wird fortan immer mehr krankheitsbezogen und immer weniger gesundheitsorientiert sein. Diesen „Verlust der Gesundheit" müssen wir als ein mindestens ebenso fundamentales Defizit bewerten wie den vorausgegangenen cartesianischen „Verlust des Leibes" als ungeteilter Ganzheit.

Den Terminus „Anthropologie" im Titel eines von einem Mediziner verfaßten deutschsprachigen Werkes finden wir hingegen schon im Jahre 1772 bei ERNST PLATNER (1744-1818): „Anthropologie für Aerzte und Weltweise". In den letzten Jahrzehnten des 18. Jahrhunderts wird Deutsch allmählich auch zur Sprache der Wissenschaft und verdrängt das Lateinische Zug um Zug. PLATNERS Anthropologie erlangt in der Medizin der folgenden Jahrzehnte einige Bedeutung, da seine Nachfolger sich immer wieder mit seinem Werk auseinandersetzen. Die von ihm gewünschte Symbiose der Medizin mit der Philosophie wird bereits durch die beiden Titelmedaillons ausgedrückt, die HIPPOKRATES und PLATO mit einander zugewandten Gesichtern im Profil zeigen.

PLATNER beklagt die ungenügende Kenntnis und Berücksichtigung der Seele seitens der Ärzte, die sich nur für das Wohl des Körpers interessierten. In Wahrheit sei aber der Mensch „weder Körper, noch Seele allein; er ist die Harmonie von beyden"[38]. Es stelle sich die Aufgabe, zu prüfen, ob man „von den gegenseitigen Verhältnissen der Seele und des Körpers gar nichts beobachten und aufzeichnen (könne), was für den Menschen interessant und nützlich wäre"[39].

PLATNER lehnt die jeweils ausschließliche Betrachtung der „Maschine" des Körpers oder der körperlosen Seele ab; dieses sei bloße Psychologie, jenes aber Anatomie oder Physiologie. Ihn beschäftigt vielmehr das Körper-Seele-Verhältnis als ein dynamisches: „Endlich kann man Körper und Seele in ihren gegenseitigen Verhältnissen, Einschränkungen und Beziehungen zusammen betrachten, und das ist es, was ich Anthropologie nenne"[40]. PLATNERs Methode soll dabei „mehr historisch als spekulativ"[41] sein, er möchte der Anthropologie einen eigenen unverwechselbaren Standort schaffen, da er weiß, „wie gleichgültig (die Akademiker) gegen eine jede Wissenschaft zu seyn pflegen, welche keiner Profession einen Namen giebt"[42].

Der jugendliche Schwung läßt den erst 28 Jahre alten PLATNER eine Idealverbindung von Medizin und Philosophie konzipieren, deren visionärer Anspruch ihm 18 Jahre später offenbar selbst nicht mehr geheuer ist, denn 1790 verfaßt der mittlerweile 46jährige eine „Neue Anthropologie für Aerzte und Weltweise", diesmal aber ohne HIPPOKRATES und PLATO auf dem Titelblatt, dafür um so konkreter „mit besonderer Rücksicht auf Physiologie, Pathologie, Moralphilosophie und Aesthetik". In der Vorrede bezeichnet der Autor sein Werk von 1772 als „ein sehr fehlerhaftes Buch" und „Jugendsünde". Es sei daher das beste, wenn „von dem kleinen Bande gar nicht mehr gesprochen werde", denn sein neues Werk sei ein „davon ganz unterschiedenes, ganz unabhängiges Buch, welches mit jenem nichts gemein hat, als den Verfasser, und nichts ähnliches als den Titel"[43].

Die Neuausgabe zeichnet sich durch stärkere Systematik aus, durch eine ausgereiftere, gleichwohl konventionellere Darstellung. Die drei Eckpfeiler der Anthropologie sind Anatomie, Physiologie und Psychologie, wobei letzterer das absolute Übergewicht zukommt. Die Seele erscheint PLATNER als eigentliches Anthropinon, das lediglich des Körpers als Medium bedürfe. „Der Mensch ist sofern die Seele allein, wiefern die Seele allein fähig ist des geistigen Lebens und Bewußtseyns, und der Körper ihr bloß dient zum Werkzeuge ihrer leidentlichen, und selbstthätigen Wirkungen. Der Mensch ist in sofern das Ganze von Seele und Körper, wiefern die Veränderungen der Seele, theils Wirkungen, theils Ursachen von Veränderungen des Körpers, folglich Seele und Körper, durch dieses wechselseitige ursachliche Verhältniß, innigst und genau verbunden sind"[44].

Der cartesianische Dualismus wird also von PLATNER voll übernommen, nur mit der den Iatromechanikern entgegengesetzten Konsequenz, die man als *„Iatropsychologie"* bezeichnen könnte: Der Körper — als Maschinerie gedacht — hat nur insoweit Relevanz, als er dem „Seelenorgan" dienstbar ist. „Seelenorgan ist nur allein das feine, unsichtbare Princip, welches die Fibern des Nervenmarks durchdringt ... Man nennt es Nervengeist; Weil jedoch das Gehirn und Nervensystem unmittelbar, und durch das Gehirn und Nervensystem, mittelbar der ganze Körper, mit dem Nervengeiste, und folglich mit der Seele selbst, in Verbindung stehet: so ist es ... zuläßig, ... den ganzen Körper, das Organ der Seele zu nennen"[45].

PLATNERS Anthropologie, der man eine sehr elegante Argumentationsweise einräumen muß, gehört trotz ihres scheinbar integrativen Charakters dem Typus einer kompensatorischen Anthropologie an. Der geschmeidige Duktus dürfte zu ihrer Popularität bis über das Jahr 1800 hinaus beigetragen haben; spätere Autoren fühlen sich immer wieder genötigt, PLATNERS Buch zu diskutieren.

Ebenfalls 1790 verfaßt der Königsberger Medizinprofessor und Leibarzt des preußischen Königs, JOHANN DANIEL METZGER (1739–1805), eine „Medizinisch-philosophische Anthropologie für Aerzte und Nichtärzte. Zum Gebrauch akademischer Vorlesungen". Anthropologie ist zum Modefach an den Universitäten avanciert, da „Menschenkenntniß und Kenntniß seiner selbst Gegenstände sind, die täglich mehr gesucht, täglich mehr beliebt werden. In den Lectionsverzeichnissen verschiedener Universitäten sieht man sehr oft Vorlesungen über Anthropologie für Nichtärzte angekündigt"[46]. Für seine eigenen Vorlesungen auf dem neuen Gebiet hat METZGER in Ermangelung eines ihm geeignet erscheinenden Handbuches nun einen Leitfaden verfaßt. Als Muster für sein Vorhaben nennt er den Abriß ADAIRS, „von dem aber doch niemand im Ernste behaupten wird, daß er die eben erwähnten Eigenschaften habe"[47].

Sehr klar und nüchtern durchschaut METZGER das Kardinalproblem der Anthropologie: „Beynah eine jede andere Wissenschaft hat schon ihre angewiesenen Gränzen und Rundung; diese nicht. Noch ist nicht festgesetzt, was eigentlich aus andern Wissenschaften und wie viel davon in die Anthropologie gehöre?"[48] Außer Frage steht die Bedeutung einer Standortbestimmung des Menschen, denn „was ist … dem Menschen wichtiger als Selbsterkenntniß in jedem Sinn des Worts? Die Kräfte seines Körpers, die Kräfte seiner Seele, und das Resultat der gemeinschaftlichen Verbindung beider, so weit menschliche Untersuchung hierinnen gekommen ist, den Standpunkt, auf welchen der Schöpfer den Menschen in dem Weltall gesetzt hat, genau kennen zu lernen, dies ist der Gegenstand einer medizinisch-philosophischen Anthropologie"[49].

Zur Konkretisierung des in der medizinischen Anthropologie heranzuziehenden Fächerkanons bietet METZGER folgendes aus sechs Disziplinen bestehende System an:

1. Naturgeschichte des Menschen                                (34 Seiten)
2. Medizinische Psychologie                                    (42 Seiten)
3. Physiologie                                                 (26 Seiten)
4. Grundsätze der Diätetik                                     (38 Seiten)
5. Pathologie                                                  (12 Seiten)
6. Geschichte und Würdigung der Arzneywissenschaft            (24 Seiten)

Dieses Ensemble ist aus mehreren Gründen bemerkenswert: Zunächst tritt die Anatomie stark in den Hintergrund; an ihrer Stelle nehmen Naturgeschichte und Physiologie breiteren Raum ein. Dazwischen entfaltet sich eine medizinische Psychologie, die METZGER von der philosophischen Psychologie abgegrenzt wissen will, da diese „die Seele isolirt … betrachtet …; die erstere hingegen, die mit dem Körper verbundene Seele und die aus dieser Vereinigung entstehenden Phänomene zum Gegenstand ihrer Betrachtungen nimmt. Billig kann daher die medizinische Seelenlehre als das einzige Fundament der philosophischen angesehen werden, ohne welches die letztere ein schwaches, unhaltbares Gebäude ist"[50]. Bei dieser Aussage beruft sich METZGER unter anderen auf LOCKE, HERDER, PLATNER und SÖMMERRING. Seine Psychologie ist naturgeschichtlich aufgebaut, indem der Mensch mit den Tieren in Vergleichung gestellt wird. Der Mensch „vereinigt in sich viele Vorzüge vor andern Thieren, wenn ihn auch in einzelnen Fertigkeiten eins oder das andere von diesen übertreffen sollte"[51].

Einen auch quantitativ hohen Stellenwert erhält die Diätetik, die hier ausdrücklich Bestandteil der Anthropologie wird. Auf 38 Seiten handelt METZGER das klassische Schema der „sex res nonnaturales" ab, welche „den rechtmäßigen Gebrauch derjenigen Dinge betreffen, die zwar nicht Bestandtheile unsers Körpers, aber nothwendige Bedingungen seiner Erhaltung sind"[52]. Dieser Rückgriff auf einen zentralen Bestand der alten Heilkunde macht deutlich, daß für METZGER die medizinische Anthropologie primär auf die Erhaltung der Gesundheit ausgerichtet ist. So führt er daher anschließend die Pathologie nur äußerst knapp unter dem Aspekt ein, daß „Krankheit ... der entgegengesetzte Zustand der Gesundheit" sei[53].

Schließlich bereichert METZGER die Anthropologie noch um die *Geschichte der Medizin*; wir sehen darin einen Versuch, durch die historische Perspektive zur Identitätsfindung der medizinischen Anthropologie beizutragen, damit „der Anthropologe wisse, was er von der so oft und so vielfältig, als einer unzuverläßigen und bloß konjektural Wissenschaft, verspotteten Arzneykunde zu halten habe"[54].

Die beachtenswerte Leistung METZGERS besteht in dem Bemühen, einen für die medizinische Anthropologie spezifischen und umfassenden, zugleich aber möglichst kohärenten und konkreten Fächerkanon zusammenzustellen, der eine Anwendung in der Praxis des Arztes gestattet. Ob mit der Synopse dieser sechs paradigmatischen Bereiche eine integrative Anthropologie erreichbar wäre, muß als Frage offenbleiben. Bedauerlicherweise haben spätere Autoren METZGERS Ansatz nicht systematisch weitergeführt und ausgebaut; eine wenigstens formale Konkordanz der medizinischen Anthropologien konnte — von den Inhalten ganz abgesehen — niemals erzielt werden.

Nur ein Jahr nach METZGER verfaßt der Jenaer Anatom, Physiologe und Chirurg JUST CHRISTIAN LODER (1753–1832) *„Anfangsgründe der medicinischen Anthropologie und der Staats-Arzneykunde"*, die 1793 in zweiter Auflage erscheinen. LODER definiert die medizinische Anthropologie als „Lehre von der Beschaffenheit und dem Nutzen der Theile des menschlichen Körpers im gesunden Zustand. Sie begreift also die Anatomie und die Physiologie in sich"[55]. Damit nimmt LODER die von METZGER gegebenen Anregungen nicht auf, er zieht aus der cartesianischen Philosophie auch den diametral entgegengesetzten Schluß wie PLATNER, da für ihn feststeht: „Der eigentliche Gegenstand, mit welchem sich die medicinische Anthropologie beschäftigt, ist ... der menschliche Körper". Die Seele interessiert nur insoweit, „als erforderlich ist, um gewisse im Körper daraus entstehende Wirkungen erläutern zu können"[56].

Die Beschränkung auf Anatomie und Physiologie spricht für den affirmativen, konservativen Charakter von LODERS Werk, das noch im Jahre 1800 —

nun schon fast als anachronistisches Relikt — eine dritte Auflage erlebt, wobei im Titel das Adjektiv „medicinisch" durch „physiologisch" ersetzt wird. Die Definition der Anthropologie lautet hier: „Die physiologische oder medicinische Anthropologie ist die Lehre von dem menschlichen Körper im lebendigen und gesunden Zustande"[57]. Die Gleichsetzung von medizinisch mit physiologisch bringt das wachsende Selbstbewußtsein der Physiologie deutlich zum Ausdruck. Außer der Einarbeitung neuerer Forschungsergebnisse aus Anatomie, Physiologie, Physik und Chemie bietet die dritte Auflage aber keine neuen Gedanken an. Es gelingt LODER nicht, die Eigenständigkeit und Unverwechselbarkeit der Anthropologie überzeugend herauszuarbeiten; der Begriff dient ihm vielmehr zur Verbreitung additiv aneinandergereihten naturwissenschaftlichen Tatsachenmaterials.

## Anthropologie als Thema der aufgeklärten Philosophie

1794/95 veröffentlicht der in Bern lehrende Philosoph JOHANN ITH (1747–1813) seinen zweibändigen „Versuch einer Anthropologie oder Philosophie des Menschen nach seinen körperlichen Anlagen". Das Ziel des Werkes umreißt der Autor wie folgt: „Mein Buch sollte zugleich ein zweckmäßiges Organon für die psychologische, historische, moralische Menschenwissenschaft abgeben; es sollte mit der strengen Ordnung und Präcision des wissenschaftlichen Vortrags Faßlichkeit und Popularität verbinden; es sollte den ganzen Zusammenhang der Wissenschaft nach ihren Hauptmomenten in einer leichten Uebersicht darstellen, und doch ... anatomische, physiologische und litterarische Vorkenntnisse enthalten"[58].

Als Motto setzt ITH seinem Buch ein Wort des okkasionalistischen Philosophen NICOLE MALEBRANCHE (1638–1715) voran: „*Tendre à la perfection, sans jamais y prétendre*". Die Perfektibilität des Menschen ist Ausgangs- und Zielpunkt von ITHS Anthropologie, denn „der Mensch ist für den Menschen ein unerschöpflicher Gegenstand! Je genauer er sich selbst kennt und fühlt, je deutlicher er die seiner Natur wesentliche Würde und Vortrefflichkeit einsieht und in sich selbst auszubilden bemüht ist: desto gewisser ist er, alles zu werden, was er durch seine Anlagen werden kann und nach den Absichten seines großen Urhebers und Vaters werden soll"[59]. Entwicklungsgedanke und historische Perspektive bestimmen ITHS „Versuch", dessen Titel bereits die heraufziehende Romantik ahnen läßt. Nach einer naturgeschichtlichen Einleitung und dem Studium der organischen „Stuffenleiter bis zur Menschenorganisation"[60] definiert er Anthropologie „in der weitläufigen Bedeutung" als „Philosophie des Menschen", welche „die Natur, die allgemeinsten Verhältnisse und die Bestimmung des Menschen zum Gegenstand haben" müsse. Die Natur des Menschen zerfalle ihrerseits in den organischen Körper und die Seele. Da „ohne Kenntniß der körperlichen Natur" eine „Theorie der Menschheit" unmöglich sei, müsse man als ersten Teil der Anthropologie „die sogenannte Physik des menschlichen Körpers, oder besser die Philosophie des Menschen physiologisch" betrachten[61]. Auf diesem Fundament baut sich die „Philosophie der

Seele, oder die psychologische Anthropologie" auf, um in einem dritten Schritt von der Menschenkunde im ganzen, der „historischen Anthropologie", überwölbt zu werden[62]. Alle drei Teilgebiete können schließlich zu einer „moralischen" oder „teleologischen Anthropologie" integriert werden, die für den Menschen „Religion und Sittenlehre zugleich" darstellen soll[63].

Konkret erweist sich dieses äußerst komplexe Theoriegebäude dann allerdings als eine bunte Mischung aus Allgemeiner Anatomie und Entwicklungsgeschichte, ein wenig Kreislauf-, Atmungs- und Verdauungsphysiologie, Psychologie und Sinnesphysiologie, die vordergründig harmonisiert wird durch den stets von neuem variierten Grundakkord von der Bestimmung des Menschen: „Ja, er soll den unermeßlichen Raum von der Thierheit zur Gottheit ausfüllen, ausmessen ... so sey ihm seine Vervollkommnungsfähigkeit Trost bey seiner Unvollkommenheit"[64].

Zweifellos ist ITHs Ziel die Ausarbeitung einer integrativen Anthropologie, die weit über den medizinischen Bereich hinausgreifen soll. Damit geht aber eine nicht zu übersehende Unschärfe der Begrifflichkeit einher, die die Konturen der Anthropologie zu verwischen droht, noch ehe sich solche recht eigentlich gebildet haben.

Drei Jahre nach ITH läßt 1798 der greise IMMANUEL KANT (1724–1804) seine „*Anthropologie in pragmatischer Hinsicht*" erscheinen. In der Vorrede definiert KANT Anthropologie als „Lehre von der Kenntniß des Menschen, systematisch abgefaßt". Diese untergliedert er in eine „physiologische" und eine „pragmatische"; dabei geht „die physiologische Menschenkenntniß ... auf die Erforschung dessen was die Natur aus dem Menschen macht, die pragmatische auf das was Er, als freyhandelndes Wesen, aus sich selber macht, oder machen kann und soll"[65]. Über die physiologische Anthropologie bemerkt KANT: „Wer den Naturursachen nachgrübelt ... muß ... dabey gestehen: daß er in diesem Spiel seiner Vorstellungen bloßer Zuschauer sey und die Natur machen lassen muß ... mithin alles theoretische Vernünfteln hierüber reiner Verlust ist"[66].

Zur philosophischen Zielsetzung von KANTs Werk vergleiche man die entsprechende Passage bei LINDEN[67]. Hier soll lediglich darauf hingewiesen werden, daß eine im engeren Sinn „biologische" Orientierung der Anthropologie von KANT nicht angestrebt wird, da es ihm um die Vermittlung von Kenntnis des Menschen „im praktischen Lebensvollzug"[68] geht. Ein solches Programm muß von der zeitgenössischen medizinischen Anthropologie als Affront empfunden werden, da KANT dieser Richtung implizit wenig Relevanz zubilligt. Es bleibt uns daher die Aufgabe, Reaktionen „medizinischer" Anthropologen auf KANT, aber auch auf PLATNER, METZGER, LODER und ITH in der Zeit nach 1800 zu betrachten.


## Medizinische Anthropologie in Naturphilosophie und Romantik


In den Jahren 1806/1808 erscheint der zweibändige „Grundriß der Anthropologie physiologisch und nach einem neuen Plane bearbeitet" des Göttinger

Arztes und „Privatlehrers der Medizin" WILHELM LIEBSCH (gest. 1805). Der erste Band enthält die Gebiete „Anthropographie und Anthropohistorie", der zweite die „Anthroponomie". LIEBSCH widmet sein Werk dem Göttinger Philosophen und KANT-Kritiker CHRISTOPH MEINERS (1747–1810) sowie „meinem verehrten Lehrer"[69] JOHANN FRIEDRICH BLUMENBACH (1752–1840). Da alle Naturerkenntnis vom Menschen ausgehe, so LIEBSCH in der Vorrede, verdiene eigentlich „alles …, was Naturwissenschaft heißt, … Anthropologie genannt zu werden". Um aber nicht ins Chaos zu versinken, müsse dieses Ganze in seine Teile zerlegt werden; darin bestehe die Aufgabe der Physik, „von welcher die Anthropologie (Physik des Menschen) nur einen Theil ausmacht"[70]. „Physik des Menschen oder eigentliche Anthropologie" ist dann auch LIEBSCHS erster Gesichtspunkt, der den Menschen als Teil der organischen Natur beleuchten soll (Anthropographie). Der Mensch als historisches und gestaltendes Wesen soll Gegenstand einer zweiten Disziplin (Anthropohistorie) sein. Über die „Bestimmung des Menschen" handelt schließlich die Anthroponomie, die mit ITHS teleologischer Anthropologie vergleichbar wäre.

Im Zentrum des anthropologischen Denkens steht für LIEBSCH die „specielle Physiologie, von welcher die Anthropologie … die höchste Stufe darstellt". Da die menschliche Lebensform unter allen organischen Bildungen die höchste sei, „so versteht es sich wohl von selbst, daß die Anthropologie … bloß ein Fragment einer vollständigen Physiologie" ausmache[71]. Sowohl die Reduktion der Anthropologie auf Allgemeine Physiologie als auch auf pure Psychologie wird von LIEBSCH beklagt, da die Trennung des Menschen in „einen apodiktisch bestimmten Körper und in eine ebenso apodiktisch bestimmte Seele" „ebenso gemein, als unphilosophisch" sei[72]. Auch eine Vernetzung mit Anatomie, wie METZGER, LODER und andere es versucht hätten, lehnt LIEBSCH mit Nachdruck ab. PLATNER habe eine Kombination aus Physiologie und Psychologie dargeboten, während ITH zuviel überflüssige Anatomie und zuwenig menschenspezifische Grundlagen bringe. KANT trifft der Vorwurf, er habe „die physiologische Anthropologie zu einseitig bestimmt" und mit der pragmatischen nichts als „gewöhnliche Psychologie" abgehandelt[73].

Mit seiner in Anthropographie, Anthropohistorie und Anthroponomie gegliederten Menschenkunde glaubt LIEBSCH die Fehler seiner in anatomischen, physiologischen oder psychologischen Kategorien befangenen Vorgänger vermeiden und die spezifischen Anthropina herausarbeiten zu können. Anthropologie bedeutet ihm den „Inbegriff von Kenntnissen, welche die körperlichen und geistigen Eigenheiten des Menschen umfassen"[74]. Man möchte seinen Grundriß dem Typus der integrativen Anthropologie zurechnen, was in den Jahren der deutschen Naturphilosophie und Romantik auch nicht wundernimmt. Bei allem Bemühen, der Anthropologie eine exaktere Eingrenzung zu geben, erreicht aber LIEBSCH ebensowenig wie seine Vorgänger (und Nachfolger) eine bleibende Standardisierung ihres Fächerkanons und somit keine Verbindlichkeit für die Medizin.

Im selben Jahr 1806 bringt der junge JOHANN CHRISTIAN AUGUST HEINROTH (1773–1843) in Leipzig ein 24 Seiten langes Vorlesungsprogramm „Ueber das Bedürfniß des Studiums der medizinischen Anthropologie und über den Begriff dieser Wissenschaft" heraus. Anthropologie hat nach HEINROTH den

„Inbegriff von Gesetzen, nach denen unser Leben erhalten wird, ... aufzustellen ... Die wahre Anthropologie, welche mit Recht medizinisch, d. i. Genesungbringend genannt werden kann, ... hebt den Schleyer von der verhüllten Schönheit des Lebens, ... zeigt uns die Fülle der im innersten des Menschen verborgen schlummernden Kraft ... Sie zeigt uns das Gewebe von Gesetzen, die ... den unverdorbenen Menschen zur höchsten Stuffe der menschlichen Bildung führen"[75]. Und wenig später heißt es: „Die Erforschung ... des eigenthümlichen innern menschlichen Wesens nennen wir Anthropologie, und weil wir diese ... zu dem Zwecke anstellen, das ungleiche und gestörte Verhältniss des Lebens auszugleichen, medizinische Anthropologie"[76].

Aus dem Programm läßt sich folgende Gliederung der medizinischen Anthropologie rekonstruieren:
1.   Naturlehre des menschlichen Wesens
1.1 Physiologie
1.2 Bionomie
1.3 Geschichte des natürlichen Menschen
2.   Psychologie
2.1 theoretische Psychologie
2.2 praktische Psychologie

Was HEINROTH hier nur skizziert, führt er 1822 in seinem „Lehrbuch der Anthropologie", welches 1831 in zweiter Auflage erscheint, dann sehr viel detaillierter aus. Ein knappes Vierteljahrhundert nach dem Programm von 1806 hat sich das Panorama der Medizin in Deutschland stark gewandelt. Zwar beherrschen die Themen der Naturhistorischen Schule um JOHANN LUKAS SCHÖNLEIN (1793–1864) und KARL WILHELM STARK (1787–1845) gerade die akademischen Diskussionen, doch hat unterschwellig der endgültige Umbruch zum naturwissenschaftlichen Positivismus der zweiten Hälfte des 19. Jahrhunderts längst begonnen. Die aufgeklärten Enkel der Iatromechaniker wenden sich wieder vermehrt dem Studium der „res extensa" zu und distanzieren sich von den nach organischer Einheit suchenden Romantikern.

So bezieht HEINROTHs Anthropologie-Lehrbuch nunmehr Frontstellung gegen die Mehrheit seiner ärztlichen Zeitgenossen, deren Ansichten „er sich schon früher entgegen gezeigt (hat). Jetzt spricht er sich deutlicher aus, hoffentlich auch klarer; ... Der Mensch wird von den Aerzten offenbar zu einseitig, zu niedrig aufgefaßt; es ist Zeit, daß sie ihren Gegenstand schärfer ins Auge nehmen; sie können dabei nur gewinnen"[77]. HEINROTH bezweifelt grundsätzlich, daß man „das geistige Leben ... aus der ... Structur und Function der Organe erklären" könne; überhaupt sei „Physiologie das Feldgeschrei des Tages, und es giebt kein Räthsel des menschlichen Lebens, das man sich nicht physiologisch aufzulösen getraute"[78]. Für HEINROTH läßt sich das Wesen des geistigen Lebens mit den Mitteln der Naturwissenschaft, der er allenfalls den Namen „Naturforschung" zubilligt[79], prinzipiell weder erfassen noch begreifen, es können höchstens die materiellen Strukturen äußerlich beschrieben werden. Nachgrübeln über sein Selbst sei nicht Aufgabe des Menschen, vielmehr dessen lebendige und leibhaftige Ausgestaltung. HEINROTH sieht den Menschen „als Mensch" nicht als ein „Naturwesen" an[80], da „der wahre Begriff der Anthropologie nur vom Begriffe des Menschen ausgehen kann, welcher kein anderer als der der *Person* ist, als in welcher ... Leib und Seele die auseinander gehaltenen Lebensseiten sind, die sich verhalten wie Aeußeres und Inneres eines und desselben lebendigen Wesens"[81].

Die Definition dieser personalen Anthropologie faßt HEINROTH so zusammen: „Die Anthropologie ist die Lehre vom Menschen, wiefern derselbe in seiner Einrichtung und Lebendigkeit einen besonderen und eigenthümlichen Charakter offenbart. Dieser Charakter ist die Vernunft, das moralische Prinzip, oder das Prinzip der Freiheit ... Die Anthropologie hat diese Beziehung nach allen Seiten ... aufzustellen, oder die Menschheit am Menschen nachzuweisen"[82].

Versuchen wir wiederum, die Teilgebiete der so umschriebenen Menschenkunde zu rekonstruieren, so erhalten wir ein anderes Schema als aus dem Vorlesungsprogramm von 1806:

1. Bedingungen des menschlichen Daseins und Beziehungen der menschlichen Wirksamkeit als Individuum
   (Spezielle Anthropologie)
1.1 Entwicklungsphysiologie
1.2 Psychologie
1.3 Geschlechtsunterschiede
1.4 Lebensalter
1.5 Temperamentenlehre
1.6 geistige Anlagen
2. Bedingungen des menschlichen Daseins und Beziehungen der menschlichen Wirksamkeit als Gattung
   (Allgemeine Anthropologie)
2.1 Beziehungen der Menschheit auf die Natur
2.2 Beziehungen der Menschheit auf sich selbst
2.3 Beziehungen der Menschheit auf ein Höchstes (Gott)

Diese Konzeption entfernt sich weit von einer medizinischen Anthropologie im Sinne des affirmativen physiologisch-naturwissenschaftlichen Ansatzes, zu welchem HEINROTH seine Gegnerschaft deutlich betont. Die nur materialistisch und analytisch denkenden positivistischen Naturwissenschaftler befinden sich für ihn in einem fundamentalen Irrtum, wenn sie glauben, mit ihren Methoden das Wesen des Menschen erfassen und verstehen zu können. Ganz zweifellos entwickelt HEINROTH eine kompensatorische, ja man möchte sagen kontrapunktische Anthropologie, um den Ärzten seiner Zeit ein warnendes Zeichen zu setzen. Daß es ungehört verhallt, zeigt die tatsächliche Entwicklung der Medizin im 19. Jahrhundert.

Auf eine Fülle gerade um das Jahr 1822 erschienener „Publikationen verschiedenster Provenienz"[83] zur Anthropologie kann hier nicht mehr eingegangen werden; paradigmatisch sei lediglich noch die zweibändige „Anthropologie" von HENRICH STEFFENS (1773–1845), Professor der Physik und Naturwissenschaft in Breslau, erwähnt, der „jenes Gefühl, welches uns in die Fülle der Natur versenkt, jenes heilige, reine Frühlingsgefühl, welches das quellende Leben der Natur, als das eigene, uns gibt, und alle Reichthümer, als unsere"[84] zum Fundament der Anthropologie erheben will. Die von STEFFENS inaugurierte Dreiteilung in eine geologische, physiologische und psychologische Anthropologie begreift den Menschen als „Schlußpunkt einer unendlichen Vergangenheit der Natur", als „Mittelpunkt einer unendlichen Gegenwart" sowie als „Anfangspunkt einer unendlichen Zukunft" mit dem Ziel, in den Naturerscheinungen zu prüfen, „ob wir nicht etwas über der Erscheinung Liegendes in ihnen zu erkennen vermögen"[85].

Diese unendliche Ausweitung des Anthropologiebegriffs kann für eine in stürmische Bewegung geratene Medizin nicht fruchtbar werden, da jede auf die ärztliche Tätigkeit bezogene Konkretisierung unmöglich erscheint. Alle romantisch-idealistischen Ansätze zur Menschenkunde werden von der Woge des iatrotechnischen Paradigmawechsels, der sich noch vor der Jahrhundertmitte vollzogen haben wird, überrollt und für lange Zeit verschüttet. Es scheint sicher zu einseitig, die Schuld für das Scheitern der kompensatorischen Anthropologien ausschließlich bei den Naturwissenschaftlern suchen zu wollen.

## Zusammenfassung und Ausblick

Auch in der Phase von etwa 1750 bis etwa 1830 gelingt es der Anthropologie nicht, eine eindeutig definierte und unangefochtene Stellung im Gesamtgebäude der Medizin zu erlangen. Weder in der Aufklärung noch in der Periode von Naturphilosophie und Romantik bildet sich ein verbindliches, allgemein akzeptiertes und medizinspezifisches Schema anthropologischer Methodik heraus, das sich über den Tag hinaus behaupten könnte. Weder die auf integrative Systematik zielenden Werke der Aufklärer noch die auf Kompensation des naturwissenschaftlichen Reduktionismus bedachten fragmentarischen Entwürfe der Romantiker vermögen eine dauerhafte, produktive Dynamik auf den Progreß der Heilkunde insgesamt auszuüben. Die Flut von Veröffentlichungen unter der Chiffre „Anthropologie" zeugt nicht etwa vom Selbstbewußtsein einer klar profilierten und etablierten Disziplin, sondern vielmehr von Unsicherheit, Fehlentwicklungen und Defiziten der Medizin selbst.

Wir stehen am Ende unserer Betrachtung über den Terminus „Anthropologie" und seine Einführung in die Medizin, wobei wir uns auf den Zeitraum des 16. bis frühen 19. Jahrhunderts beschränkt haben. Bewußt verzichten wir auf eine Darstellung der weiteren Begriffsgeschichte in den letzten 150 Jahren seit dem Eintritt der Medizin in das noch immer vorherrschende naturwissenschaftlich-iatrotechnische Paradigma, die wegen ihrer Komplexität eine gesonderte Abhandlung erfordern würde. Auch bei einer solchen Studie dürften sich aber affirmative, kompensatorische und integrative Konzepte unterscheiden lassen, die — als Reflex auf den jeweils aktuellen Forschungsstand der naturwissenschaftlichen Medizin — immer neue Varianten des Anthropologiebegriffs einführen.

Die eingangs erwähnte neuerliche Häufung von Untersuchungen zur medizinischen Anthropologie seit etwa 1960 berechtigt uns zu der Frage, ob die Problemlage der gegenwärtigen Medizin mit jener um das Jahr 1822 vergleichbar sein könnte. Defekte und Defizite im Menschenbild der Medizin, ein erneut bevorstehender Paradigmawechsel in der Heilkunde oder nur aristotelisches

„anthropologein" als Begleitmusik zu einer sich immer weiter vom Menschen entfernenden ärztlichen Theorie und Praxis — alle diese Deutungen müssen als Möglichkeiten in Erwägung gezogen und geprüft werden.

Daß jedenfalls beim Auftauchen des Wortes „Anthropologie" und seiner Ableitungen stets eine Portion Skepsis angebracht ist, legt uns neben der Geschichte auch die unmittelbare Gegenwart nahe: Während der Arbeit an diesem Manuskript erhalten wir den Verlagsprospekt für ein 1983 erscheinendes „Medizinisches Sachwörterbuch". Darin bezeichnet der Autor als „die anthropologischen Grundlagen der Medizin", welche in seinem Werk den Vorrang haben sollen, „die Molekularbiologie, die Zytogenetik, die Immunologie und die medizinische Psychologie, die sog. Psychosomatik bzw. psychoanalytische Diagnose und Therapie", ohne die „eine menschennaturgemäße Medizin nicht fortschreiten kann und eine effiziente patient centered medicine nicht möglich ist"[86].

Ein solches Unterfangen kann nach unserer Auffassung über bloße Addition und Apposition vollkommen heteronomer Inhalte nicht hinauskommen, sondern mündet — den historischen Vorbildern nach zu urteilen — in eine anthropologische Sackgasse. Es scheint, als sei der Terminus „Anthropologie" ein wahrhaftes Danaergeschenk, auch wenn wir ihn gerade nicht der griechischen Antike zur Last legen können.


## Zitate und Anmerkungen


1. zit. nach DIELS/KRANZ Band 2, S. 263 (Fragment 1)
2. ibid., S. 265 (Fragment 4)
3. HILLEBRAND Band 1, S. 2f.
4. vergleiche dazu HARTMANN/HAEDKE (1963), MARQUARD (1971), RÖSSLER (1971) und SCHIPPERGES (1979)
5. vergleiche dazu GRACIA GUILLÉN (1972), HARTMANN (1973), JACOB (1967), LANDMANN (1962), LINDEN (1976), MARQUARD (1965), MÜHLMANN (1968[2]) und SCHIPPERGES (1972)
6. vergleiche HARTMANN/HAEDKE S. 42
7. in LITTRÉ Band 6, S. 29–69
8. zit. nach DILLER S. 169 (Kapitel 3, LITTRÉ S. 38)
9. ARISTOTELES Graece. Ethikon Nikomacheion 1125 a 5–7. Übersetzung nach Dirlmeier S. 84
10. SCHIPPERGES (1972) S. 190
11. MARQUARD (1965) S. 224 Anmerkung 11
12. vergleiche POGGENDORF S. 132
13. CASMANN (1594) S. 1
14. loc. cit.
15. ibid., S. 2
16. loc. cit.
17. ibid., S. 1
18. ibid., siehe das Titelblatt
19. LINDEN S. 4
20. vergleiche z. B. ASCHOFF/DIEPGEN/GOERKE S. 23–25
21. MÜHLMANN S. 39f.
22. Titelübersicht bei HARTMANN/HAEDKE S. 46
23. zit. nach HARTMANN/HAEDKE S. 65

24. FRANCUS S. 10
25. zit. nach LINDEN S. 15 f.
26. ZEDLER Band 2. Sp. 522
27. vergleiche HARTMANN/HAEDKE S. 68 f.
28. ibid., S. 72
29. DIDEROT/D'ALEMBERT Band 1. S. 497
30. VERDRIES, Praefatio
31. vergleiche auch HARTMANN/HAEDKE S. 75
32. vergleiche V. ENGELHARDT S. 82-89
33. so der Titel des Buches von V. ENGELHARDT
34. ADAIR S. X
35. ibid., S. XI
36. ibid., S. XII
37. ibid., S. VIII, Vorrede des Übersetzers MICHAELIS
38. PLATNER (1772) S. IV
39. ibid., S. XI
40. ibid., S. XV ff.
41. ibid., S. XXVI
42. ibid., S. XVIII
43. PLATNER (1790), aus der Vorrede
44. ibid., S. 58 f.
45. ibid., S. 61 f.
46. METZGER S. 7
47. ibid., S. 8
48. ibid., S. 9
49. ibid., S. 15
50. ibid., S. 55
51. ibid., S. 59
52. ibid., S. 127
53. ibid., S. 168
54. ibid., S. 181
55. LODER (1793$^2$) S. 3
56. ibid., S. 8
57. LODER (1800$^3$) S. 8
58. ITH, Band 1 (1794), S. VI f.
59. ibid., S. XI f.
60. ibid., S. 67
61. ibid., S. 76 f.
62. ibid., S. 78
63. ibid., S. 79
64. ITH, Band 2 (1795), S. 348
65. KANT S. IV
66. ibid., S. IV f.
67. vergleiche dazu LINDEN S. 136-144
68. ibid., S. 138
69. LIEBSCH, Band 1 (1806), S. XXX
70. ibid., S. VII
71. ibid., S. XV f.
72. ibid., S. X
73. ibid., S. XXVII
74. ibid., S. 3
75. HEINROTH (1806) S. 3-5
76. ibid., S. 9
77. HEINROTH (1831$^2$) S. VII
78. ibid., S. 420
79. ibid., S. 422
80. ibid., S. 424

81. ibid., S. 428
82. ibid., S. 1
83. SCHIPPERGES (1972) S. 200
84. STEFFENS, Band 1, S. 14
85. ibid., S. 16
86. zit. nach dem Verlagsprospekt (September 1983) für das „Medizinische Sachwörterbuch"
von ALBERT NOBEL.

## Literatur

ADAIR, JACOB MAKITTRIK: Philosophisch-Medicinischer Abriß der Natur-Geschichte des
Menschen. Aus dem Englischen übersetzt von Dr. Christian Friedrich Michaelis. Zittau/
Leipzig 1788

ARISTOTELES: Graece ex recensione Immanuelis Bekkeri edidit Academia Regia Borussica.
Band 2. Berlin 1831

ARISTOTELES: Nikomachische Ethik. Übersetzt und hrsg. von Franz Dirlmeier. Darmstadt
1969[5]

ASCHOFF/DIEPGEN/GOERKE: Kurze Übersichtstabelle zur Geschichte der Medizin. Berlin/
Göttingen/Heidelberg 1960[7]

BLANCARDUS, STEPHANUS: Lexicon medicum Graeco-Latinum. Jenae 1683

BRUNO, JACOBUS PANCRATIUS: Castellus renovatus: hoc est, Lexicon medicum. Norimbergae 1682

CASMANN, OTHO: Psychologia anthropologica sive animae humanae doctrina. Hanoviae
1594

CASMANN, OTHO: Secunda pars anthropologiae: hoc est; fabrica humani corporis. Hanoviae
1596

DIDEROT/D'ALEMBERT (Hrsg.): Encyclopédie, ou Dictionnaire Raisonné des Sciences, des
Arts et des Métiers. Band 1. Paris 1751

DIELS, HERMANN und KRANZ, WALTHER (Hrsg.): Die Fragmente der Vorsokratiker. Band 2.
Berlin 1960[10]

DILLER, HANS (Hrsg.): Hippokrates, Schriften. Die Anfänge der abendländischen Medizin.
Reinbek bei Hamburg 1962

ENGELHARDT, DIETRICH VON: Historisches Bewußtsein in der Naturwissenschaft von der
Aufklärung bis zum Positivismus. Freiburg/München 1979

FRANCUS, GEORGIUS: Institutionum Medicarum Synopsis. Heidelbergae 1672

GRACIA GUILLÉN, DIEGO: Introduccion historica al estudio de la Antropologia. *In:* Quiron *3*
(1972) Nr. 1: 61–83

HARTMANN, FRITZ und HAEDKE, KURT: Der Bedeutungswandel des Begriffs Anthropologie
im ärztlichen Schrifttum der Neuzeit. *In:* Marburger Sitzungsberichte *85* (1963) H. 1–2:
39–99

HARTMANN, FRITZ: Ärztliche Anthropologie. Das Problem des Menschen in der Medizin der
Neuzeit. Bremen 1973

HEINROTH, JOHANN CHRISTIAN AUGUST: Ueber das Bedürfniß des Studiums der medizinischen Anthropologie und über den Begriff dieser Wissenschaft. Leipzig 1806

HEINROTH, JOHANN CHRISTIAN AUGUST: Lehrbuch der Anthropologie. Zum Behuf acade-
mischer Vorträge, und zum Privatstudium. Leipzig 1831[2] (1822[1])

HILDEGARD VON BINGEN: Welt und Mensch. Das Buch „de operatione Dei". Aus dem Genter Kodex übersetzt und erläutert von Heinrich Schipperges. Salzburg 1965

HILLEBRAND, JOSEPH: Die Anthropologie als Wissenschaft. — Band 1: Allgemeine Naturlehre des Menschen. Mainz 1822 — Band 2: Besondere Naturlehre des Menschen. Mainz
1823 — Band 3: Pragmatische Anthropologie. Mainz 1823

HUNDT, MAGNUS: Antropologium de hominis dignitate, natura et proprietatibus. Liptzick
1501

ITH, JOHANN: Versuch einer Anthropologie oder Philosophie des Menschen nach seinen kör-
perlichen Anlagen. Band 1: Bern 1794, Band 2: Bern 1795
JACOB, WOLFGANG: Medizinische Anthropologie im 19. Jahrhundert. Mensch-Natur-Gesell-
schaft. (= Beiträge aus der Allgemeinen Medizin Heft 20) Stuttgart 1967
KANT, IMMANUEL: Anthropologie in pragmatischer Hinsicht. Königsberg 1798
LANDMANN, MICHAEL (Hrsg.): De Homine. Der Mensch im Spiegel seines Gedankens. Frei-
burg/München 1962
LIEBSCH, WILHELM: Grundriß der Anthropologie, physiologisch und nach einem neuen
Plane bearbeitet. Band 1 (Anthropographie und Anthropohistorie): Göttingen 1806. Band
2 (Anthroponomie): Göttingen 1808
LINDEN, MARETA: Untersuchungen zum Anthropologiebegriff des 18. Jahrhunderts. (Studien
zur Philosophie des 18. Jahrhunderts Band 1) Bern/Frankfurt am Main 1976
LITTRÉ, ÉMILE (Hrsg.): Oeuvres complètes d'Hippocrate. Band 6. Paris 1849
LODER, JUST CHRISTIAN: Anfangsgründe der medicinischen Anthropologie und der Staats-
Arzneykunde. Weimar 1793$^2$. (Jena 1791$^1$)
LODER, JUST CHRISTIAN: Anfangsgründe der physiologischen Anthropologie und der Staats-
Arzneykunde. Weimar 1800$^3$
MARQUARD, ODO: Zur Geschichte des philosophischen Begriffs „Anthropologie" seit dem
Ende des 18. Jahrhunderts. *In:* Collegium Philosophicum. Studien Joachim Ritter zum
60. Geburtstag. Basel/Stuttgart 1965. S. 209-239
MARQUARD, ODO: Anthropologie. *In:* Ritter, Joachim (Hrsg.): Historisches Wörterbuch der
Philosophie. Band 1. Basel 1971. Sp. 362-374
METZGER, JOHANN DANIEL: Medizinisch-philosophische Anthropologie für Aerzte und
Nichtärzte. Zum Gebrauch akademischer Vorlesungen. Weißenfels/Leipzig 1790
MÜHLMANN, WILHELM E.: Geschichte der Anthropologie. Frankfurt am Main/Bonn 1968$^2$
NOBEL, ALBERT: Medizinisches Sachwörterbuch. Berlin/Heidelberg/New York/Tokyo
1983
PLATNER, ERNST: Anthropologie für Aerzte und Weltweise. Band 1. Leipzig 1772
PLATNER, ERNST: Neue Anthropologie für Aerzte und Weltweise. Mit besonderer Rücksicht
auf Physiologie, Pathologie, Moralphilosophie und Aesthetik. Band 1. Leipzig 1790
POGGENDORF, JOHANN CHRISTIAN: Biographisch-literarisches Handwörterbuch der exakten
Naturwissenschaften. Band VII a (Supplement). Berlin 1971
RÖSSLER, DIETRICH: Medizinische Anthropologie. *In:* Ritter, Joachim (Hrsg.): Historisches
Wörterbuch der Philosophie. Band 1. Basel 1971. Sp. 374-376
SCHIPPERGES, HEINRICH: Anthropologien in der Geschichte der Medizin. *In:* Gadamer,
Hans-Georg und Vogler, Paul (Hrsgg.): Neue Anthropologie. Band 2. Biologische An-
thropologie, Zweiter Teil. Stuttgart 1972. S. 179-214
SCHIPPERGES, HEINRICH: Anthropologie. *In:* Wörterbuch medizinischer Grundbegriffe.
Hrsg. von Eduard Seidler. Freiburg/Br. 1979. S. 30-33
STEFFENS, HENRICH: Anthropologie. Band 1 und Band 2. Breslau 1822
TEICHMEYER, HERMANN FRIEDRICH: Elementa anthropologiae sive theoria corporis huma-
ni. Jenae 1719 (1739$^2$)
VERDRIES, JOHANN MELCHIOR: De aequilibrio mentis et corporis commentatio. Gissae
1716
ZEDLER, JOHANN HEINRICH: Grosses vollständiges Universal-Lexikon Band 2. Halle/Leip-
zig 1732

# 2. Methoden und Modelle

## 2.1. Sinn und Möglichkeiten der Modelle
in der Medizin

Hans Schaefer

Der Begriff „Modell" wird in der Heidelberger Gruppe der Akademie der Wissenschaften so verstanden, daß eine Summe von Tatsachen, die miteinander in überzufälliger Weise statistisch korreliert sind, durch eine solche Modellvorstellung in eine erklärende Beziehung zueinander gebracht werden können. Diese Beziehung muß nicht unbedingt kausaler Natur sein.

In dieser Definition ist der Begriff „Tatsache" einer Klärung bedürftig. Wie uns FLECK gezeigt hat, liegen Tatsachen keinesfalls vor unseren Augen. Sie sind vielmehr das Ergebnis einer gedanklichen Aufarbeitung von Wahrnehmungen, die selbst schon immer im Lichte einer bestehenden Theorie erfolgt (HENSEL), einer Theorie, der in der Regel ein Modell zugrunde liegt.

Tatsachen, denen selber oft komplizierte Theorien zugrunde liegen, sind z. B. die medizinischen Diagnosen, wie uns FLECK gelehrt hat. Mit solchen Diagnosen gehen wir dennoch in der Epidemiologie in der gleichen Weise um wie mit Meßergebnissen, die gelegentlich einfach zu interpretieren sind. Was bedeutet z. B. die „Tatsache" *Infarkt* oder *Karzinom*?

Die Folge dieses Sachverhaltes ist es dann, daß die aus „Tatsachen" gewonnenen neuen Modelle in ihrer Gültigkeit mit den alten „hypostatischen" (d. h. der Modellfindung bereits unterlegten) Modellen vernetzt sind. Bricht aus diesem Netz eine neu gefundene Tatsache aus, so zerfällt u. U. das ganze Netz. Phasen solcher vollständiger Neuorientierung der Medizin hat es zahlreiche gegeben. Soweit ich die Historie der Medizin verstehe, ereignete sich der Zerfall des Netzes jedesmal dann in einer umfassenden Weise, wenn eine Medizinschule durch eine andere abgelöst wurde. Es scheint mir für das Verständnis der modernen Medizin in dieser Hinsicht typisch, daß der Zerfallsbezirk weniger Bedeutung hat, d. h. es wandeln sich die Tatsachen zwar, nicht aber die Paradigmata, wenn neue Tatsachen gefunden werden.

Ein gutes Beispiel ist das Schicksal der Treffertheorie der Carcinom-Entstehung von K. H. BAUER. Durch die Immunologie ebenso wie durch die Epidemiologie der psychosomatischen Probleme des Krebses (Bahne-Bahnson) einerseits, die Zellphysiologie andererseits ist eine weit umfassendere Modellvorstellung der Carcinogenese entstanden, innerhalb deren die alte Treffertheorie nur einen Faktor unter vielen anderen darstellt. Doch hat sich durch diese im Grunde bahnbrechende Einsicht kein einziges Paradigma der Medizin verändert.

Wir wollen aber zunächst unsere Philosophie des Modellbegriffs näher erläutern.

## 1. Der Begriff Modell

Der Begriff wird sehr verschieden angewandt. Die Bedeutung des Begriffs bei Vitruv, der ja dieses Wort erschaffen hat, meinte die Nachahmung eines Vorbildes in verkleinertem Maßstab. Das Wort Modulus leitet sich von Modus ab und bedeutet „verkleinertes Maß". *Modelle sind* also *Nachahmungen,* die zu bestimmten Zwecken angefertigt werden. Beides ist wichtig zu wissen: es handelt sich um Nachahmungen, die also immer unvollständig sind, und wir werden die Zwecke der Nachahmung immer bedenken müssen. Nachahmungen müssen dem Vorbild ähnlich sein. Im Unterschied zum Original können die Nachahmungen aber folgende Veränderungen aufweisen: 1. Sie können eine veränderte Größe besitzen, d. h. sie sind in der Regel kleiner, jedenfalls wenn es sich um Baumodelle handelt. In der Biologie haben wir jedoch sehr oft vergrößerte Modelle, z. B. Herzmodelle, Modelle von Membranen, also alles, was man nicht sehen kann und was wir vergrößert darstellen.

*Modelle* unterscheiden sich 2. vom Original im Komplikationsgrad dadurch, daß sie *in der Regel Vereinfachungen* in die Darstellung einführen, wodurch sie sich ferner auch in der Vollständigkeit vom Original unterscheiden. Physikalische oder chemische Sachverhalte, die einen bestimmten Prozeß beschreiben, lassen sich durchaus mathematisch darstellen, doch abstrahiert man dann von allem materiellen Beiwerk und stellt nur noch das Konstrukt der wechselseitigen funktionellen Beziehungen dar. Ein Modell ist immer ein Konstrukt, in welches der Modellbauer Interpretationen und sehr häufig auch subjektive Verfälschungen einbringt.

Es erhebt sich 3. das Problem, worin denn das Modell mit dem modellierten „Gegenstand" übereinstimmt. Wir wollen dabei unter „Gegenstand" (objectum) alle beobachtbaren materiellen Dinge verstehen, welche einer Analyse auf Struktur, Funktion, Herkunft, Topologie unterzogen werden sollen.

Der Sinn des Modells besteht darin, daß es in bestimmten Merkmalen seinem Gegenstand „ähnlich" ist. Der Begriff der *Ähnlichkeit* muß hierbei freilich sehr abstrakt, im Sinne der mathematischen Theorie der Ähnlichkeiten, verstanden werden. Es sind immer nur bestimmte Merkmale, auf welche sich die Ähnlichkeitsforderung bezieht, z. B. Ähnlichkeit in bestimmten topologischen Zuordnungen, Winkeln, Entfernungsverhältnissen, Materialkonstanten, funktionalen Eigenschaften usf.*

Die Beschränkung des Modells auf eine oft sehr rigorose Auswahl von ähnlichen Merkmalen bringt immer die Gefahr mit sich, daß passende Ähnlichkeiten verabsolutiert werden. Z. B. ist der Versuch RIEDLS, eine Modelltheorie der Vernunftentstehung entwicklungsphysiologisch zu begründen, ein solcher Vorgang einseitiger Modellfindung, weil in diesem Modell nur solche Parameter menschlichen Verhaltens auftreten können, welche sich im Bereich der tierischen Natur auch vorfinden. Diese Tatsache läßt sich auch dahin interpretie-

---

* Die Modelltheorie der *Gestalt* würde hierhin gehören. Es ist trotz vielen Nachdenkens noch nicht geglückt, ein vollständiges Modell zu ersinnen, das Auskunft darüber gibt, worin denn Gestalt mehr ist als die Summe der Teile. Gestalten sind m. E. Modelle. — Cf. dagegen W. Doerr S. 77 (in ds. Buch).

ren, daß das „typisch Menschliche" aus dem Modell vorsätzlich ausgeschlossen wird.

Es ist verständlich, daß sich die Modellbauer gerade dort betätigen, wo typisch menschliche Charakteristika, die einer Detailanalyse nicht zugänglich sind, in Analogmodellen interpretierbar gemacht werden sollen. Man kann die Fragwürdigkeiten solcher Modelle sehr gut an Theoremen der Psychiatrie studieren. FREUD versuchte z. B., „Tatsachen" zu schaffen (etwa die sog. „Fehlhandlungen"), wozu er bereits Modelle brauchte. Seine Konzeption bestimmter Trieb-Überwertigkeiten (Sexualtrieb, Todestrieb) versucht dann, die von ihm geschaffenen Tatsachen in Modellen zu interpretieren. Der Vernetzungsgrad und der Bestand an hypostatischen Modellen ist in der Psychoanalyse enorm hoch; das ist der Grund, warum sich diese Lehre vermutlich nicht sehr lange wird halten können.

*Fassen wir zusammen:*
Modelle bilden Gegenstände oder Sachverhalte nach, die dem Verständnis des Menschen nicht direkt zugänglich sind. Sie verdeutlichen dabei ihren Gegenstand durch Ähnlichkeiten, welche es bedingen, daß Modell und Gegenstand sich in zwei Punkten unterscheiden:
- in der Größe,
- im Komplikationsgrad.
Sie interpretieren dabei
- die Struktur des Gegenstandes,
- die Funktion des Gegenstandes.

Falls Funktionen interpretiert werden sollen, kann das Modell durch seine Ähnlichkeit folgendes leisten:
Es kann durch eine Ähnlichkeit in der Struktur das Unübersehbare übersehbar gemacht werden, und zwar durch Vergrößerung ebenso wie durch Verkleinerung. Die Ähnlichkeit kann sich auf bestimmte topologische Zuordnungen beschränken; sie kann dabei abstrakte Verhältnisse, welche für die Einsicht in den Naturvorgang wesentlich sind, nachbilden. Ein solches Modell ist z. B. das Bohrsche Atommodell oder das Modell des expandierenden Weltalls. In der Biologie sind es insbesondere Modelle der Zelle und ihrer Teile, welche den funktionellen Zusammenhang der Teile darstellen.

Wir wollen jedoch an dieser Stelle betonen, daß die bislang behandelten Modelle einen wesentlichen Teil der Modelltheorie noch nicht enthalten: die Modelle des Entstehens von Sachverhalten, die in der Medizin und Biologie eine besonders große Rolle spielen.

## 2. Das Verhältnis von Modell und Theorie

Die beiden Begriffe Modell und Theorie sollten also nicht wie Synonyma verwendet werden. Wir werden durchaus verschiedene Sachverhalte unter diesen Begriffen verstehen, die sich am besten an einer konkreten Sache erläutern lassen und uns zugleich ein erstes Verständnis genetischer Modelle liefern.

In der Medizin stand eine *Theorie der Ätiologien,* also der Entstehung medizinisch wesentlicher Sachverhalte, eigentlich immer im Vordergrund. Nehmen wir den Begriff Ätiologie im Sinne von JORES als Erstursache der Krankheit, so müßten allerdings alle in den gängigen Lehrbüchern stehenden Ätiologien als Zwischenstufen zwischen der Erstursache und dem jeweiligen Krankheitszustand begriffen werden.

Dieser Umstand trifft freilich auf jeden beliebigen Sachverhalt zu, der als Glied in einer Ursachenkette angesehen wird, denn jede sog. Ursache läßt, in einem unendlichen Regreß, weitere Ursachen erfragen, welche die betrachtete Ursache selber erzeugt haben (vgl. A. LOCKER 1982, S. 54).

Die moderne Ätiologienlehre hat aber das klassische Kausalitätsschema noch in einem anderen Punkt durchbrochen: im Prinzip der multifaktoriellen Genese. Dieses Prinzip hat sich inzwischen in der Wissenschaftstheorie auch auf anderen Gebieten als denen der Medizin durchgesetzt, z.B. auch in der Physik. Es besagt, daß ein Zustand immer nur als das Ergebnis des Zusammenwirkens vieler Teilursachen verstanden werden kann. Der unendliche Regreß der Verursachung trifft natürlich auf jede dieser Teilursachen zu, wodurch alle Modelle der Medizin so extrem unübersichtlich werden. Nur die Intervention des Experimentators (oder jetzt auch in der Medizin des Therapeuten) löst dieses komplizierte Schema auf und setzt an der Stelle des experimentellen Eingriffs *einen* Faktor voraus, dessen Wirkung dann nach einem monokausalen Schema analysiert werden kann.

Ein Beispiel: man ändert den Druck eines Gases und ändert damit das Volumen. Dieser Prozeß, von GAY-LUSSAC schon 1809 beschrieben, zeigt, daß Druckänderungen monokausale Determinanten von Gasvolumina sein können, aber die Meteorologie, welche von diesem Gesetz weithin Gebrauch macht, zeigt, daß atmosphärische Prozesse eben nur multifaktoriell beschrieben werden können. Schon der Physiologe VERWORN wollte daher Kausalität durch *Konditionismus* ersetzt wissen.

Jeder dieser Faktoren übt seine Wirkung aufgrund von Gesetzen aus, die in einer Theorie konzipiert wurden. Das Zusammenspiel aller Faktoren geschieht aber in einem Netzwerk von Beziehungen, die selber nicht unbedingt kausale, sondern oft nur strukturale Beziehungen sind. Dieses Netzwerk wird durch ein Modell beschrieben, in dem also die Kausalität nur ein Beschreibungsmittel neben mehreren anderen ist.

Die Notwendigkeit des Regresses auf eine unendliche Kette von Ursachen bringt eine grundsätzliche Entzweiung des vorwissenschaftlichen Weltverständnisses und des jeweils gültigen wissenschaftlichen Weltbildes hervor. Letzteres ist immer geprägt durch den „jeweiligen Stand der Wissenschaft", ersteres verharrt in der Regel bei einer unreflektierten Weltbetrachtung des „gesunden Menschenverstandes", der in der Regel auch in die Normierungen aller Lebensbezüge einging. Der Konflikt vertieft sich also: er entsteht zwischen den Verhaltensnormen der Tradition und den Aussagen des wissenschaftlichen Fortschritts, der solche Normen kritisch betrachten läßt.

Ein brisantes Beispiel ist die Entwicklung auf dem Gebiet des katholischen Sexualrechts und der Empfängnisverhütung. Das normierende vorwissenschaftliche Weltverständnis drückt sich in der Meinung aus, der Sexualakt sei seinem Wesen nach identisch mit der „Absicht der Natur", Kinder zu erzeugen. Die wissenschaftliche Analyse zeigt zunächst in frühen Stufen des Kausal-Regresses, daß dieser Effekt keineswegs immer möglich ist. Die Methode von Knaus-Ogino entsteht. Der weitere Schritt des Kausalregresses zeigt, daß der individuelle Zeugungsakt von zahlreichen Zufälligkeiten abhängt, daß selbst viele befruchtete Eier verloren gehen, daß eine vor der Empfängnis liegende Möglichkeit der Geschlechtsbestimmung besteht usf. In diesem Regreß, der immer tiefer in die elementaren Prozesse der Zeugung eindringt, geht die „Unschuld" des unwissenschaftlichen Normenverständnisses verloren. Tritt nun noch die Problematik der psychophysischen Wirkungsflüsse hinzu, die gerade bei der Sexualität so wesentlich sind, so bricht das wissenschaftliche Weltverständnis endgültig mit dem traditionellen.

Dieser Prozeß der wissenschaftlichen Auflösung aller durch Erfahrung konstituierten Beziehungen und Handlungsanweisungen schreitet rasch fort und ist der wesentliche Grund der geistigen Verwirrung unserer Zeit. Er erschwert natürlich auch die Modellkonzeptionen, die zunächst an der Einsehbarkeit der einzelnen Prozesse und ihrer Verknüpfung beginnen und, selbst wenn sie ins Unendliche regredieren, ihre Anschaulichkeit nicht verlieren dürfen, wenn ein Modell noch möglich bleiben soll. Die nicht mehr anschaulichen Theoreme der modernen Physik führen zu keinen Modellen im klassischen Sinn, stellen freilich oft die Modellfähigkeit durch veranschaulichte Vereinfachungen der Prozesse wieder her.

## 3. Die Formen der Modelle

Die medizinische Bedeutung des Modellbegriffs wird klarer, wenn wir die möglichen Formen von Modellen betrachten.

a) Es gibt zunächst *gemachte Modelle,* z.B. zu Zwecken des Unterrichts. Sie haben keine Probleme und selten eine hohe wissenschaftliche Bedeutung. Vitruvs Modelle waren gemachte Modelle.

b) Es gibt *beobachtete Modelle,* d.h. Versuche, eine Reihe von Beobachtungen so zu verknüpfen, daß ein bestimmter Naturvorgang verständlich wird. Snows Versuch, die Ausbreitung der Cholera in London aus der Verteilung des Trinkwassers zu erklären, war ein beobachtetes Modell, das die Cholera einzudämmen erlaubte.

c) Es gibt *erdachte Modelle.* Solche Modelle sind z.B. fast alle Versuche, die in langen Zeiten sich heranbildenden Sachverhalte, Krankheiten ebenso wie die Entstehung der Arten oder des Weltalls, in ihrer Entstehung verständlich zu machen. Doch sind auch Modelle von Membranen (Mosaikmodell, Porenmodell) so lange erdachte Modelle, bis es gelingt, das Mosaik oder die Poren als Tatsache zu sichern und deren Wirkung experimentell zu ermitteln. Das ist z.B. beim Porenmodell der Membran soeben TRAUTWEIN und seinen Mitarbeitern geglückt.

Eine wichtige Klassifizierung, die sich gerade auf die klassische Biologie anwenden läßt, ist die in
- statische Modelle,
- genetische (oder Entwicklungs-)Modelle.

Um bei den letzteren zu beginnen: solche Modelle versuchen, die *Entstehung* eines Sachverhaltes durch Vereinfachung nachzuahmen oder (meist) durch Annahmen plausibel zu machen. Sie bedienen sich dabei, wie das Evolutionsmodell Darwins, der Beobachtung (nämlich prähistorischer Funde) und erdachter Mechanismen, welche solche Befunde verständlich machen. In der modernen Kosmologie ist ein solches Modell z. B. das des Urknalls und der Expansion des Weltraums, wie es sehr anschaulich von WEINBERG geschildert wurde.

LOCKER hat diese Genese-Modelle einer äußerst scharfen Kritik unterworfen, die darauf hinausläuft, daß man die gedanklichen Grundlagen solcher Modelle immer nur dazu benutzen kann, einen Zustand A aus einem voraufgehenden Zustand A' erklären zu können, was letzten Endes zu einer Regression ins Unendliche führe. Diese Regression wird in der Tat dann schwierig, wenn die Möglichkeiten, die Zustände A' und A als kausal auseinander hervorgehend zu betrachten, durch die Komplikation der Verhältnisse nur dadurch gegeben werden, daß man unerklärte „Eigenschaften" des früheren Zustandes A' voraussetzt, welche den Zustand A notwendig aus sich hervorgehen lassen.

Das Problem wird dann extrem schwierig, wenn der Modellbauer voraussetzt, daß evolutionäre Prozesse durch „Selbstorganisation" eine höhere Stufe der Organisation erreichen, so wie das EIGEN mit der Entstehung des Lebens, RIEDL mit der Entstehung der menschlichen Vernunft versucht. Rückkopplungen vermögen zwar Erstaunliches hervorzubringen. Es kann aber sicher gesagt werden, daß alle Regelkreise und alle selbstorganisierenden Mechanismen die Frage nach ihrer eigenen Herkunft und Entstehungsweise offen lassen.

In der Tat ist in der *biologischen Evolutionslehre* keine der entscheidenden Annahmen der Beobachtung zugänglich: weder der Mechanismus einer positiv gerichteten Mutation noch gar die Wirkung einer Selektion des Tüchtigsten im Daseinskampf. Es ist merkwürdig, wie wenig die Biologen geneigt sind, diesen total hypothetischen Charakter der Evolutionstheorie, die de facto nur ein erdachtes Modell der Entstehung der Arten ist, einzusehen.

Nun sind zum Glück die Verhältnisse in der Medizin nicht ganz so kompliziert wie bei der Evolutionslehre, den jüngsten Ansätzen RIEDLS zur Erklärung der Genese der menschlichen Vernunft oder wie bei der Kosmologie. Das liegt daran, daß in der Medizin die genetische Betrachtungsweise wohl immer die Entstehung der Krankheiten betrifft und die Entstehungszeit in die Lebenszeit des Beobachters hineinfällt, Modelle also, wenn auch mit großer Einschränkung, zugleich genetische *und* beobachtete Modelle sein können.


## 4. Modelle in der Medizin


Man hört oft von kurzschlüssig denkenden Wissenschaftlern, es komme in der Forschung nicht auf die Philosophie an, sondern darauf, neue Tatsachen zu entdecken und insbesondere neue Methoden zu entwickeln. Es soll abschließend versucht werden, diesen Standpunkt durch Beispiele ad absurdum zu führen.

Die Medizin kennt zahllose statische Modelle, mit denen lebenswichtige Funktionen beschrieben und die sie bewirkenden Organe in ihrer Arbeit verständlich gemacht werden können. Das Modell des Herzens und des Kreislaufs, das mit Hilfe zahlreicher Theorien und der Strukturanalyse der Organe ersonnen wurde, hat letztlich zur Konstruktion künstlicher Klappen und schließlich sogar eines künstlichen Herzens geführt. Man findet statische Modelle überall in der Pathophysiologie und der Klinik.

Statische Modelle dieser Art sind es aber nicht, welche die eigentlichen Möglichkeiten einer Modellierung in der Medizin betreffen. Hämodynamische Prozesse werden z. B. in Computer eingegeben, alle konstruktiven Faktoren werden simuliert, und die Eigenschaften von Ersatzorganen (Prothesen) sind das Ergebnis eines zwar komplizierten, aber problemlosen Kalküls. Anders diejenigen medizinischen Modelle, welche die Prinzipien medizinischer Praxis zu erfassen versuchen. Sie sind meist einfach, aber problematisch. Wir wollen sie am Beispiel eines statischen und eines genetischen Modells erörtern.

Man hat sich in der Medizingeschichte zu allen Zeiten die Frage vorgelegt, worin der Prozeß des *Heilens* bestehe. Die Wirkung des therapeutischen Eingriffs ist determiniert durch die Wechselwirkung der eingreifenden Kräfte und der Reaktionen, welche der Organismus hervorbringt. Schon die Entstehung der Krankheit ist das Resultat einer solchen Auseinandersetzung, und die Modelltheorien gehen von bestimmten Grundpositionen aus, welche sich, grob klassifiziert, folgendermaßen ausnahmen:

– Die Natur hat in der Krankheit destruktive Kräfte entwickelt, die es therapeutisch einzudämmen gilt. Ein praktisches Problem hierzu, das heute wie früher akut ist, ist das *Fieber*. Ist es eine nützliche oder eine schädliche Reaktion auf Noxen? Das Problem reicht, wie Sie wissen, bis in moderne therapeutische Streitfragen, z. B. über die Überwärmungstherapie, die nun auch beim Krebs erprobt wird.

– Die Natur wird durch Umwelteinflüsse gestört, antwortet aber mit der *vis medicatrix naturae* — der Körper heilt, der Arzt hat hierbei nur zu helfen. Das nil nocere hat hier seine Wurzel, mehr noch die Idee, daß jede Therapie diese Heilkraft der Natur schonen und unterstützen müsse. Der Kampf um die sog. Naturheilmethoden hat hier seine Wurzel.

– Die Natur wird mit dem *„pathogenen Insult"* nicht fertig. Der Arzt hat ihren Defekten durch Prothesen, durch Ersatzmechanismen, aufzuhelfen. Dies ist der Ort, wo die naturwissenschaftliche Medizin ihre Triumphe feiert. Die Heilkraft der Natur mag hie und da unentbehrlich sein, aber die Normalisierung der Funktion ist das Entscheidende.

Alle drei Grundsatz-Modelle gehen von Vorgängen aus, die rasch verlaufen, in denen die Geschichte pathogener Prozesse keine entscheidende Rolle spielt.

Die bisherige Medizintheorie hatte durchwegs eine solche a-historische Struktur.

Ganz anders die *zweite Klasse von Modellen,* die wir nach dem oben Gesagten genetische Modelle nennen müßten. Sie sind nicht unmittelbar therapeutisch trächtig, denn Therapie hat Eile. In ihr sollte der Faktor Zeit tunlichst verschwinden. Die Entstehung der akuten Krankheit war von ähnlicher, zeitloser Struktur. In den Modellen der Infektionsentstehung spielten allenfalls Wanderungsprozesse eine Rolle, aber die Zeit war ein zufälliger, kaum das Wesen der Pathogenese betreffender Vorgang. Das ist in der Ätiologie der chronischen Krankheit anders. Die Modelle dieser Ätiologien sind daher auch nicht primär therapeutisch; sie sind zeitbezogen, und das heißt hier: sie sind präventiv.

Wir sprachen schon von der Theorie der Risikofaktoren. Jeder der zahlreichen Risikofaktoren hat seine individuelle Theorie. Ihr Zusammenspiel und — mehr noch — ihre eigene Entstehung ist Gegenstand der Modelltheorie der Ätiologie.

Diese Modelltheorie fragt zunächst nur nach gedanklichen *Möglichkeiten*. Wie entstehen Risikofaktoren? Welche Wege des Regresses der Kausalität sind denkbar, und gibt es einen vernünftigen Anfang dieser Kette von Kausalität? Gibt es Klassen von Risikofaktoren, die man auf ihre Manipulierbarkeit hin unterscheiden kann?

Offenbar ja — Gene und Umwelt sind die zwei einzig denkbaren Klassen des Risikos.

Falls Umwelt: die physische Umwelt als unberührte Natur hat wenig pathogene Noxen bereit. Das Modell der evolutiven Anpassung des Menschen an diese Natur erklärt uns das.

Es ist also die durch den Menschen veränderte Umwelt, einschließlich des Menschen als Umweltfaktor, die hier zählt. Technik, Sitten, Emotionen, Persönlichkeitsprägung sind Schlagworte, die solche Risiken klassifizieren.

Wenn es also Risikofaktoren gibt, welche unmittelbar in das Organische eingreifen, so müssen sie doch letztlich sich aus Vorstufen, precursors nach JENKINS, entwickelt haben.

Die Modelltheorie, die sich dann im Schema der Hierarchie der Risikofaktoren (SCHAEFER) darstellt, *muß* jeden Risikofaktor, der durch Epidemiologie erkannt wird, nach seiner eigenen Entstehungsgeschichte hinterfragen. Das Problem des unendlichen Regresses taucht wieder auf. Dieses Problem löst sich nur dadurch, daß im Regreß-Verfahren endlich ein Glied in der Ursachenkette erscheint, das nicht weiter hinterfragbar ist, entweder, weil seine eigene Entstehung banal (z.B. „absichtlich") erfolgt oder weil das Glied mit wissenschaftlichen, insbesondere naturwissenschaftlichen Methoden nicht kausal interpretiert werden kann. Es tritt die soziologische Beschreibung als Modellierungshilfe auf; das Problem verflüchtigt sich in der Theorie der Entstehung von Gesellschaften überhaupt.

Dieses sind einige skizzenhafte Gedanken zur Sinnhaftigkeit von Modelltheorien in der Medizin. Es sollte deutlich geworden sein, daß solche Modelle nicht mehr experimentell zugänglich sind. Wohl geben sie dem Experimentator Wege der Forschung, auch Irrwege an, z.B. eine Warnung davor, Ätiologien nur im physiologischen Bereich zu suchen. Experiment — d.h. Erfahrung — ist im Modell freilich überall enthalten, wo das Modell Aussagen über Details macht.

Medizin ist ein experimentelles Gebäude, das mehr, als man oft bedenkt, auf Ideen beruht. Modelle sind die Formulierungen, in denen Ideen und Tatsachen sich verschränken.

Das vermutlich wichtigste Gebiet der Medizin, in welchem *Modelle* eine *bahnbrechende Rolle* spielen, ist das, was man gemeinhin als *„Psychosomatik"* umschreibt. Die Problemträchtigkeit dieses medizinischen Sektors liegt darin, daß es für den psychophysischen Zusammenhang grundsätzlich kein Kausalmodell geben kann, das nach Art anderer, naturwissenschaftlicher Modelle entworfen wird. Das kommt daher, daß Wirkungsflüsse zwischen seelischen und körperlichen Prozessen nicht einsehbar sind, obgleich an ihrer Existenz, der täglichen Lebenserfahrung nach, nicht gezweifelt werden kann. Die klassische Psychologie behalf sich mit dem Modell des psychophysischen Parallelismus. Dieses Modell ist in seiner logischen Struktur einzigartig. Es postuliert, daß es „Entsprechungen" zwischen Leiblichem und Seelischem gibt, daß aber die Form der Entsprechung, vor allem die kausalen Beziehungen, grundsätzlich nicht aufklärbar sind. Auch der relativ berühmt gewordene Versuch von ECCLES und POPPER (The Self and its Brain) bleibt in dieser Alternative stekken, ohne zu bemerken, daß der „Interactionism" eben nichts Neues bringt.

Die Konsequenzen dieses Sachverhaltes sind gewaltig. Sie verführen noch heute Gelehrte beider Seiten dazu, die Überschreitung der Leib-Seele-Grenze entweder zu leugnen oder als ein Scheinproblem derart zu deklarieren, daß Leib und Geist letztlich dasselbe sind und nur dem menschlichen Erkenntnisvermögen als getrennte Entitäten erscheinen. Alle diese Aussagen sind Modelle, die nicht das Erkennen, sondern seine Grenzen modellieren, so wie es vorher wohl nur das Komplementaritätsprinzip der Physik (Welle — Korpuskel — Natur der elektromagnetischen Strahlung) getan hatte. Die hilflosen Versuche, das Unerkennbare dennoch zu modellieren, welche die Frühzeit der Psychosomatik kennzeichneten, sind uns gerade in Heidelberg noch in lebhafter Erinnerung. Sie gipfelten darin, das Leibliche als Symbol des Seelischen zu erklären, und bewiesen damit die alte Eigenschaft fast aller derartiger Modelle, *anthromorphes Analogisieren* als Erklärung zu nehmen, wo solches Denken doch niemals mehr als ein Gleichnis sein kann, das den Zusammenhang bejaht, den Grund des Zusammenhangs aber verschleiert.

Es könnte möglich sein, daß neue Ansätze des Denkens sich dieser Grenzüberschreitung nähern werden. Sollte es neue Modelle geben, so werden sie zwar, im Sinne der klassischen Naturwissenschaft, vergeblich sein. Ihre Funktion aber wird zwar nicht darin bestehen, die Unerkennbarkeit des psychophysischen Zusammenhangs zu überwinden, aber sie werden die Hybris deutlich machen, die in der Leugnung dieses Zusammenhangs liegt, und damit den Prozeß der Katharsis der Medizin erleichtern.


## Literatur

BAUER, K. H.: Das Krebsproblem. Springer, Berlin, Heidelberg 1949

Biologische Modelle zusfssd. Lit. Nova Acta Leopoldina NF Nr. 184 Bd. 33. Leipzig: J. A. Barth 1968

FLECK, L.: Entstehung und Entwicklung einer wissenschaftlichen Tatsache. Schwabe 1935, neu aufgelegt bei Suhrkamp, Frankfurt 1980

FREUD, S.: Die Fehlleistungen. Ges. Werke XI. 18–76. Imago, London 1940

HENSEL, H.: Gewinnung von Erkenntnissen in der experimentellen Medizin. In: Pluralität in der Medizin. Schriftenr. d. med. pharmaz. Studiengesellsch. Umschau Verlag Frankfurt/M. 1979

JENKINS, C. D.: Psychology and social precursors of coronary disease. New Engl. J. Med. *284*, 244 (1971)

JORES, A.: Der Mensch und seine Krankheit. Klett, Stuttgart 1956 (S. 53)

LOCKER, A.: Selbstentstehung von Leben und Vernunft — ein Trugschluß. (Die Unhaltbarkeit von Genesemodellen). In: H. NAGL-DOCEKAL (Hrsg.): Überlieferung und Aufgabe. Festschrift für ERICH HEINTEL. II. Teilbd. Braumüller, Wien, S. 33–69

POPPER, K. R.; ECCLES, J. C.: The self and its brain. Springer International. Berlin, Heidelberg, London, New York 1977

RIEDL, R.; PAREY, P.: Biologie der Erkenntnis. Parey, Berlin, Hamburg, 3. Aufl. 1981

SCHAEFER, H.: Die Hierarchie der Risikofaktoren. Medizin Mensch Gesellschaft, *1* (3) 141–146 (1976)

VERWORN, M.: Kausale und konditionale Weltanschauung. 2. Aufl. Fischer, Jena 1918

WEINBERG, St.: Die ersten drei Minuten. (Der Ursprung des Universums) dtv Sachbuch, München 1980

## 2.2. Glanz und Elend des Reduktionismus in den biologischen Wissenschaften

Herbert Schriefers

Wir hören immer wieder bewegte und bewegende Zweifel laut werden an der Methode, die sich vermesse, das Lebendige zu erkennen und zu beschreiben, indem sie nach mutwilliger Zerstörung des geistigen Bandes den Teilen zu Leibe rücke unter der Devise: Das Gesamtbild, sei es das der Zelle, das des Menschen, das der Welt, gebe sich um so besser zu erkennen, zu durchschauen und zu umfassen, je tiefer man in die Details hinabsteige, je näher man den Elementen rücke, je schärfer man sie vom Ensemble absetze, je genauer man sie ausmesse. „Die Naturwissenschaftler", hört man, „führen sich auf wie die Kinder."

Immer wieder nämlich sieht man Kinder, die eben noch ihre Puppe liebevoll umfingen, plötzlich von dem offensichtlich tief eingewurzelten Wunsch bewegt, doch einmal dahinterzukommen, was es mit dem so lange als gegeben hingenommenen Spielgenossen auf sich hat. Wäre es nicht beruhigend und zudem auch nützlich, vielleicht sogar schön, man erführe, was die Puppe zur Puppe macht, und es träte an die Stelle individuell getönter Objektbetrachtung und gefühlsgetränkter Objektinterpretation die klare, allen, die denken können, in gleicher Weise zugängliche Objekterkenntnis? Natürlich wird kein Kind so formulieren, ehe es zum Messer greift, um der Puppe den Bauch aufzuschlitzen, und doch ist es eben dieses Motiv, das ihm das Messer führt.

Der Schnitt ist getan. Ein weißliches Geriesel quillt hervor, und was eben noch pralle Wohlgestalt war, sackt nach und nach zu einem armseligen Haufen von Lumpen zusammen. In unserem kleinen Experimentator aber reift unterdes der durchaus schon naturwissenschaftlich anmutende Schluß heran: Die ganze innig verehrte Herrlichkeit —, was ist sie mehr als ein bißchen Sägemehl nebst einigen textilen Zutaten?

In der Tat: Der spezifische Bau einer Stoffpuppe und ihr besonderes Verhalten unter verschiedenen Bedingungen (man kann sie pressen, stauchen, knicken, biegen und schadlos gegen die Wand werfen) müssen uns wie ein Wunder vorkommen, solange wir davor zurückschrecken, sie auseinanderzunehmen. Dennoch hat sich, wer zergliedert, zu fragen, ob die Vermutung zutrifft, man könne so verschiedenartige körperliche Gebilde wie Kopf, Hals, Rumpf, Arme, Beine und so merkwürdige Verhaltensweisen wie Preß-, Stauch-, Biege-, Knickbarkeit und hochgradige Resistenz gegenüber Erschütterungen aller Art lückenlos auf ganz wenige Grundelemente und deren Eigenschaften zurückführen, auf Textilien, Nähgarn und Sägemehl.

Unversehens sind wir beim Problem der Probleme naturwissenschaftlicher, insonderheit biologischer Forschung angelangt und haben sogleich auch jene Zynismen im Ohr, mit denen Mephisto, „des Chaos wunderlicher Sohn", jeden Versuch diffamiert, der darauf hinzielt, der Natur durch Zerlegung der Erscheinungen in ihre Teile auf die Spur zu kommen:

„Encheiresin naturae nennt's die Chemie,
  Spottet ihrer selbst und weiß nicht wie."

Gesetzt den Fall, wir heute sähen uns in die Rolle des Schülers versetzt, was hätten wir den Ausführungen des der Hölle entsprungenen Studienberaters entgegenzuhalten, was zu erwidern auf den Vorwurf, experimentell-analytische Naturforschung sei ein Sich-Bewegen im Ungereimten, Unvernünftigen, Sinnwidrigen, ja Sinnlosen, gereiche am Ende sich selbst zum Spott und wisse nicht einmal wie? Ich denke, es sollte uns nicht schwerfallen, mit einer höchst imposanten Liste naturwissenschaftlicher Glanztaten zu antworten, und, indem wir sie unserem mephistophelischen Gesprächspartner über den Schreibtisch schieben, dürfte selbst er geneigt sein, diesen Satz zu unterschreiben: Es waren und es sind die empirischen Wissenschaften, die uns die Natur erschlossen, die uns, was unbegreiflich schien, begreiflich gemacht haben, und eben das, daß nämlich die Natur begreiflich ist, kommt uns heute — so jedenfalls hat es ALBERT EINSTEIN (1) formuliert — am unbegreiflichsten vor.

Erkenntnis, nein, seien wir weniger anspruchsvoll und sagen: Erkenntnisse kommen, dem Postulat des Empirismus zufolge, aus einer einzigen Quelle, nämlich aus der Erfahrung, und die gründet in Beobachtung, Messung und analysierendem Experiment. Wolle, so heißt das Gebot, nicht die ganze Wahrheit auf einmal; denn: was ist schon Wahrheit? Stelle vielmehr begrenzte Einzelfragen an definierbare Teile der Wirklichkeit. Scheide die Teile vom ohnehin nicht durchschaubaren Ganzen, bringe sie unter kontrollierte Bedingungen, und studiere ihr Verhalten. Leite aus der Analyse ausgewählter Erscheinungen einfache Gesetze ab, und prüfe unter Zuhilfenahme wiederum des Experimentes, ob und inwieweit die gefundenen Gesetze zur Erklärung anderer Phänomene als der soeben analysierten taugen, ob und inwieweit sie, die Gesetze nämlich, fähig sind, Schlüsse von dem, was heute ist, auf das, was morgen sein wird, zu erlauben.

In Göttingen kastriert der Physiologe ARNOLD ADOLPH BERTHOLD 1849 einen Hahn; das Tier kräht nicht mehr, Kampfeslust und die Neigung zum anderen Geschlecht sind dahin. In Paris tritt am 1. Juni 1889 der ebenso hoch betagte wie hoch berühmte CHARLES-EDOUARD BROWN-SÉQUARD mit der Mitteilung (2) vor die Biologische Gesellschaft, er fühle sich in Körperkraft und Beweglichkeit, geistiger Frische und Arbeitsleistung unverkennbar um dreißig Jahre jünger, seit er unter der Injektionsbehandlung mit Preßsaft aus tierischen Hoden stehe. Wir mögen heute darüber lächeln —, damals hat dieser Selbstversuch unglaubliches Aufsehen erregt und dem, was „die Drüsenfrage" genannt wurde, einen gewaltigen Anstoß gegeben. Im gleichen Jahr (1889) gehen in Straßburg VON MERING und MINKOWSKI hin und entfernen Hunden die Bauchspeicheldrüse; die Tiere entwickeln einen Diabetes. In London bereiten OLIVER und SHARPEY-SCHAEFER aus dem Mark von Nebennieren einen Extrakt, auf dessen Verabreichung der Organismus mit einem Blutdruckanstieg antwortet (1895/96). Angeregt von Versuchen solcher und ähnlicher Art hier, da und dort, inspiriert auch durch klinische Beobachtungen nehmen ein paar wahnwitzig Wagemutige es auf sich, unter Einsatz chemischer Mittel und Methoden aus jenen Organen, deren dirigistische Funktion kaum mehr bezweifelt werden kann, die signalgebenden Stoffe zu isolieren, ausgehend von der festen Vorstellung, daß das Senden und Empfangen von Mitteilungen innerhalb des Organismus, das Sich-miteinander-Verständigen der Teile, so außerweltlich-geistig es uns erscheinen mag, eine molekulare Operation ist. So reift mit der Zeit die Lehre von einem fundamentalen, Reproduktion, Wachstum, Differenzierung, Stoffwechsel, Verhalten von Insekten, Fischen, Reptilien, Vögeln, Säugetieren, Mensch steuernden Prinzip heran: die Lehre von der Regulation durch Hormone.

Es macht uns nicht die geringste Mühe, noch Dutzende solcher Bilder aus dem Triumphzug der empirisch-reduktionistisch voranschreitenden Forschung vorzuführen. In jedem Falle werden wir uns lebhaft von dem beeindruckt sehen, was geleistet wurde — beeindruckt, nicht zuletzt auch deshalb, weil wir die unzähligen Nebenprodukte dieser den positiven Tatbeständen zugewandten Wissenschaften in vollen Zügen und vieler Gefahren nicht achtend genießen. Daß wir auf so unauslotbare Begriffe wie letzte und ewige Wahrheit verzichtet haben, daß wir, statt den Weltenbau metaphysisch zu illuminieren, in ihn sondierend, Teile von ihm zerteilend eingedrungen sind, um aus der verwirrenden Fülle der komplizierten Zusammenhänge, Bewegungsformen und Verhaltensweisen die einfachen, allgemein verbindlichen, Ordnung stiftenden Grundprinzipien zu extrahieren —, das alles hat sich als eminent fruchtbar erwiesen. Wer wollte es leugnen?

Unser stolzer Optimismus gerät aber an eben diesem Punkt ins Schlingern, wo wir aus den bisherigen Erfolgen den Schluß ziehen, auf die Dauer müsse es gelingen, jedes Geheimnis zu lüften, indem man sich an die letzten unteilbaren Einheiten herangräbt in der Überzeugung, aus der dort wohnenden Ur-Ursache würde sich alles und jedes in einfacher Wenn-dann-Weise ableiten lassen. Die Neupositivisten des sogenannten Wiener Kreises haben nachhaltig die bestärkt, die sich auf dieser Linie bewegen, indem sie die Arbeitshypothese verfochten, Wissenschaft könne sich ernsthaft keiner anderen Aufgabe widmen als der, die chemischen, biologischen, psychologischen und soziologischen Phänomene zurückzuführen auf physikalisch letztgültige Prozesse.

Wir haben nun zu untersuchen, wie weit uns diese Art von radikalem Physikalismus zu führen vermag und kehren deshalb zu unserer Stoffpuppe zurück. Es geht um die heikle Frage, ob es denn möglich wäre, die Gestalt der Puppe und ihre Verhaltensweisen, die wir als Preß-, Stauch-, Biege-, Knickbarkeit und hochgradige Resistenz gegenüber Kommotionen aller Art angesprochen haben, aus den Eigenschaften der Grundelemente, als da sind Textilien, Nähgarn und Sägemehl, zu erklären.

Wir unterziehen die Elemente einer genauen Analyse: Sägemehl paßt sich passiv jeder Form an, stellen wir fest, und finden damit wie von selbst eine Erklärung für seine Verwendung als Füllmaterial. Textilien, berichtet uns das Labor, sind dehnbar, aber eben nur begrenzt dehnbar. Dieser Befund wirft ein erklärendes Licht auf die Phänomene „Verformbarkeit des Puppenkörpers" und

„Resistenz gegenüber Stoß und Schlag". Das Nähgarn, erfahren wir schließlich, kann den Zusammenhalt von Textilteilen in einer Weise gewährleisten, daß sie im Verbund zu reagieren imstande sind.

Was nun hat uns das reduktionistische Verfahren an Einsichten im Sinne umfassender Erkenntnis gebracht? Sehr viel, und doch auch weniger als uns vorschwebte.

Zum Punkt „sehr viel" stellen wir uns vor, von Autoritäten die Lehre empfangen zu haben, Puppen seien die Inkarnation elfischer Wesen, stünden als solche außerhalb der Natur und daß sie, vom Automobil überfahren zu werden, glatt überstehen, darin offenbare sich, für jedermann sichtbar, die Existenz der ihnen innewohnenden supranaturalen Kräfte. Wer den Zweifel nicht kennt und nicht den Argwohn, die der Empirismus gesät hat, indem er aufforderte, sich der Trugbilder und Idole durch Beobachtung, Messung und Experiment zu entledigen (3), der wird jeder Autorität erliegen, sie muß nur anmaßend genug auftreten. Welches Mittel der Überprüfung stünde dem Autoritätsgläubigen auch zur Verfügung, wenn er, das Seziermesser gegen die Puppe führen, frevelhaft und schöne Wahrheiten zerstören nennt? Schutz vor Autoritäten, Schutz gegen Voreingenommenheiten, die aus unserem Charakter kommen, Schutz auch vor der Gewohnheit, den Dingen mit verschleiernden Worten zu begegnen —, wie sonst sollte das garantiert werden können, wenn nicht durch empirisch-reduktionistisches Sondieren?

Ergo: Auf Vereinfachung und Rückführung bedachtes An-die-Dinge-Herangehen bewahrt uns davor, zu metaphysischen Theorien, zu Theorien mit eingebauter Immunitätsstrategie (4), greifen zu müssen, wenn wir für die Erscheinungen und Ereignisse in der Welt Erklärungen suchen. Wer diesen Weg nimmt, findet: Nirgendwo ist Zauberei im Spiel. Sollte er aber dennoch verzaubert innehalten, dann vor der Tatsache, daß alles mit rechten Dingen zugeht, was so viel heißen will wie: Nirgends sind die Naturgesetze außer Kraft gesetzt, in keinem Objekt, an keinem Ort, zu keiner Zeit. Die Wissenschaft, die sich Wissenschaft von der Natur nennt, hat sich nicht zuletzt auch immer der einen Aufgabe verpflichtet gesehen, die Magie aus der Welt zu bannen.

Wir nehmen auf die Gefahr hin, daß Sie sich von tödlicher Langeweile getroffen fühlen, den Faden „Analyse einer Stoffpuppe" wieder auf. Als wir darüber nachsannen, was uns die Zergliederung des Spielzeugs in seine Teile an Einsichten im Sinne umfassender Erkenntnisse gebracht hätte, war die Antwort doppelzüngig. „Sehr viel", sagten wir und behaupteten im gleichen Atemzug, da sei dennoch eine Reihe von Fragen offen geblieben. Das „Sehr-viel" haben wir zu illustrieren versucht und werden nun überlegen müssen, wo und weshalb uns die Methode des Hinabsteigens in die Detailanalyse Antworten schuldig geblieben ist.

Das Labor hat uns mit Daten versorgt: Wir wissen, aus welchen Komponenten die Puppe besteht und sind sehr beruhigt ob des Befundes, daß sich die Eigenschaften der Teile auf einfache physikalische Gesetze zurückführen lassen. „Sägemehl", so lautet eines der Analysenresultate, „paßt sich passiv, dem Gesetz der Schwere gehorchend, jeder Form an". Seine Funktion als Füllmaterial ist damit ausreichend plausibel, nicht jedoch das Phänomen, das zutage tritt, wenn man der Puppe den Bauch eindrückt und dann plötzlich losläßt:

Augenblicklichst geht die Verformung zurück, als sei nichts geschehen, und, weil wir dies wieder und wieder beobachten, kommen wir zu dem Schluß, dem aus den Analysenergebnissen abgeleiteten Satz von der Passivität, der „willenlosen" Gefügigkeit des Sägemehls nicht mehr trauen zu können.

Woher dieser Widerspruch? Haben wir die Untersuchungen im Labor nicht weit genug vorangetrieben? Versteckt sich da im Sägemehl etwas, das herauszulocken unser methodisches Rüstzeug nicht ausgereicht hätte? Schön wär' es, wenn es so wäre, aber es ist nicht so! Wir müssen zur Kenntnis nehmen, daß Sägemehl sich auf dem Labortisch anders verhält als in der Puppe, nicht abgewandelt, sondern ganz und gar anders. Eingegliedert in die Puppe gibt es nämlich seine vormalige Eigenständigkeit auf und spielt von Stund' an eine Rolle, die sich dem Diktat des Systems fügt, dem es angehört. Als Systemkomponente gerät es in Wechselwirkung mit ausnahmslos allen übrigen Teilen des Ganzen, den Textilfasern und Textilien, dem Nahtmaterial und den Nähten, und ist obendrein noch — wer wollte das verkennen? — nichts Geringerem als einem geistigen Prinzip ausgesetzt, dem Ingenium der Mutter nämlich, die die Puppe konzipiert, die Lappen so und nicht anders geschnitten, die Nähte so und nicht anders geführt hat.

Ob Stoffpuppe oder Molekül, Zelle oder Gesellschaft, Milchstraße oder Musikkunstwerk — überall haben wir es mit Systemen zu tun. Gänzlich neue Eigenschaften treten in Erscheinung, wenn wir von den Systemelementen zum Systemganzen aufsteigen. Noch so subtile Beschreibung der Elemente genügt nicht, über Struktur und Verhalten des Ganzen letzte Klarheit zu gewinnen; denn Struktur und Verhalten kommen aus der Interaktion der Elemente, also ganz und gar nicht aus deren bloßer Existenz. Struktur spricht somit ein Wechselwirkungsgefüge an und um die Eigenschaften eines Systems zu ergründen, muß man auf eben dieses Netz der Beziehungen eingehen.

So ratlos wir sind, wenn wir die Eigenschaften des Wassermoleküls aus den Eigenschaften seiner Bausteine rekonstruieren sollen, nicht weniger hilflos stehen wir vor der Aufgabe, aus der Kenntnis des einzelnen Wassermoleküls auf die Schönheit, Nützlichkeit und Lebensfreundlichkeit des Wassers schließen zu sollen. Das isoliert dastehende Molekül offenbart unserem analytischen Scharfblick keine der Eigenschaften „flüssig", „viskös", „transparent", „Licht brechend"; daß es im Verlauf der Geschichte des Universums einmal Durst stillen würde, hat es sich im übrigen nie träumen lassen. Die Eigentümlichkeiten des Wassers besitzt nur die Molekülpopulation, besitzt ausschließlich das System, in dem sich Wassermoleküle zu einem Verbund zusammengefunden haben.

Zum Verbund zusammenfinden heißt in lebenden Systemen, daß die Elemente einander erkennen: das Enzym sein Substrat, das Hormon und der Neurotransmitter seinen Rezeptor, das Antigen seinen Antikörper, das Transportprotein das zu transportierende Molekül, die eine Leberzelle ihre Nachbarn.

Hier übrigens kommt uns nun auch GOETHES Wort vom „geistigen Band" wieder in den Sinn. Wir, heute, nennen es anspruchslos-bescheiden das kommunikative. Kein Zweifel, das alles Lebendige — Stoffwechselketten, Zellverbände, Bienenschwärme, Wirtschaftssysteme — konstituierende Prinzip heißt „Informationsfluß", heißt „Gespräch", und dieses zu belauschen und zu verstehen — darum geht es.

Wer wen mit welcher Schärfe erkennt und mit ihm welche Information austauscht, wer wen mag und wen nicht, sagt uns unmißverständlich die Analyse. Meint aber einer, es käme aus ihr allein und wie von selbst auch das, was dem Ganzen Verfassung, Gestalt, Fülle, Daseinsmächtigkeit gibt, kann er lange warten, es sei denn, er schwingt sich auf, die einfachen Datensätze interpretierend zu verbinden, um sie schließlich zu einer bildträchtigen Komposition zu erhöhen. Theorien entwerfen nennt man das üblicherweise, Anschauungen gewinnen von der Natur. „Ohne Kenntnis der Details kann das große Bild nicht entworfen werden, sie machen seinen Reichtum aus. Aber nur vom Bild her kann die Frage nach weiteren wissenswerten Details vernünftig gestellt werden" (5). Fragt einer, was sollen wir tun, so gib' ihm diese Antwort.

Als wir uns anschickten, auf Organisationsformen der Materie die ihnen gemäße systemologische Betrachtungsweise anzuwenden, sahen wir uns gleichzeitig an die Grenze der Leistungsfähigkeit des reduktionistisch-analytischen Vorgehens geführt. An eine solche Grenze stoßen wir auch, wenn wir eine andere Richtung einschlagen, und zwar die, an deren Wegrand die bange Frage steht, ob man denn überhaupt davon ausgehen kann, daß das Mittel, mit dem wir die Welt zu durchdringen versuchen, die Erfahrung nämlich, so rein und objektiv ist, wie die Väter des Empirismus es unterstellt haben.

Wir kommen, sagen die Evolutionsbiologen (6, 7), nicht als leere Schachteln, ausgerüstet mit unbestechlich-kalt registrierenden Sinnesorganen, zur Welt, vielmehr sind wir angefüllt mit genetisch fundierten Programmen, die Anleitungen erteilen, wie man sich in dem höchst komplizierten Gefüge „Welt" zurechtfinden kann, ohne jeden Augenblick das Leben zu riskieren. Es geht diesen Anleitungen um unser Wohlbefinden, und also müssen sie alles tun, uns ob der Informationsfülle, die auf uns einstürmt, nicht in Verwirrung geraten zu lassen. Eben das gelingt ihnen durch die „Einflüsterung" von Hypothesen, die die Welt rigoros vereinfachen. Wir sprechen, diese Hypothesen zu kennzeichnen, von apriorischen Formen der Anschauung der Wirklichkeit und bringen damit IMMANUEL KANT wieder zu Gehör, setzen aber hinzu, daß sie nur insofern den Titel „a priori" beanspruchen dürfen, als sie vor jeder *individuellen* Erfahrung sind. Fragt man aber, woher sie stammen, entpuppen sie sich als Erkenntnisformen a posteriori, aufgewachsen und herangereift im Verlauf der Evolution, entstanden aus dem Prozeß der permanenten Auseinandersetzung des Lebens mit seiner jeweiligen Welt. Unsere Art und Weise, die Welt anzuschauen, ist, da sie nur der Verbesserung des Überlebens zu dienen hat, weder alles umfassend noch genau. Sie hat unübersehbar den Charakter von Mutmaßungen, die von Vorurteilen und Voreingenommenheit durchsetzt sind.

Auf einen mehr als dreidimensionalen Raum — er mag der Relativitätstheorie zufolge so real sein, wie er will — ist nichts an uns und in uns eingestellt, weder Arm noch Bein, noch jenes höchst kühne Organ „Hirn", von dem wir glauben, es sei zu aller Erkenntnis fähig. Die festen Körper sind starr, sagen wir, weil unser Vorurteil es sagt; gegebene Distanzen unterliegen keiner Veränderung. Mein Schreibtisch bleibt, solange ich nicht mit der Axt auf ihn eindringe, absolut verläßlich sich gleich. Niemand unterliegt der Versuchung, von einem Haus in einiger Entfernung als von einem Puppenhaus zu sprechen. Wer es dennoch täte, den erklärten wir für geistesgestört. Der vermeintlich Geistesgestörte aber wird uns entgegenhalten, daß, wenn er sich mit hoher Geschwindigkeit bewege, das Haus da drüben in der Tat schrumpfe.

Und mit dem Phänomen „Zeit" — wie steht es damit? Ein jedes menschliche Wesen tritt in die Welt ein mit einer Anlage zur Entwicklung der Vorstellung, es gibt Zeit und daß sie, was wir auch treiben, „ewigklar und spiegelrein und eben" (8) dahinfließt. In Wirklichkeit tut sie das nicht. Je schneller wir uns bewegen, desto langsamer läuft unsere Uhr, die wir am Arm tragen ebenso wie die, die unser Leben bestimmt.

Die paar Andeutungen mögen genügen, uns zu verdeutlichen, wie fadenscheinig die Behauptung ist, ihre unbestechliche Majestät, die Erfahrung, könne uns die Welt in ihrer Totalität aufschließen und aufschlüsseln. Wir sind beschränkten Geistes. Als Spätgeborene der Geschichte des Lebens wissen wir zwar mehr von der Welt als die Weinbergschnecke und die Hauskatze, aber dieses Mehr an Wissen ist nicht auf uns gekommen, weil das Leben wahrheitshungrig gewesen wäre, sondern weil es sich unter dem Druck eines Bewertungsmechanismus, für den DARWIN den Terminus technicus „natürliche Auslese" fand, an die Gegebenheiten auf möglichst einfache Weise anpassen und wieder anpassen mußte. Nie ist es der Evolution eingefallen, die vielen verschiedenen Weltbilder ihrer vielen verschiedenen Kinder auf absolute Objektivität und Vollständigkeit hin abzuklopfen, und also haben wir Erkenntnisstrukturen mit eingeschränktem, weil nur auf praktische Bewährung bedachtem Aktionsradius geerbt. Der Mensch kann die *Wahrheit* nicht erkennen. Wer Gegenteiliges behauptet, kennt *ihn* nicht. Was wir Wissenserwerb, also Wissenschaft, nennen, ist, wissenschaftlich gesehen, nichts anderes als ein von Problemlösung zu Problemlösung vorsichtig sich vortastendes Formulieren von neuen und immer wieder neuen Mutmaßungen über die Wirklichkeit (9).

„Nicht von Beginn an", sagt XENOPHANES (10), „enthüllen die Götter uns Sterblichen alles; aber im Laufe der Zeit finden wir suchend das Bess're. Sichere Wahrheit erkannte kein Mensch und wird keiner erkennen über die Götter und alle die Dinge, von denen ich spreche. Sollte einer auch einst die vollkommenste Wahrheit verkünden, wüßte er selbst es doch nicht: es ist alles durchwebt von Vermutung."

## Literatur

1. EINSTEIN, A.: Zitiert nach WEISSKOPF, V. F.: The significance of science. Science *176*: 138–146 (1972)
2. DIEPGEN, P.: Geschichte der Medizin, Bd. 2, 2. Hälfte; S. 68. de Gruyter, Berlin 1955
3. BACON, F.: Zitiert nach FRIEDELL, E.: Kulturgeschichte der Neuzeit, Bd. 1; S. 393/94. Beck, München 1927
4. STEGMÜLLER, W.: Moderne Wissenschaftstheorie. Ein Überblick. Teil II: Theorie der empirischen Wissenschaften. Naturwiss. *66*: 438–445 (1979)
5. SITTE, P.: Unterwegs zu einem Weltbild der Naturwissenschaften. Naturwiss. *66*: 273–278 (1979)
6. LORENZ, K.: Die Rückseite des Spiegels. Versuch einer Naturgeschichte menschlichen Erkennens. Piper, München–Zürich 1973
7. RIEDL, R.: Biologie der Erkenntnis. Parey, Hamburg–Berlin 1980

8. SCHILLER, F. von: Das Ideal und das Leben. Schillers Werke, erster Teil; S. 91. Deutsches Verlagshaus Bong & Co, Berlin-Leipzig-Wien-Stuttgart 1907
9. POPPER, K. R.: Objektive Erkenntnis. Ein evolutionärer Entwurf. VII. Die Evolution und der Baum der Erkenntnis; S. 283-312. Hoffmann u. Campe, Hamburg 1974
10. XENOPHANES: Zitiert nach POPPER, K. R.: Von den Quellen unseres Wissens und unserer Unwissenheit. Mannheimer Forum 1975/76; S. 9-52; Studienreihe Boehringer, Mannheim

# 2.3. Gestalttheorie und morphologische Krankheitsforschung

Wilhelm Doerr

Es ist ein Wagnis, das ich eingehe und vielleicht eine Zumutung, denn es ist mir nicht bekannt, daß ein Pathologe jemals über Gestalttheorie, also über Fragen sogenannter Gestaltphilosophie, gesprochen hätte, obwohl dies eigentlich ganz naheliegend sein könnte. Ich betrete daher „von Amts wegen" Neuland.[1]

*Lassen Sie mich an einem bekannten Punkte anknüpfen*[2]:
Am Ende lebenslanger Bemühungen als Hochschullehrer ist es ein leichtes, seine Hörer und Kandidaten in *drei Begabungstypen* einzuteilen:
1. Etwas mehr als die Hälfte der Studierenden der Medizin (5/9) verfügt über eine Begabung des *visuellen Sinnes*. Es handelt sich um Menschen des „Vorstellungstypus".
2. Ein Drittel aller Mediziner (3/9) sind *Kinästhetiker,* die durch handwerkliche Mühen *begreifen*.
3. Der Rest meiner Hörer (1/9) besitzt eine Begabung des *auditiven Sinnes*. Sie nehmen eine akustische Ereignisabfolge ohne Zögern und zuverlässig in sich auf.

   Daneben aber existiert eine *durchgehende Eigenschaft,* die man *Gestaltsichtigkeit* und *Gestaltblindheit* nennen kann (HÖFLER, 1960). Ein wesentlicher Teil der Wirklichkeit ist gestalthaft strukturiert. Ihm, d. h. zu seiner Erfassung, sind von seiten des menschlichen Gehirnes morphologische Methoden angemessen.

Es gibt Bekenntnisse bedeutender Naturforscher über individuelle Begabungsschwächen. JUSTUS LIEBIG hatte bekannt (DOERR, 1977):
> „... ich hatte kein Gehörgedächtnis und nichts oder nur sehr wenig von dem, was man durch diesen Sinn erlernt, blieb in mir haften".
Und an anderer Stelle sagte LIEBIG:
> „... daß die Augen nichts sehen, was im Geist nicht vorher gedacht worden ist".
Beide Aussagen widersprechen einander nur scheinbar, denn bei LUDWIG KLAGES (1929) heißt es ja:
> „Geist und Gegenstand sind die Hälften des Seins, Leben und Bild die Pole der Wirklichkeit".

Hier haben wir es also, die wechselseitige Verknüpfung der sinnenhaften (visuellen, auditiven) mit der gegenständlichen (kinästhetischen) Erfahrung.

Wir hatten in der Schule gelernt, daß nach KANT in einer Naturlehre nur so viel Wissenschaft stecke, wie *Mathematik* in ihr enthalten sei. Diese Formulierung ist nicht ungefährlich. Denn wer nicht sieht, daß die aristotelische Logik ein reines Destillat der pythagoreischen Mathematik ist, wer nicht weiß, daß SPINOZA metaphysische und ethische Probleme *more geometrico,* also nach dem Muster des Euklid analysieren wollte, wer nicht zu erkennen gelernt hat, daß die tiefere Bedeutung der Mathematik für die menschliche Kultur in der Schicht des Symbols liegt (KNOPP, 1928), der verfällt der Versuchung, der ja in der Tat zahllose Naturwissenschaftler der letzten 50 Jahre erlegen sind, qualitative Unterschiede in den Eigenschaften der Dinge auf quantitative zu reduzieren.

In dieser Tatsache liegt der Grund, daß die Lehre GUSTAV RICKERS „Pathologie als Naturwissenschaft" (Berlin: Julius Springer 1924), die in den Jahren 1930 bis 1955 durch ihre sogenannte *Relationspathologie* zu einer Theorie der Medizin geworden zu sein schien, in wenigen Jahren nahezu vergessen wurde. Es ist gleichsam unbemerkt eine neue theoretische Grundlage der allgemeinen Biologie und damit auch der Pathologie entstanden, die ich für diese Stunde die *organismische* nennen möchte.

Im Sommer 1951 hatte ich Gelegenheit, in eine gründlichere Auseinandersetzung mit BERTALANFFY einzutreten. Von seiner theoretischen Biologie war es nur ein kleiner Schritt zu den Arbeiten von CHRISTIAN V. EHRENFELS und WG. KÖHLER. Was den Patho-Anatomen schon immer bewegen mußte, war die Frage des „fließenden Gleichgewichtes", der „Gestaltqualitäten", der „Allgemeinen Systemtheorie" und der „Biophysik sogenannter offener Systeme". Wie kommt es, daß bestimmte Strukturmerkmale organismischer Gestalten unter allen Umständen garantiert zu sein scheinen, auch in größeren zeitlichen Untersuchungsabständen? Wo beginnt das Pathische, das nach VIRCHOWS Worten nur entgleiste Norm sein kann? Welches sind die Kriterien sogenannter biologischer Zeit?

Ziel aller Naturwissenschaft ist die Erkennung einer Ordnung (J. V. UEXKÜLL, 1913). Biologie ist ihrem Wesen nach Anschauung. Theoretische Biologie sucht eine möglichst hypothesenfreie Ordnung. Sie ist Erkenntnistheorie und Methodologie (v. BERTALANFFY, 1928).

Die Erkennung der Gesetzmäßigkeiten sogenannter Bedeutungsbeziehungen ist den meisten Menschen ungewohnt, sie ist fast eine terra incognita. Gerade an diesem Punkt, eben zur Überwindung dieser Schwierigkeiten, sollte man sich der Gestaltphilosophie bedienen. Sie hilft mit bei der Charakterisierung der *Eigenwelt des Menschen* (PETERSEN, 1937). Seit 30 Jahren bemühe ich mich, im Rahmen meiner Vorlesung über Allgemeine Pathologie die Elemente der Theoretischen Biologie sichtbar zu machen. Ich möchte zeigen, daß es von hier aus nur ein kleiner Schritt ist zur Ideenlehre des PLATON; daß wir in der wohlverstandenen Gestaltphilosophie ein natürliches Regulativ besitzen; daß eine allgemeine morphologisch-orientierte Pathologie der Stoffwechselqualitäten „als Geschehen in der Zeit" nur auf diesem Grunde begriffen werden kann. Diese methodische Haltung ist distanziert von jeder „Naturphilosophie"; sie bedeutet mehr als die naturhistorische Betrachtungsweise RÖSSLES (1923); sie ist frei von geheimnisvollen Ganzheitsbeziehungen; sie hat weder etwas mit dem Vitalismus der Jahrhundertwende, noch mit dem Holismus der dreißiger Jahre zu tun.

*Ich möchte mein Thema so entwickeln:*
1. Es sei mir gestattet zu sagen, was unter „*Gestalt*" verstanden werden kann.
2. Ich möchte die *problemgeschichtliche* Seite sogenannter Gestalten ansprechen.

3. Es seien kritische Bemerkungen zum Thema *„Ganzheit lebender Systeme"* und ihrer „Gestalten" angefügt.
4. Es soll versucht werden zu zeigen, was in der Anwendung sogenannter *Gestaltphilosophie* auf dem Feld der morphologischen Krankheitsforschung geleistet werden kann.
5. Endlich gebe ich eine ergänzende *Materialsammlung sogenannter Gestaltbegriffe* und zähle auf, was man alles sonst noch Gestalt genannt hat.

GOETHE hatte sich ernsthaft und immer wieder mit SOKRATES und PLATON beschäftigt (DOERR, 1979 a). SOKRATES hatte den „Begriff", nämlich die „Einheit" gefunden, die die Merkmale des Mannigfaltigen zusammenfaßt: — eidos — (!); PLATON erhob den Begriff zur „Idee": — idea — (!). Für „eidos" überwiegt der substantivische Charakter, für „idea" der verbale Tätigkeitscharakter. Der „Begriff" bleibt im „Endlichen" und „Begrenzten" haften, die „Idee" strebt ins „Grenzenlose" und „Unendliche". Damit gelangen wir an die *Schwelle GOETHEscher Formulierung:* Ideen werden in Erdreistung gewagt, Begriffe in Bescheidung gebildet.

Die Fähigkeit, in der Mannigfaltigkeit der Erscheinungen das zu erfassen, was als Offenbarung des Wesens, der Idee, zu betrachten ist, rührt an den Begriff der Gestalt (ROTTEN, 1913). Der Deutsche hat nach GOETHES Worten „für den Complex des Daseyns eines wirklichen Wesens", will er also das sehr Besondere einer Sache herausstellen, das Wort „Gestalt". Die Besonderheit des Lebens beruht nicht auf einem chemischen Mysterium, sondern auf Organisiertheit. Das Gefüge des Lebens ist kein echtes Phänomen der physikalischen Chemie. Es handelt sich um ein Problem der Ordnung, nämlich der Ordnung im molekularen Bereich. Es handelt sich mithin um ein Problem der Gestalt. Alles Leben ist an eine Gestalt gebunden. Diese Gestalten *sind* nicht, sie *geschehen.* Sie werden ständig vollzogen, in Kleinigkeiten verändert, neu aufgebaut, wiederum variiert und so fort.

Sie wissen, daß V. EHRENFELS (1890) in Wien, anknüpfend an ältere Untersuchungen von E. MACH in Prag („Beiträge zur Analyse der Empfindungen", Jena 1886), auseinandergesetzt hat, was „Gestalten" sind und was man unter Gestaltqualitäten verstehen soll. Der Gestaltbegriff wurde zuerst in der Psychologie, und zwar gegenüber dem „Atomismus" der „Assoziationspsychologie" aufgestellt (V. BERTALANFFY, 1928). Ich rufe vereinfachend folgendes ins Gedächtnis:

*Erstes EHRENFELS-Kriterium:* Die charakteristischen Eigenschaften einer „Gestalt" sind aus der Summe der Eigenschaften der Einzelteile nicht zusammensetzbar. Ein Ganzes ist daher mehr als die Summe seiner Teile. Ein Ganzes ist kein additives Phänomen. Eine Gestalt wird daher richtig und als solche nur erfaßt, wenn der Bedeutungszusammenhang erkannt worden ist.

*Zweites EHRENFELS-Kriterium:* Unter Gestaltqualitäten verstehen wir solche positiven Vorstellungsinhalte, welche an das Vorhandensein von Vorstellungskomplexen im Bewußtsein gebunden sind, die ihrerseits aus voneinander trennbaren Elementen bestehen. Diese „Vorstellungskomplexe" sind die Grundlagen der Gestaltqualitäten!

Die *Raumgestalt* bedeutet die figürliche Anordnung visuell erkennbarer Gegenstände. Jeder einzelne macht natürlich die Besonderheit des Ganzen nicht aus. Nur die Gesamtheit der räumlichen Zuordnungen ist imstande, deutlich zu machen, was wirklich vorliegt.

v. EHRENFELS hat sich wenige Wochen vor seinem Tode (1932) noch einmal „Über Gestaltqualitäten" ausgesprochen (Abdruck 1960!). Er erläutert die *Tongestalt* am Beispiel von Melodien und zeigt, daß aufeinanderfolgende Töne gleichzeitige Bewußtseinskomplexe induzieren. Dadurch entstehe die Vorstellung neuer Kategorien; diese nannte er „fundierte Inhalte". Das „absolute Gehör" sei das Gedächtnis für einfache Elemente auf dem Gebiet der Töne. Es sei ungleich weniger ausgebildet als das Gedächtnis für Melodien und Harmonien. Mnemotechnische Hilfsmittel gründeten sich immer auf Gestaltqualitäten.

*Erlauben Sie den Hinweis auf eine historische Begebenheit:* Die lebenslange Freundschaft zwischen LIEBIG und WÖHLER drohte zu zerbrechen: LIEBIG hatte in Jugendarbeiten *knallsaures Silber* dargestellt und die Summenformel für Silberfulminat, dem Silbersalz der Knallsäure, angegeben. WÖHLER hatte ein Jahr zuvor die gleiche Formel für *Silberzyanat* gefunden.
Das durfte, ja das konnte nach dem damaligen Stand des Wissens nicht sein. Die hundertfache Prüfung ergab, daß beide dennoch recht hatten, daß also verschiedene isomere Körper die gleiche Summenformel besaßen. LIEBIG fand, gleichsam im Vorgriff auf die „Gestaltlehre", die plausible Erklärung: die „Dome" seien weder mit der „Mode" noch dem „Odem" verwandt, wenn auch Anzahl und Art der Buchstaben übereinstimmten. Die Abfolge der Vokale macht also das aus, was man Tongestalt nennen kann.

Schließlich erinnere ich an die *Zeitgestalt:* Bestimmte Krankheitsbilder kann man als Arzt nur erkennen, wenn die Symptomenfolge im zeitlichen Ablauf beobachtet wird. Das weiß man seit LAENNEC (1820), genauer seit CLEMENS V. PIRQUET (1907) und dessen Abhandlung „Zur Theorie der Inkubationszeit", die bekanntlich den Begriff „Allergie" brachte.

Was die Problemgeschichte der „Gestalt" angeht, folge ich JÜRGEN STEINKOPFF (1979): Der Begriff „Gestalt" entstamme der „Ästhetik". In der Antike war Ästhetik die Lehre von der Sinneserkenntnis, bei KANT wurde sie zur Lehre von Raum und Zeit. Gestalt kann als sinnfälliger Ausdruck einer Idee verstanden werden, der in einleuchtender Weise die „Harmonik einer Gestalt" widerspiegelt. Gestalt wurde als „einkleidender Ausdruck" eines Gedenkens verstanden. Nach DILTHEY tritt „Gestalt" als Ausdruck dichterischen Erlebens auf und gehört zum hermeneutischen Apparat. In der Pädagogik tritt „Gestalt" als Ausdruck „erzeugender Liebe" auf. Nach seiner Entwicklungsgeschichte gehört der Gestaltbegriff zunächst und vorwiegend in den Bereich der Psychologie. Die *Grazer psychologische Schule* strebt anknüpfend an ZIEHEN (1925) und WEINHANDL (1960) eine Synthese der Gestaltvorstellungen an. „Gestalt als durch ein inneres Gesetz organisierter Zusammenhänge aller Gestaltzüge" gehört in den Bereich der Stilinterpretationen im Hinblick auf Metrik, Satzbau, Sprachrhythmus. WOLFGANG KÖHLER (1933) hat, wenn er von „Gestalt" spricht, den Empfindungsbegriff durch den der „Elementarqualität" ersetzt.

Die *aktuelle Gestalttheorie* (METZGER, 1975) brachte folgende Erkenntnisse:

1. Das Ganze im Sinne der Theorie beschreibt überpunktuelle Gebilde oder Sachverhalte mit Eigenschaften, die sich nicht unbedingt aus artgleichen Eigenschaften ihrer Elemente herleiten lassen. Das Ganze besitzt demnach eine eigene Qualität, die nicht mit der seiner Elemente gleich sein muß.

2. Man kann von einer dialektischen Beziehung zwischen den Teilen und dem Ganzen sprechen. Gestaltqualitäten sind der experimentellen oder auch rationalen Nachprüfung zugänglich.
3. Die erlebnisgerechte Theorie des Psychischen muß nicht mit der Erkenntnis des Nicht-Psychischen in Widerspruch stehen. Im Sinne der Gestalttheorie besteht eine Übereinstimmung zwischen psychischen und physischen Vorgängen.
4. Gestalt ist nichts Theoretisches und Unbegreifliches, sondern sie ist immer konkret definier- und begreifbar.

Das Wort „Gestalt" ist durch WERTHEIMER (1923) in die englische Sprache übernommen worden und braucht oder kann nicht übersetzt werden. Die Fachzeitschrift für die wissenschaftliche Erforschung dessen, was Bezug zu unseren Gestalten hat, heißt denn auch einfach „Gestalt-Theory".

Es ist selbstverständlich, daß *kritische Bemerkungen* zur Gestaltlehre nicht ausgeblieben sind. Die gedankenreichsten stammen von FEUERBORN (1938):

„Ganzheit" in der belebten gegenständlichen Natur bringe keine Problemlösung, sondern eine Problemstellung. Es gäbe keine gesicherte Synthese ohne Analyse. Die Strukturanalyse der Ganzheit lebender Formationen könne als solche unabhängig von Zeit und Umwelt vorgenommen werden. Der Zustand eines solchen „Organismus" besteht in einem Nebeneinander spezifisch geordneter und spezifisch gearteter, stofflicher und energetischer Bausteineinheiten, sogenannter Elementarqualitäten. Das Ganze eines lebenden Systems ist die Summe seiner spezifisch gearteten (stofflichen und energetischen) Teile. Die Ganzheit des lebenden Systems ist Ausdruck der spezifischen Ordnung eben dieser Teile.
So wie der Sinn eines Satzes nicht die Summe der Sinne der einzelnen Worte ausmacht, so werden die Eigenschaften einer Ganzheit nicht durch die Eigenschaften der Elementarteilchen bestimmt. Originäre Qualitäten der Struktureinheiten werden aufgegeben werden müssen. *Das eigentliche Problem liegt im Begriff der „spezifischen Ordnung".* Das Ganze kann nicht die Eigenschaften der Teile bestimmen, sondern die *adaptierten,* d. h. diminuierten Eigenschaften der Teile bestimmen den endlichen Totaleffekt. Der Begriff des Ganzen steht dem einer Summe nahe, jedoch bleibt der Gestaltcharakter ein Problem für sich. Offenbar sind die *Wechselwirkungen* zwischen den spezifisch geordneten und spezifisch gearteten Teilchen entscheidend.

Ich hatte über die Bedeutung der Gestaltphilosophie für die morphologische Krankheitsforschung berichten wollen. Wenn man dieses Ziel verfolgt, muß man zu den Quellen gehen. Nach HERMANN BRAUS (1913) ist Morphologie historische Ereignislehre, nach DIETRICH STARCK (1978) Formenkunde der Organismen. GOETHES Morphologie ist Entwicklungslehre. GOETHES morphologische Forschung und SCHILLERS ästhetische Spekulation sind der Anfang der typologischen Betrachtungsart. GOETHES Bemühungen waren darauf abgestellt, die „Idee in der Erfahrung" zu suchen. Später machte GOETHE, zunächst noch intuitiv, dann bewußt den Vorschlag zu einem anatomischen Typus, zu einem allgemeineren Bilde nämlich (1820), worin die Gestalten sämtlicher Tiere enthalten wären. Dieser Idealtypus kommt so und in der Wirklichkeit nicht vor. Kein organisches Wesen ist ganz der Idee, die zugrunde liegt, entsprechend. Hinter jedem steckt eine höhere Idee. In der Gestalt ist der begriffliche Gegensatz von innen und außen aufgehoben. Das Äußere ist das in Erscheinung tretende Innere der Natur.

Der Typus im goetheschen Sinne ist ohne die Ideenlehre des PLATON unverständlich. Die Ähnlichkeit der Platonischen Ideen- mit der Goetheschen Typenlehre ist eine bemerkenswerte Konvergenzerscheinung.

*Die Ideen des* PLATON *sind die Gesichter des Seins:*
Wie der Mensch durch sein Gesicht erscheint, so erscheint das Sein durch die
Ideen. Ohne Ideenlehre des PLATON keine Lehre von den Gestalten. Ohne Gestalten keine wissenschaftliche Morphologie, ohne PLATONische Gestalten
keine Gestaltphilosophie, ohne diese aber kein Verständnis für die Zusammenhänge:
Gestalten als Idee, Idee als goethescher Typus, Typus als Element des
morphologischen Zentralbegriffes Homologie. Die Grundfrage, die jeder Bio-
loge, Anatom oder Pathologe an sich gerichtet fühlt, ist die: Wie *Sukzessives
ein Simultanes* sein könnte (DOERR, 1970). Es geht dabei nicht um die Klärung
von Vorgängen im Sinne einer technisch arbeitenden Naturwissenschaft, sondern um die „Einsicht" in einen größeren Zusammenhang.

*Jenseits dieser Betrachtungsmöglichkeiten gibt es praktische Anwendungen
der Gestaltphilosophie:*
1. *Auf dem Feld der Homologie.* Die Feststellung der Homologie beruht auf der
anschaulichen Tatsache der etwaigen Formenverwandtschaft durch Anlage
und Bauplan (PORTMANN, 1959).

Die Homologie hat eine bedeutende Rolle gespielt in den Jahren der Entwicklung der vergleichenden Anatomie. Ich erinnere an den vielfach dargestellten Akademiestreit zwischen Cu-
VIER und GEOFFROY de St. HILAIRE (1830). GOETHE stand auf der Seite GEOFFROYs, aber
CUVIER bekam recht, obwohl er gar nicht begriffen hatte, worum es bei der Homologie eigentlich ging.
Homologe Organe sind die Schwimmblasen der Fische und die Lungen, denn sie leiten sich
auseinander her. Nicht homologe Organe sind die Flügel der Insekten und Vögel, die Lungen
der Schnecken und der Wirbeltiere, die Kiemen einer Muschel und der Fische. Diese Organe
haben zwar eine gleiche Funktion, besitzen aber weder eine Entsprechung der Lage noch der
Entstehungsweise.

Vergleichend-anatomisch gesehen bedeutet Homologie den Ausdruck der
gemeinsamen Abstammung in erdgeschichtlichen Zeiten. Man muß sich in
praxi bestimmter Homologiekriterien bedienen, z. B. der Lagegleichheit im
Bauplan, des Vorkommens von Zwischenstufen und des Nachweises bestimmter Eigenqualitäten der verglichenen Teile. Einfache Ähnlichkeiten allein beweisen keine Homologie.
Für uns Pathologen hat die Gestaltphilosophie im Homologiebereich *dia-
gnostischer Tagesaufgaben* eine hervorragende Bedeutung:
a) Bei der Herausarbeitung *teratologischer Reihen.* Man kann das Vorkommen
bestimmter Mißbildungen voraussagen, obwohl irgendein objektives Belegprä-
parat bis dato niemals beobachtet worden war.
b) Bei der Beurteilung der Wertigkeit bestimmter Einrichtungen, etwa des
menschlichen Herzens, obwohl die angesprochenen Objekte prima facie nichts
miteinander zu tun zu haben scheinen.

Der *Atrioventrikularknoten* des Reizleitungssystems ist ein Homologon des *Sinusknotens.* Die
Übereinstimmung ist verblüffend, hat man erst den Zusammenhang erkannt, auch im zellularen Bereich.

c) Seit 30 Jahren versuche ich zu zeigen, daß die *lymphoepitheliale Cooperation*
am kranialen und kaudalen Körperpol erstaunliche Übereinstimmungen der
Gestalt und der Funktion besitzt. Ich meine die lymphoepithelialen Carci-

nome, die am historischen Standort ihrer Entdeckung durch ALEXANDER
SCHMINCKE, im Kiemendarmbereich, genauso gebaut sind wie in den kaudalen, z.B. gonadalen Äquivalenzbereichen. Man kann derlei nur verstehen,
wenn man den Homologiegedanken assimiliert und die Prinzipien der Gestaltenlehre intus hat.

2. Die Gestalttheorie leistet Vorzügliches auf dem Feld der Lehre von den
*„spezifischen Entzündungen"*. Es ist eine der erregendsten Tatsachen, daß
R. TH. H. LAENNEC (1820) vom Wesen der Tuberkulose eine sehr viel richti-
gere Vorstellung gehabt hatte als R. VIRCHOW, obwohl VIRCHOW ein Zeitge-
nosse der Entdeckung ROBERT KOCHS 1882 gewesen war, LAENNEC aber 60
Jahre zuvor keine Ahnung von der Ätiologie haben konnte. LAENNEC hatte erfaßt, daß die Tuberkulose des Menschen, gleichgültig ob sie knotig-produktiv
oder exsudativ-verkäsend abläuft, eine Krankheitseinheit darstellt. Man kann
also die Diagnose einer spezifischen Entzündung phänomenologisch gut stellen, auch ohne die Ursachen zu kennen. Derlei bewegt uns natürlich bis zur
Stunde. Der Morbus Besnier-Boeck-Schaumann ist ätiologisch ungeklärt, aber
wir machen ohne ernste Schwierigkeit die Diagnose. Und wir würden die Diagnose einer rheumatischen Granulomatose auch dann stellen, wenn die Rheu-
maserologie uns im Stich läßt.[3] — Wir Pathologen müssen „Raumgestalt" und
„Zeitgestalt" einer Krankheit kennen, sonst funktioniert die diagnostische Assimilation nicht.[4]

3. Sie kennen vielleicht die *Tuberkuloselehre von KARL ERNST RANKE* (1916).
RANKE, aus der Familie des Historikers LEOPOLD V. RANKE hervorgegangen,
verfügte über den für seine Konzeption erforderlichen Bildungsfundus. So
konnte er, der Tuberkulosearzt in München, auf dem Boden sorgfältiger klini-
scher Verlaufsbeobachtungen später und in Zusammenarbeit mit SCHMINCKE
einen phasischen Ablauf der therapeutisch nicht beeinflußten Tuberkulose beschreiben, wie wir dies einst gelernt und in Jahrzehnten gelehrt hatten. RANKE
machte uns mit der *„Idee der Krankheit"* bekannt. Durch seine Hinweise
konnte in den zwanziger Jahren die Phthiseologie ausgebaut werden. In diese
Zeit fällt die Entdeckung der monotopen pulmonalen Spitzenmetastase von
GEORG SIMON, der Streuung groben Kornes im Sinne des Aschoff-Puhlschen
subapikalen Herdes und des infraclaviculären sogenannten Frühinfiltrates von
ASSMANN-REDEKER-SIMON, — alles Manifestationen im Sinne sogenannter
Früh- und Spätgeneralisation. Heute hat man Mühe, sich diagnostisch in Ordnung zu halten, denn die kurativen Möglichkeiten sind besser, das Denken
aber ist billiger geworden. Wir haben aber eine zunächst unbemerkte und wohl
seit 1944 langsam in Szene gegangene *Pathomorphose* registriert: Wir rechnen
mit der Späterstinfektion im 3. Lebensjahrzehnt; wir wissen, daß in über 70%
der Fälle eine exsudative Pleuritis die Kranken belastet; daß die Herde der Pri-
märperiode zu einem phthisischen Verlauf neigen können. Wird die Krankheit
nicht entdeckt, was leider vorkommt, ist die gesamte Zeitgestalt der Lungentu-
berkulose gestrafft. Die Gesamtkrankheit, endet sie tödlich, läuft innerhalb von
5 Jahren ab!

4. Die Domäne der gestaltphilosophisch orientierten Pathologie betrifft die *therapeutisch erzwungene Pathomorphose.* Wer die natürlichen Krankheitsgestalten nicht kennt, kann die durch Kunstgriff alterierten pathischen Erscheinungen nicht fassen. Die deutschen Pathologen haben sich zweimal mit dem Komplex aller Probleme beschäftigt, 1955 und 1972. Wir sprachen von echtem, von falschem Gestaltwandel *und* von therapeutisch erzwungenen Veränderungen des nosologischen Profils. Wir haben viele Daten zusammengetragen, aber für die Erarbeitung der geistigen Grundlagen hatten wir keine rechte Zeit.

5. Die Bedeutung der Gestalttheorie für unsere Arbeit als Pathologen liegt auch in der Bewältigung *unmittelbar-praktischer Aufgaben.*
a) Sprache und Gestalt haben eine innere Bindung, verstehendes und phänomenologisches Vorgehen haben in aller Regel zu alternieren. Wir leben in einer Welt von Symbolen (JANZARIK, 1981). Wir müssen einige Kraft aufbringen, um die Verbindlichkeit der Sprache zu erhalten (LIPPS, 1977). Das geht auf die Dauer nur, wenn wir uns der *mathematischen Logik* bedienen und es lernen, eine formale Sprache der prädikaten Logik im Sinne von BERTRAND RUSSELL zu schaffen. Unsere Befundberichterstattung der Zukunft wird, getragen von den Gesetzlichkeiten der Gestaltenlehre, in einer Sprache sogenannter generativer Grammatik erfolgen und sich natürlich der Computertechnik bedienen.
b) Ich nenne die *experimentelle Gedächtnisforschung* (TRITTHARDT, 1969). Besondere Aktualität besitzt die *Holographie.* Darunter versteht man eine holographische Informationsspeicherung. Belichtet man eine photographische Platte direkt und zugleich über das abzubildende Objekt mit kohärentem Laserlicht, so entstehen auf der Platte zunächst sinnlose Figuren. Bringt man dieses Hologramm wieder in das kohärente Licht eines Lasers, so entsteht ein dreidimensionales Bild des Objektes, eine an gegenständlicher Empfindungsvermittlung reiche Gestalt. Der wesentliche Vorteil der holographischen Speicherhypothese liegt darin, daß die Information, die von einem Punkte des Objektes ausgeht, über der ganzen Fläche des Hologrammes niedergelegt und deshalb gegen Zerstörung einigermaßen resistent ist.
Dies ist ein Beispiel neuzeitlicher experimenteller Biologie, die auf der Grenze zwischen Physik, Sinnesphysiologie und -pathologie steht, und MACH, den Physiker, oder v. EHRENFELS, den Philosophen, beflügelt haben würde, hätten sie einen Begriff von derlei Möglichkeiten haben können.
c) Endlich sei noch ein ganz einfacher Bezug zwischen Gestalttheorie und pathologisch-anatomischer Diagnostik hergestellt. Ich meine das Problem der Objektivierung natürlicher *Farben* der durch Autopsie gewonnenen Organe. Der Könner leistet Vorzügliches und sieht der Schnittfläche, z. B. einer Niere, ohne Mühe an, ob eine Phenacetinschädigung, eine Hämosiderose oder eine Argyrose zugrunde liegt. Die Pathologen bemühten sich seit 60 Jahren um eine Objektivierung der Farbwerte durch die bekannten Farbmeßtafeln nach OSTWALD. In einer Generaldebatte auf einer Sitzung der Berliner Pathologenvereinigung (8. 12. 1953) hatte ich darauf aufmerksam gemacht, daß die Auseinanderziehung verschiedener Farbqualitäten von der Ober- und Schnittfläche eines Organes und deren Präzisierung durch Zahlen, aufgetragen auf den Doppelkegel einer Ostwaldschen Farbtafel mit der Zerlegung einer Tongestalt in

physikalische Zahlenreihen verglichen werden kann. Eine so behandelte Tongestalt „fällt um", und die „Farbgestalt" kann durch Zahlenangaben nicht vermittelt werden. Die Sinnesphysiologen, etwa die Ophthalmologen, wissen das. Aber sie bemühen sich aus anderen Gründen um die Objektivierung von Farbkonstanz und Farbgedächtnis (WG. JAEGER, 1982). Dagegen ist nichts einzuwenden, solange man sich des Gestaltbegriffes als Regulativ bewußt bleibt. Die Pathologen aber verwenden in aller Regel nicht mehr Farbmeßwerte, denn sie haben erfahren, daß Maß und Zahl wichtig, daß sie aber nicht alles sind. Sie nutzen unbewußt die aus der gestaltlich räumlichen Zuordnung der Farben hervorgegangene psychologische Gestalt, die ihnen assoziativ mehr gibt, jedenfalls für die Diagnose ad horam.

*Neben den angesprochenen Gestalten,* den
räumlich-figürlichen, die ich die substantiellen nenne, den
visuellen ⎫
auditiven ⎬ die ich die psychologischen nenne,
kinästhetischen ⎭
neben der Zeitgestalt, dem ens astrale, wie dies Freund SCHIPPERGES (1982)
genannt hatte,
existieren naturgemäß kompliziertere Formen und Möglichkeiten. Ich erinnere an den *Gestaltkreis* der Schule VIKTOR V. WEIZSÄCKERS, die Theorie der Einheit von Wahrnehmen und Bewegen. ALFRED Prinz AUERSPERG hatte in der Rezension des Buches „Gestaltkreis" in der Zeitschrift für Sinnesphysiologie 1940 geschrieben:

> „Die Entsprechung von Wahrnehmen und Bewegen, von Bedeutung und Zweck begründet die Tatsache der wirklichen Verbundenheit des Organismus mit seiner Umwelt".

Aus dem Gestaltkreis entstand WEIZSÄCKERS *basale Anthropologie* und aus dieser die Beobachtung von PAUL CHRISTIAN, daß die Vorstellung, daß die feste Entsprechung von Reiz und Empfindung als Element der Wahrnehmung zu gelten hat, ein Artefakt ist. Nach CHRISTIAN ist die „Empfindung" kein Element der Wahrnehmung, sondern eine „Leistung". Sie wird im Falle der Störung labil und zerfällt. Funktionen müssen von Leistungsorganisationen her definiert werden. Diese werden durch das Ineinandergreifen seelischer und körperlicher Dimensionen bestimmt. Durch diese Arbeiten wird die auch der modernen klinischen Medizin immanente Dialektik offenbar, daß sie den Menschen in wissenschaftlichen Bezügen interpretieren muß, ihn aber gerade in diesen nie erreichen kann. Es wird natürlich nicht bestritten, daß der menschliche Körper in seinen morphologischen und physiologischen Eigenschaften wie ein physikalisches oder biochemisches System beschrieben werden kann. Es wird aber festgestellt, daß eine solche Analyse objektiver Art *einen* komplementären Aspekt verbirgt: die thematische Ordnung der leiblichen Phänomene, wie dies FREDERIK BUYTENDIJK genannt hatte. Dies ist der springende Punkt, nicht nur der anthropologisch orientierten Pathologie, sondern der Lehre von den Gestalten.

„Spezielle Pathologie" arbeitet idiographisch, sie sucht und findet die natürliche Ungleichheit der Menschen. *„Allgemeine* Pathologie" arbeitet nomothetisch. Sie ist eine Gesetzeswissenschaft. PAUL OPPENHEIM hat in seiner Studie „Die natürliche Ordnung der Wissenschaften" (1926) die Grundgesetze einer vergleichenden Wissenschaftslehre entwickelt. Danach wendet sich die Naturwissenschaft an die allgemeine Wirklichkeit nach einem generalisierenden Verfahren. Natur ist das Dasein der Dinge, insofern es nach allgemeinen Gesetzen bestimmt ist. Medizin ist ganz wesentlich Erfahrungswissenschaft. Sie entspringt der intellektuellen Redlichkeit. Nach JASPERS (1946) wird die Realität der Erfahrungswissenschaft entweder von außen ergriffen, wie die Materie, oder von innen verstanden, wie der Geist. Aufgrund dieser Ordnung interferieren Natur- und Geisteswissenschaften. Die Daseinsberechtigung der modernen medizinischen Forschung beruht sozusagen allein auf der Würde des Forschungsgegenstandes.

Die Gestaltphilosophie hat eine große Literatur gezeitigt, im wesentlichen auf dem Gebiet der Psychologie, Pädagogik und Psychopathologie (WERTHEIMER, 1923; KATZ 1948; GUSS, 1975). Es war mir wichtig zu zeigen, daß auch die morphologische Pathologie ihrer Hilfe bedarf. Ich nenne diese Arbeitsrichtung „Theoretische Pathologie", und ich glaube, sie hat eine Zukunft.

Das Verhältnis von Einzelwissenschaft und Philosophie ist schon immer kritisch gewesen. Einzelwissenschaft und Philosophie stehen in einer „wechselseitigen Verborgenheit". Tatsachenforschung und Wesensforschung schließen sich gestaltkreisartig zu einem Erkenntnisprozeß zusammen (BLANKENBURG, 1979). Ohne Philosophie kann Wissenschaft nicht wahr, sie kann allenfalls richtig sein (JASPERS, zit. nach W. SCHMITT, 1980).

Theorie und Erfahrung leben in einem ständigen Konflikt. Zwischen Erkenntnis und Erfahrung besteht ein Potentialgefälle. Beim Übergang von Erfahrung zum Urteil lauern dem Menschen, wie unser Jubilar dies nannte, seine inneren Feinde auf (SCHIPPERGES, 1982b). Der Sucher und Forscher irrt sich ständig. Der Begriff ist die Summe, die Idee das Resultat der Erfahrung (LUBOSCH, 1919). Verstand ist Intellekt des Willens, Vernunft ist Intellekt der Erkenntnis (BARTHEL, 1929).

In einer Zeit, da Geschäftigkeit mit Fleiß und Organisation mit geistiger Aussage verwechselt wird, ist es mir Herzenssache zu wünschen, daß sich die Mediziner wieder mehr mit den Geisteswissenschaften beschäftigen. Im abendländischen Denken kann man drei Sicherungsversuche unterscheiden, die geeignet sind, die geistige Orientierung zu erleichtern:

auf ARISTOTELES geht der kosmologische,

auf THOMAS VON AQUIN der theologische und

auf HEGEL der logologische Versuch

zurück. In der Welt des ARISTOTELES hat sich der wirkliche antike Mensch, in der Welt des Thomas der christliche Mensch heimisch gefühlt, dagegen, so schreibt MARTIN BUBER (1982), ist die Welt HEGELs für den modernen Menschen niemals die wirkliche Welt geworden. HEGEL habe die anthropologische Unruhe nie für einen Augenblick gestillt. Ich meine, dies sei gut so, denn nur so mag es gelingen, als Fernziel der Verhaltenssteuerung *Ethik als Handlungsorientierung* zu gewinnen.

So schließt sich der Kreis. Wir waren ausgezogen, Gestalten zu definieren, aber wir haben Innerlichkeit gefunden. Denn auf ein geistiges Prinzip geht alle

Gesetzlichkeit und Ordnung und deren anschauliches Erscheinen geht auf das Wesen der „Gestalten" zurück (v. EHRENFELS, zit. n. WEINHANDL, 1960).

## Literatur

AUERSPERG, ALFRED Prinz: Zschr. f. Sinnesphysiologie Bd. 68 (1940), Rezensionen

BARTHEL, E.: Die Monadologie der beiden Welten. Abriß der Metaphysik. Jb. d. Elsäss. Lothring. wiss. Ges. zu Straßburg. Heidelberg: Winter 1929, S. 147

BERTALANFFY, L. v.: Kritische Theorie der Formbildung. Abh. z. theoret. Biologie Heft 27. Berlin: Gebr. Bornträger 1928

BERTALANFFY, L. v.: Allgemeine Systemtheorie. Deutsche Universitätszeitung 12: Heft XII 5–6 (1957)

BERTALANFFY, L. v.: Die Biophysik offener Systeme. Naturwiss. Rundschau 18:467 (1965)

BLANKENBURG, W.: Psychiatrie und Philosophie. In: Psychiatrie der Gegenwart, Bd. I, S. 827, Berlin 1979

BRAUS, H.: Experimentelle Beiträge zur Morphologie Bd. 1 S. 1. Die Morphologie als historische Wissenschaft. Leipzig: W. Engelmann 1913

BUBER, M.: Das Problem des Menschen. 5. Auflage. Heidelberg: Lambert Schneider 1982

BUYTENDIJK, F. J. J.: Wege zu einer anthropologischen Physiologie. Internist 5:147 (1964)

BUYTENDIJK, F. J. J.: Prolegomena einer anthropologischen Physiologie. Salzburg 1967

CHRISTIAN, P.: siehe Ruperto-Carola 61:51–56 (1978)

DILTHEY, W.: Der Aufbau der geschichtlichen Welt in den Geisteswissenschaften. 6. Auflage. Göttingen: Vandenhoeck und Ruprecht 1973

DOERR, W.: Farbmessungen im Sektionssaal. S. Berlin. Path. Vereinigg. vom 8. Dez. 1953. Zbl. Path. 92:61 (1954)

DOERR, W.: Allgemeine Pathologie der Organe des Kreislaufs. Handb. Allg. Path. Bd. III Tl. 4, S. 225ff. Berlin-Heidelberg-New York: Springer 1970

DOERR, W.: Die natürliche Ungleichheit der Menschen. In: E. BORN: 150 Jahre Darmstädter Realanstalten. Darmstädter Schriften 40. Darmstadt: v. Liebig-Verlag 1977, S. 46–93

DOERR, W.: Homologiebegriff und pathologische Anatomie. Virchows Arch., Abt. A, 383:5 (1979) (a)

DOERR, W.: Laudatio auf Paul Christian. Ruperto-Carola 61:51 (1979) (b)

EHRENFELS, Chr. v.: Über „Gestaltqualitäten". Vjschr. f. wissenschaftl. Philosophie 14:249 (1890)

EHRENFELS, Chr. v.: Über Gestaltqualitäten (1932). In: F. WEINHANDL: Gestalthaftes Sehen. Darmstadt: Wissenschaftl. Buchgesellschaft 1960 S. 61ff

FEUERBORN, H. J.: Zum Begriff der „Ganzheit" lebender Systeme. Naturwissenschaften 26:761 (1938)

GOETHE, J. W.: Zur Naturwissenschaft überhaupt, besonders zur Morphologie. Stuttgart und Tübingen: Cotta Bd. I (1817) Bd. II (1820)

GUSS, K.: Gestalttheorie und Erziehung. Darmstadt: Steinkopff 1975

HÖFLER, O.: Morphologie und Objektivität. In: F. WEINHANDL: Gestalthaftes Sehen. Darmstadt: Wissenschaftl. Buchgesellschaft 1960, S. 196

JAEGER, W.: Untersuchungen zu Farbkonstanz und Farbgedächtnis. S. ber. Heidelb. Akademie d. Wissenschaften, Mathemat. naturw. Kl., Jahrgang 1982, Ab. 5. Berlin-Heidelberg-New York: Springer 1982

JANZARIK, W.: Psychopathologische Konzepte der Gegenwart. Stuttgart: F. Enke 1982

JASPERS, K.: Die Aufgaben der Philosophie in unserer Zeit. Ruperto-Carola Bd. 22 Jhrg. 9, S. 55, Dezember 1957

KATZ, D.: Gestaltpsychologie. Basel: Benno Schwabe 1948

KLAGES, L.: Der Geist als Widersacher der Seele. Bd. I: Leben und Denkvermögen, S. 129. Leipzig: J. A. Barth 1929

KNOPP, K.: Mathematik und Kultur. Preuß. Jahrbücher 211:283 (1928)

KÖHLER, WG.: Die physischen Gestalten in Ruhe und im stationären Zustand. Eine naturphilosophische Untersuchung. Erlangen: Verlag der philosph. Akademie 1924/25

KÖHLER, WG.: Gestaltproblem und Anfang einer Gestalttheorie. Jahresber. Ges. Physiol. u. exp. Pharm. 3:512 (1925)

KÖHLER, WG.: Psychologieprobleme. Leipzig 1933

LIPPS, H.: Die Verbindlichkeit der Sprache. 3. Aufl. Frankfurt/Main: Vittorio Klosterman 1977

LUBOSCH, W.: Der Akademiestreit. Biolog. Zbl. 38:357 *und* 397 (1918)

LUBOSCH, W.: Was verdankt die vergleichend-anatomische Wissenschaft den Arbeiten Goethes? Jahrb. d. Goethegesellsch. 6:157 (1919)

MACH, E.: Beiträge zur Analyse der Empfindungen. Jena: G. Fischer 1886

METZGER, W.: Die Entdeckung der Prägnanztendenz. Die Anfänge einer nicht-atomistischen Wahrnehmungslehre. In: Flores D'Arcais 1975

METZGER, W.: Psychologie. 5. Auflage. Darmstadt 1975

OPPENHEIM, P.: Die natürliche Ordnung der Wissenschaften. Grundgesetze der vergleichenden Wissenschaftslehre. Jena: G. Fischer 1926

PETERSEN, H.: Die Eigenwelt des Menschen. Bios. Abhandlungen zur theoretischen Biologie Bd. VII. Leipzig: J. A. Barth 1937

PORTMANN, A.: Einführung in die vergleichende Morphologie der Wirbeltiere. 2. Auflage, S. 16. Basel und Stuttgart: Benno Schwabe 1959

RICKER, G.: Pathologie als Naturwissenschaft. Relationspathologie. Berlin: J. Springer 1924

RÖSSLE, R.: Referat über Entzündung. Verh. dtsch. path. Ges. 19:18 (1923)

ROTTEN, E.: Goethes Urphänomen und die platonische Idee. In: H. Cohen und P. Natorp: Philosophische Arbeiten. Gießen: A. Töpelmann 1913

SCHIPPERGES, H.: Es kommt darauf an, den ganzen Menschen zu erfassen. Ärzteblatt Baden-Württemberg 37:384 (1982) (a)

SCHIPPERGES, H.: Zum Topos von „ratio et experimentum" in der älteren Wissenschaftsgeschichte. Fachprosa-Studien S. 25. Erich Schmidt-Verlag 1982 (b)

SCHMITT, W.: Die Psychopathologie von Karl Jaspers in der modernen Psychiatrie. In: Die Psychologie des 20. Jahrhunderts. Bd. X. Zürich 1980, S. 46–62

STARCK, D.: Vergleichende Anatomie der Wirbeltiere Bd. 1. Berlin-Heidelberg-New York: Springer 1978

STEINKOPFF, J.: Semantische Betrachtung zum Begriff „Gestalt". Gestalt-Theory 1:9 (1979)

TRITTHART, A.: Neurophysiologische Gedächtnisforschung. Documenta Geigy 169 S. 5

UEXKÜLL, J. v.: Bausteine zu einer biologischen Weltanschauung. München: Bruckmann 1913

VIRCHOW, R.: Gesammelte Abhandlungen zur wissenschaftlichen Medizin. Frankfurt: Meidinger Sohn 1856

WEINHANDL, F.: Gestalthaftes Sehen. Ergebnisse und Aufgaben der Morphologie zum hundertjährigen Geburtstag von Christian v. Ehrenfels. Darmstadt: Wissenschaftl. Buchgesellschaft 1960

WERTHEIMER, M.: Untersuchungen zur Lehre von der Gestalt. Psychologische Forschung 4:301–350 (1923)

ZIEHEN, TH.: Vorlesungen über Ästhetik. 2:338 (Berlin 1925)

## Anmerkungen

1. WERNER HUECK hat in seiner Präsidialansprache (Verh. dtsch. path. Ges. 26. Tagg. München 1931) der philosophisch begründbaren Gestaltlehre gedacht. Auch sein Schüler GOTTFRIED HOLLE kennt sich vortrefflich aus (Lehrb. Allgem. Pathologie. Jena: VEB G. Fischer 1967).
2. Ich folge einer Anregung von Geh. Rat PAUL ERNST (Naturwissenschaften 14, S. 1075, 1926) und habe mich seit 1945 bemüht, *seine* Typologie der Medizinstudierenden zu konkretisieren. Ich verweise auf meine Darstellung in den Heidelberger Taschenbüchern Bd. 68, S. 41, Springer 1970.
3. DOERR-SEIFERT-UEHLINGER Bd. 16, Tl. I, S. 512, Springer 1983.
4. Verh. Dtsch. Ges. innere Med. 67, S. 205, 1961.

# 3. Prinzipien
   einer anthropologischen Medizin

# 3.1. Struktur und Inhalt einer aktuellen medizinischen Anthropologie

Pedro Laín Entralgo

Es ist das Alter, in dem der Mensch fühlt und weiß, daß er nie mehr das werden wird, was er früher in seiner Jugend hätte sein können; aber dieses Alter verschafft ihm auch, gleichsam als angenehme Entschädigung, die Gewißheit, sehr persönlich und real das zu besitzen, was er noch sein kann bzw. in vollendeter Weise ist. Und neben diesem Schönen die Bitternis, denn wer heute als Europäer das 65. Lebensjahr vollendet, der lebt in der Erinnerung an eine gemeinsame Vergangenheit, die großenteils von Tod, Zerstörung, Haß und Schmerz geprägt ist.

Ist es inmitten dieser erregenden Mischung von Gefühlen überhaupt möglich, auf eine Zukunft zu hoffen, in der das Leben über den Tod und die Hoffnung über die Verzweiflung siegen wird? Einer der größten Dichter spanischer Zunge, der Nicaraguaner RUBÉN DARÍO, schrieb diese unvergeßlichen Verse:
„Oh Jugend, du göttliche Gabe,
du entschwindest und kehrst nimmermehr.
Will ich weinen, versiegen die Tränen,
und sie rinnen, wenn ich nicht will.
Doch mein ist das goldene Morgenlicht!“
Es ist so. Solange im Herzen eines Menschen, wie alt er auch immer sein mag, der Entwurf eines wirklich persönlichen Vorhabens, gleichgültig ob von großer oder bescheidener Tragweite, entstehen kann, wird es am Lebenshorizont dieses Menschen immer die Möglichkeit eines goldenen Morgenlichtes geben.

Des öfteren habe ich geschrieben, daß die Geschichte eine Erinnerung ist an das, was gewesen ist, im Dienste einer Hoffnung auf das, was sein kann. Und ich frage mich, ob das nicht auch der wahre, letzte Schlüssel zum Werk eines Historikers der Medizin ist, in denen die Kontinuität des Gestern, Heute und Morgen — eine alle Krisen überbrückende Kontinuität, mögen sie noch so anhaltend, destruktiv und beunruhigend sein — den Ausblick auf eine Zukunft eröffnet, in der unser Planet endlich aufgehört hat, ein Schiff zu sein, in dem jegliche Hoffnung erloschen ist.

Wenn ich es recht sehe, werden hier der Menschheit drei Bedingungen gestellt, damit diese katastrophenfreie Zukunft möglich wird: ein klarer Verstand, ein fester Willen und die Fähigkeit, zu lieben. Weder das Handeln um des Handelns willen, noch vorübergehende Begeisterung oder kühle Beschränkung auf Zahlen und objektive Daten können als solche uns dem Untergang entreißen, auch dann nicht, wenn das Handeln energisch und die Begeisterung erforderlich sind und auf jeden Fall mit Zahlen- und Datenmaterial operiert werden muß. Als Historiker und besinnlicher Mensch wird man alle diese Überlegungen zu berücksichtigen haben, um den Ausblick auf eine schöne Zukunftsvision zu eröffnen, abseits von aller Utopie und durchaus im Rahmen eines vernünftigen und wohlüberlegten Entwurfes, nämlich auf das, was die Medizin und der Arzt von morgen sein können und sein müssen. Ich möchte ergänzend das so formulieren, daß die Erinnerung an Vergangenes und die Untersuchung des Gegenwärtigen auf diese Weise in den Dienst einer nichtutopischen Erwartung dessen, was sein kann und muß, gestellt werden.

Ich möchte mich nur mit *einem* der Punkte auseinandersetzen, die das hier entworfene umfassende Projekt beinhaltet, nämlich der Notwendigkeit, dem Arzt eine medizinische Anthropologie, die dem heutigen Niveau der Medizin und des Menschen angemessen ist, als verläßliche theoretische Grundlage seines Wissens und Wirkens an die Hand zu geben. Entgegen der fruchtbaren Behauptung von HELMHOLTZ, BRÜCKE und DU BOIS-REYMOND kann die Naturwissenschaft nicht das theoretische Fundament der Medizin sein. Wer an einer Krankheit leidet, wer gesundet oder stirbt, ist ein Mensch, d. h. ein natürliches Wesen und *zugleich* Person. Wissenschaft und Praxis der Medizin dürfen sich deshalb nur auf die richtige Erkenntnis dieses Wesens und auf eine seiner besonderen Realität entsprechende Beziehung zu ihm gründen. Wie kann das geschehen? Gerade so lautet die Fragestellung am Ausgang unseres tragischen und so erstaunlichen 20. Jahrhunderts.

Ich vertrete die Auffassung, daß an der heutigen Medizin sechs Hauptzüge zu erkennen sind:

*1. Die Molekularisierung,* d. h. die Einstellung, derzufolge die Realität eines pathologischen Phänomens aufgrund einer rigorosen Analyse der molekularbiologischen, d. h. biophysikalischen und biochemischen Prozesse verstanden werden muß, die die organische Störung bewirken und damit als unmittelbare Ursache der Entstehung und Konfiguration dieses Phänomens anzusehen sind. Nun ist der Terminus *Molekularpathologie* gewiß nichts Neues. Er wurde um die Jahrhundertwende von O. ROSENBACH mit programmatischem Charakter verkündet, und unter diesem Titel erschien 1935 das bekannte Buch von H. SCHADE. Aber erst erst als nach dem 2. Weltkrieg die angelsächsische *molecular biology* unter L. PAULING und vielen anderen Gestalt annahm, wandelte sich der Terminus zu einer die medizinische Forschung und das nosologische Denken beherrschenden Disziplin.

In der gegenwärtigen Situation erkennen wir in dieser Einstellung zur Pathologie den gemeinsamen Endpunkt, in dem zwei sehr charakteristische Prozesse der medizinischen Forschung im 20. Jh. konvergieren: die rasche Entwicklung der von den Amerikanern als *clinical pathology* bezeichneten Disziplin, also die Anwendung von Labortechniken zur Aufdeckung der die Krankheitsprozesse begleitenden organischen Störungen, und das fortschreitende Aufgehen der klassischen oder zellularen Gewebspathologie in der Pathobiochemie, ein Prozeß, der für alle erkennbar war, nachdem PETERS den Begriff der „biochemischen Läsion" geprägt hatte.

Wird die wissenschaftliche Erkenntnis menschlichen Krankseins letztendlich nur noch reine Molekularpathologie sein? Sicherlich nicht. PAULING selbst schrieb in diesem Zusammenhang: „Es gibt allerdings molekulare

Krankheiten — in einem gewissen Sinne sind sie es alle, ließe sich hinzufügen —, aber keine kranken Moleküle." Nichts ist einleuchtender. Krank ist der Patient, zu dessen Realität die molekulare Störung gehört, und gerade er muß untersucht und behandelt werden. So evident diese Feststellung auch sein mag, muß trotzdem mit Sicherheit angenommen werden, daß die Molekularpathologie sich auch in Zukunft dynamisch weiterentwickeln wird.

*2. Die Automatisierung* des ärztlichen Wissens um die Krankheit und die als Vorbedingung mit ihr einhergehende Formalisierung, da der menschliche Verstand nicht automatisieren kann, ohne zu formalisieren, d. h., ohne die unmittelbaren Erfahrungsdaten zu formalen Kennzeichnungssymbolen zu reduzieren. Wir stehen also vor der Formalisierung und Automatisierung der Medizin.

Das Ordnen medizinischer Erkenntnisse und die Regelung der Entscheidungsfindung durch die elektronische Datenverarbeitung haben gewaltige Ausmaße angenommen, seit R. S. LEDLEY, L. B. LUSTED und H. R. WARNER in den USA sowie A. PROPPE in Deutschland sich vor wenig mehr als 30 Jahren entschlossen für diesen Weg entschieden. Zwei Feststellungen mögen in diesem Zusammenhang genügen: G. WAGNER, P. TAUTU und W. WOLBER konnten 1978 nicht weniger als 827 Veröffentlichungen auflisten, die der Mathematisierung und Formalisierung von Diagnose-Prozessen gewidmet waren; K. SADEGH-ZADEH hat 1980 eine Bibliographie von 362 Titeln zusammengestellt, die sich ausschließlich mit den Anwendungen des Bayes'schen Lehrsatzes, also der induktiven Wahrscheinlichkeitsrechnung auf den diagnostischen Aufgabenbereich befassen.

Es ist dies nicht die Gelegenheit, um die erhaltenen Resultate im einzelnen zu prüfen. Möglicherweise gehört die Zukunft der Lustedschen Formel: der *physician-computer symbiosis.* „Es besteht keine Diagnosemöglichkeit ohne Arzt", schrieb N. WIENER, der Vater der Kybernetik. „Früher oder später würde der kontinuierliche, in sich geschlossene Betrieb derartiger medizinischer Automaten im Endergebnis zur Verursachung der unterschiedlichsten Krankheiten und zu einem lawinenartigen Ansteigen der Todesfälle führen", was jedoch die zunehmende Bedeutung des Computers für die medizinische Praxis nicht ausschließt. *Computer verändern die Medizin* lautet der Titel eines vielgelesenen Buches von MANFRED GALL.

*3. Die Personalisierung* von medizinischem Wissen und Praxis, d. h. die gezielte Ausrichtung von Diagnose und Behandlung des Patienten auf seine Kondition als Person und nicht nur aus der Sicht einer rein organistischen Auffassung vom Menschen.

Von jeher hat der Arzt Personen, nicht Sachen oder Tiere behandelt. Aber die wissenschaftliche und technische Rationalisierung der personalistischen Ausrichtung der Medizin begann zumindest formal erst, als L. VON KREHL in Heidelberg und G. VON BERGMANN in Berlin zu der Erkenntnis gelangten, daß es nur durch die Einführung der psychoanalytischen Lehre in die Pathologie und Klinik möglich sein würde, eine im wahrsten Sinne des Wortes menschliche Pathologie zu konzipieren bzw. Medizin zu praktizieren. Die Stationen dieses Weges sind bekannt: die Arbeiten der Vorläufer GRODDECK, FERENCZI und DEUTSCH, die Veröffentlichung des Sammelbandes *Psychogenese und Psychotherapie körperlicher Symptome* (1925) durch die von mir wiederholt als *Wiener medizinischer Kreis* bezeichnete Gruppe, die „Heidelberger Schule" mit der entscheidenden Gestalt V. VON WEIZSÄCKERS als dem bedeutendsten Planer und Schöpfer einer formal anthropologischen Schule und schließlich die Entwicklung und weltweite Verbreitung der „psychosomatischen Medizin" aus den USA.

Es mag häufig vorkommen, daß der Arzt aus Zeitmangel bzw. weil es ihm an Sensibilität oder Wissen mangelt, dieses Postulat vergißt. Trotzdem: kann eine Medizin zeitgemäß sein, in der der Patient nicht als Person verstanden und behandelt wird?

*4. Die Sozialisierung* der Tätigkeit des Arztes und des Krankheitsbegriffes. Die Sozialisierung des ärztlichen Beistandes begann im 19. Jh. mit den *Friendly Societies* des Vereinigten Königreiches, dem *Zemstvo*-System im zaristischen Rußland und den Krankenkassen des deutschen Reiches zu Zeiten Bismarcks. Aber erst in unserem Jahrhundert, in dem das Recht des Menschen auf eine fachlich einwandfreie ärztliche Betreuung weltweite Anerkennung erlangt hat, ist die Sozialisierung institutionalisiert worden und zu einem fundamentalen Bestandteil des öffentlichen Lebens aufgerückt. Zwischen der totalen Verstaatlichung der ärztlichen Praxis in der Sowjetunion und Einrichtungen wie *Medicare* und *Medicaid* in den USA hat die Neuorientierung der ärztlichen Betreuung ihren Niederschlag in zahlreichen Varianten gefunden, an denen noch Kritik geübt und Reformen vorgenommen werden. Es ist aber eine für jedermann unumstößliche Tatsache, daß eine mehr oder minder tiefgreifende Vergesellschaftung der fachlichen Betreuung des kranken Menschen ein in der Geschichte der Menschheit irreversibles Faktum ist.

Aber nicht nur die Tätigkeit des Arztes ist vergesellschaftet worden, sondern mit ihr auch der gesamte Krankheitsbegriff. Die Einreihung der Medizin unter die „Sozialwissenschaften" war das mit Verve vorgetragene Motto SALOMON NEUMANNS und des jungen VIRCHOW. Trotz der wertvollen späteren Arbeiten von MCINTIRE (1894), LAERTES CONNOR (1902) und MOSSE und TUGENDREICH (1912) sollte die soziologische Interpretation des Krankheitsprozesses erst mit dem Erscheinen der *Sozialen Pathologie* von A. GROTJAHN (1912, 2. Aufl. 1923) einen streng wissenschaftlichen Charakter erhalten und zugleich weltweite Verbreitung finden. Ohne sozial zu sein, kann die Medizin nicht mehr aktuell sein, wie das in jüngster Zeit erschienene Werk von H. SCHAEFER und M. BLOHMKE *Soziosomatik* überzeugend darlegt.

*5. Die Ökologisierung.* Die Haeckelsche Ökologie konnte nicht darauf beschränkt bleiben, eine rein zoologische Disziplin zu sein. Unser Jahrhundert hat auch den Menschen in den *oikós* mit einbezogen, zu dem auch unser Planet, die Gesellschaft und die Geschichte gehören, denn die „Heimstätte" des menschlichen Wesens hat zugleich eine planetarische, gesellschaftliche und geschichtliche Dimension.

Konnte es unter diesen Umständen ausbleiben, daß eine umfassende und im strengen Sinne ökologische Konzeption der Medizin entstand? Im Heidelberg unserer Zeit ist HEINRICH SCHIPPERGES, im Verein mit H. SCHÄFER,

G. WAGNER und M. BLOHMKE einer der großen Pioniere dieser notwendigen Ökologisierung der medizinischen Theorie und Praxis. Die Medizin des 21. Jh. wird unfraglich ökologisch — menschlich-ökologisch — ausgerichtet sein müssen.

*6. Die Umformung der menschlichen Natur.* Seit der Entstehung der Medizin im antiken Griechenland als *tékhnē iatriké,* mußte den Ärzten die Verbesserung der menschlichen Natur durch die Technik als ehrgeiziges Ziel vorschweben. Man lese z. B. aufmerksam die Schrift des HIPPOKRATES, deren Titel *Perì diaitēs* lautet. Aber erst durch die technischen Mittel, die in den letzten Jahrzehnten geschaffen wurden — neurochirurgische, psychopharmakologische und endokrinologische Verfahren, Mikroprozessoren, genetische Manipulation —, beginnt die Verwirklichung dieses großen Traumes in den Bereich des Machbaren zu rücken. Die heutige Medizin begnügt sich nicht mehr mit der Heilung und Prophylaxe von Krankheiten und der Festigung der Gesundheit, sie strebt vielmehr zumindest im Ansatz eine Umformung der menschlichen Natur an. Die Idee, wenn nicht einen Übermenschen, zumindest doch tüchtigere Menschen zu schaffen, gehört zum Zeitgeist unseres Fin-de-siècle.

Molekularisierung der Pathologie und Pharmakodynamik, Automatisierung der geistigen und technischen Arbeit des Arztes, Vergesellschaftung der medizinischen Praxis und Theorie, Personalisierung von Diagnose und Therapie, Ökologisierung des Gesamtbereiches der Medizin, Umbildung der menschlichen Natur — das sind die sechs Grundzüge der heutigen Medizin. Zusammen konfrontieren sie uns mit einer kategorischen Herausforderung: besteht überhaupt die Möglichkeit, dem Arzt als gültiges Fundament seines Wissens und Handelns eine medizinische Anthropologie anzubieten, in der alle diese in gewisser Hinsicht auch widersprüchlichen Züge in angemessener Weise präsent sind? Um es präziser auszudrücken: ist eine medizinische Theorie denkbar, die gleichzeitig molekular, personalisierend, soziologisch und ökologisch ist? Wie muß die ärztliche Diagnose aufgefaßt werden, damit sie zugleich pathologisch-molekular, persönlich, automatisiert, soziologisch und ökologisch ist? Wie kann die therapeutische Theorie, das Postulat, einen Menschen zu heilen, und das Bestreben, eine Natur zu verbessern, technisch und ethisch miteinander kompatibel machen?

Wenn es eine Stadt gibt, in der man diesen Fragen ein aufmerksames Gehör schenken muß, dann, so scheint mir, ist das Heidelberg. Der geistigen Tradition Heidelbergs gehören MAX WEBER und KARL JASPERS, LUDOLF VON KREHL und VIKTOR VON WEIZSÄCKER an.

Die Herausforderung, auf die ich mich vorhin bezogen habe, läßt sich konkret folgendermaßen formulieren: Warum sollte eine weltumspannende medizinische Anthropologie, die die heutige Medizin benötigt, nicht von Heidelberg ausgehen? „Was ist dein Beruf?" lautet die Frage, die König Lear in der berühmten Tragödie von SHAKESPEARE an Kent richtet. „Nicht weniger zu sein, als ich scheine", antwortet Kent. Im Zusammenhang mit einer ebenso möglichen wie notwendigen medizinischen Anthropologie sollte die Antwort Kents für Sie in Heidelberg und für uns in Spanien, in Madrid, ein ständiges Leitmotiv sein.

# 3.2. Aspekte einer Anthropologischen Medizin

Heinrich Schipperges

## 1. Einführung

Unter Anthropologie verstehen wir in der Regel eine möglichst umfassende
Menschenkunde, die neben den somatischen Aspekten auch alle psychischen
und sozialen Faktoren berücksichtigt, den „psychosozialen Kontext". Als „Anthropologie im weitesten Sinne" hatte schon RUDOLF VIRCHOW seine „Ein-
heitslehre vom Menschen" auffassen wollen. Alle Aspekte einer Menschenkunde bestehen demnach zurecht, sollten aber deutlicher unterschieden und
womöglich zu einer Synopsis gebracht werden.

Die im Umgang mit den modernen Modellwissenschaften geradezu gesetz-
mäßig einsetzende Desintegration unseres Gesamtwissens gewährt uns freilich
keinen selbstverständlichen Einblick mehr in einen anthropologischen Habitus; sie muß vielmehr stetig und beständig durch Information und Kommunikation überbrückt werden. Aus dieser Einsicht heraus beschränkt sich die moderne Anthropologie auf eine Art von synchronischer Strukturforschung, aus
der heraus sie ein möglichst breites Feld des Physischen, des Psychischen und
des Sozialen zu bearbeiten sucht. Sie ist weitgehend getragen von der ernüch-
ternden Einsicht, daß sich biologische Daten und philosophische Begriffe eben
nicht ohne weiteres zueinander ergänzen oder gar gemeinsam interpretieren
lassen.

Der Mensch zeigt sich in unseren Tagen in erster Linie, so scheint es, zum
Sozialen hin geöffnet: Er repräsentiert weniger eine ökonomische Organisation, ist vielmehr eher auf Proportionen eingestellt, die, wie schon HERDER
sagte, „im Mutterleibe nicht ausgebildet werden konnten", und damit offen in
einem ökologischen System. Auf der Basis einer „Biologischen Anthropologie", die alle Bereiche der Evolutionslehre, einer Pathologie wie der Verhaltensforschung umfaßt, baut sich demnach eine „Sozialanthropologie" auf, die
den Menschen in seiner Umwelt und mit seiner Lebenswelt zeigt. Vertieft wird
diese Welt durch eine „Kulturanthropologie" mit allen historischen, ethnologi-
schen, politischen und auch ästhetischen Aspekten sowie durch eine „Psychologische Anthropologie" mit ihren Fragestellungen einer Kommunikation und
Interaktion. Dahinter erst weitet sich der Horizont einer recht unkonventionell
vorgetragenen „Philosophischen Anthropologie", welche die Probleme einer
Psychoanalyse und transkulturellen Psychiatrie ebenso berücksichtigt wie das
verdichtete Fragenfeld der Sprache, der Sinne, des Verstehens, des Glaubens,
der Werte.

Anthropologie in diesem weiten Verständnis läßt sich kaum noch reduzieren auf eine exakte Wissenschaft, auf ein Modell, auf eine Disziplin. „Mensch" und „Natur" bilden immer nur zwei verschiedene Positionen, wobei die Natur eine „Evolution nach außen", der Mensch eine „Evolution von innen her" erfährt. Der Mensch muß daher seine Kontinuität aus dem Vergangenen suchen, um sie fruchtbar weiterzuführen. Er weiß nichts im voraus, obwohl gerade er essentiell auf Zukunft angelegt ist.

Erst wenn wir das Wesentliche der heute vorherrschenden „Modellwissenschaften" verstanden haben, werden wir begreifen, warum sie keine Anthropologie sein können, obwohl sie alle dies — meist unbewußt — beanspruchen. Diese Wissenschaften bilden keine Wirklichkeit ab; sie geben nur Ausschnitte einer Realität; sie beschränken sich auf ein Schema, ein Muster, eben ein Modell. Sie geben uns erstaunliche Aspekte, auf die wir nicht mehr verzichten können; aber sie bieten keine Perspektive auf die Wirklichkeit der Welt, des Menschen oder auch einer Gesellschaft.

Gerade unter diesem methodologischen Vorbehalt erscheinen uns die älteren Konzepte der Heilkunde, und hier besonders der Theoretischen Pathologie, als heuristische Muster, die uns dann auch als Perspektiven zu dienen vermögen für eine Medizinische Anthropologie. Wir beschränken uns daher bewußt auf Aspekte, wenn wir von einer Anthropologie, und darin eingeschlossen die Theoretische Pathologie, sprechen.

Von einer „sogenannten theoretischen Pathologie" hatte WILHELM GRIESINGER bereits 1867 gesprochen, einer Theoretischen Pathologie, die aber sofort „eminent praktisch" werden müsse, weil sie nicht nur die Medizin „mit der Physiologie und der feineren Anatomie" vermittelt und verbindet, sondern weil sie es ist, die allein auch „dem ärztlichen Urteil und Handeln eine rationale Basis" gewährt. Ärztliches Denken, Wissen und Handeln kommen in einer solchen Theoretischen Pathologie erst zum Einklang.

In der Gleichgewichtigkeit zwischen Theorie und Praxis, Konstruktion der Natur und historischer Kritik, Mensch und Welt, Objekt und Subjekt bekommt eine Wissenschaft ihren letzten Ernst, und wie sehr erst — so GRIESINGER — „die an rationellen Interaktionen so arme, an Illusionen so reiche praktische Medizin".

Wir konzentrieren uns bei unseren Aspekten einer Anthropologischen Medizin auf ein historisches Modell, das man durchaus als Konzept einer Theoretischen Pathologie begreifen kann, auf Begriff und Struktur der Medizinischen Anthropologie bei FRIEDRICH NASSE (1778-1851).


## 2. Modell einer Anthropologie bei Friedrich Nasse


CHRISTIAN FRIEDRICH NASSE wurde am 18. April 1778 in Bielefeld geboren, wo sein Vater JOHANN CHRISTIAN NASSE (1704-1788) als Kreisphysikus amtierte. Nach seinem Medizinstudium in Halle, wo er MECKEL, REIL und SPRENGEL hörte, wurde FRIEDRICH NASSE mit einer Dissertation über das Thema „De neuritide" promoviert. Eine Berufung als Geburtshelfer nach Berlin, die auf Betreiben von REIL zustandekam, lehnte er 1810 ab. In den Jahren 1814 und 1815 finden wir ihn, dem Stil der Zeit entsprechend, auf einer Bildungsreise, die ihn nach Göttingen, Dresden und Weimar führte.

Im Jahre 1815 wurde NASSE auf den Lehrstuhl seines Lehrers REIL nach Halle berufen; zugleich wird er Vorsteher des klinischen Krankenhauses, das 1806 eröffnet worden war. Aber bereits im Jahre 1819 folgt NASSE einem Ruf an die junge Universität Bonn, wo er bis zum Ende seines Lebens wirkte. NASSE wurde fünfmal zum Dekan gewählt, war jedoch niemals Rektor der Universität. Zu seinem 50jährigen Doktorjubiläum (1850) wurde die Nassestiftung zum Besten der Witwen und Waisen von Ärzten ins Leben gerufen.

Am Bonner „Hospitalklinikum" wie auch am „Poliklinikum" hat sich NASSE als der große klinische Lehrer seiner Zeit entfalten können. Hier sind seine modernen Unterrichtsmethoden und -techniken entstanden, und hier schuf er ein pathologisches Klinikum für Anfänger, das später zu einem therapeutischen Klinikum erweitert wurde. Damit hat NASSE der „physiologischen" Richtung in der Medizin zum Durchbruch verholfen, wie er auch als der erste deutsche Kliniker gilt, der die physikalische Diagnostik am Krankenbett übte und das Mikroskop in die klinischen Vorlesungen gebracht hat. CHRISTIAN FRIEDRICH NASSE starb im April 1851.

Seine Veröffentlichungen umfassen 283 Einzelarbeiten, wobei zahlreiche Übersetzungen und Hinweise mitberücksichtigt wurden. An 29 Zeitschriften hat FRIEDRICH NASSE mitgearbeitet, dabei vielfach in der verantwortlichen Tätigkeit des Herausgebers. 152 Dissertationen sind unter NASSE entstanden, darunter allein 140 aus seiner Bonner Lehrzeit. Sein Denken und Lehren fortgesetzt haben nicht zuletzt die großen Schüler: allen voran JOHANNES MÜLLER (1801–1859), der Begründer der modernen Physiologie, aber auch JOHANN FRIEDRICH DIEFFENBACH (1792–1847), der große Chirurg des 19. Jahrhunderts, nicht zuletzt die Söhne HERMANN NASSE (1807–1892), Professor der Physiologie in Marburg, und WERNER NASSE (1822–1889), Professor der Psychiatrie zu Bonn.


## 2.1. Der Gegenstand der Anthropologie

Daß Anthropologie als Lehre vom Menschen auch die Wesenszüge des kranken wie gesunden Menschen umfassen müsse, das — so NASSE in seiner „Zeitschrift für die Anthropologie" 1 (1823) 4 — hätten weitschauende Ärzte schon immer erfaßt. Obgleich nun im 16. Jahrhundert schon, bei OTHO CASMANN etwa, „der Name der Anthropologie bereits in seiner wahren Bedeutung ausgesprochen" worden sei, hätten doch noch Jahrhunderte dahingehen müssen, bevor die Lehre vom Menschen „im Organismus der Naturerkenntnis" systematisch strukturiert werden konnte.

Erst in seinen Tagen sieht NASSE nunmehr den Zeitpunkt gekommen, wo sich die Anthropologie „die Lehre vom ganzen Menschen" zum Gegenstand wissenschaftlicher Erkenntnis mache, ein merkwürdiges Phänomen, das man sicherlich aus der Sache selbst heraus verstehen müsse. „Gerade an einer so reich ausgestatteten Natur, wie der des Menschen, mußte am meisten zu teilen sein, und so zerfiel sie denn an Psychologen, Zoologen, Physiologen und Anatomen — ein jeglicher nahm sein Teil".

Was für ein Unding aber, daß gerade „der, welcher über sich selbst Belehrung sucht, jedesmal bei verschiedenen Fakultäten anfragen muß". Was für ein Mißstand für die ärztliche Ausbildung, daß man überall die verschiedensten Disziplinen findet, aber „nirgends die Lehre von dem ganzen Sein und Leben des Menschen". Wo sollte ein werdender Arzt dieses System finden? „Wenn nun hier nicht in einer Lehre, die den Beruf hat, die ganze Menschennatur wissenschaftlich zu erkennen, das in der physiologischen und psychologischen Forschung Gesonderte für die Betrachtung des Menschen wieder zusammengefaßt, wieder vereinigt wird, wo in aller Welt soll es dann geschehen!"

NASSE bedauert es, daß gerade die bisherige Anthropologie als „die Lehre vom Menschen" nicht in der Lage war, „den Menschen zu finden". Man verwechselte sein Wesen mit seinen physischen Bedingungen und seinen moralischen Hervorbringungen. Und so sei die Anthropologie vielfach herumgeirrt; man habe sie in die Naturgeschichte verwiesen, der Psychologie zugeordnet oder gar den Philosophen überlassen. Warum aber findet man nirgends, fragt NASSE verzweifelt, „die Lehre von dem ganzen Sein und Leben des Menschen"? Und wo auch in aller Welt sollte man sie finden, wenn nicht in der Medizin!

Die Medizin hat diese so wichtige Aufgabe erst noch zu leisten; daran kann auch für NASSE kein Zweifel sein, wenn er beklagt: „Das Leben der Anthropologie ist erwacht, aber es hat sich noch keinen Organismus gebildet". Eine solche Anthropologie aber, als „eine auf wissenschaftliche Forschung gegründete Lehre", hat keinen leichten Auftrag: Ist ihr Gegenstand doch der Mensch — „das Offenste und doch wieder das Geheimnisvollste auf Erden", wenn wir uns sein an pathischen Zügen so reiches Schicksal vor Augen stellen.


## 2.2. Das biographische Szenarium

Neben seiner naturhaften Gestaltung ist daher von einer umfassenden „Menschenkunde" ein weiterer wesentlicher Aspekt des Menschen darzustellen, seine historische Erscheinung: wie er ward und was aus ihm wird. Die Physiologie der Menschennatur beginnt mit der Zeugung, und sie begleitet beständig die Entwicklung und Ausreifung des Gezeugten. Die antenatalen und perinatalen Bedingungen des Lebens sind ebenso Gegenstand dieser Theoretischen Pathologie wie die „ganze Welt voll mannigfaltiger Zustände und Verhältnisse" (l. c. 23), welche die befristete Lebenszeit des Menschen umbranden, eine ganze Welt, „von der wir zwar vieles enthüllen könnten, die uns aber dennoch noch großenteils verborgen ist" (l. c. 23). Eine Gliederung der Anthropologie in einen psychologischen und einen physiologischen Teil hat somit lediglich eine didaktische oder heuristische Bedeutung. Das zeigt uns jeder Blick auf das biographische Szenarium des Menschen! Der „psychologische" Aspekt hängt hier so sehr mit der Betrachtung des ganzen Menschen zusammen, „daß er ohne ein Zerreißen dieses letztern sich nicht als eine von der Anthropologie gesonderte Disziplin behandeln

läßt". Der Psychologe bedarf daher stets der „Berücksichtigung des Leibes".
Aber auch der Physiologe sollte bedenken, daß er immer nur einen Aspekt berücksichtigt, auch wenn er die Bahn zum Gehirn und zu den Nerven beschreitet. Ein jeglicher soll in seinem Teil forschen, ohne das Ganze zu vergessen: die
„Psycho-physiologie der Menschennatur".

Es war in neuerer Zeit vor allem VIKTOR VON WEIZSÄCKER, der in der zusammen mit MARTIN BUBER herausgegebenen Zeitschrift „Die Kreatur"
(1926) an den Anfang der Medizin die „biographische Szene" gesetzt hatte und
damit das Gespräch. Der Anfang der Medizin ist nicht das Wissen, sondern
das Fragen. „Das Erste ist nicht, daß ich das Ich erkennen muß, sondern daß
ich mit ihm sprechen muß". Das Ich kann nicht zum Objekt werden; es ist kein
Etwas, sondern immer ein Du! Diese Erkenntnis — so meinte VIKTOR VON
WEIZSÄCKER — ist im Grunde schon die Methode jener Medizinischen Anthropologie, die nicht zuletzt unsere moderne Medizin in Bewegung gebracht
hat und von der auch FRIEDRICH NASSE meinte, daß das Leben der Anthropologie nun endlich erwacht sei.

Die Anthropologie hat den ganzen Menschen, in seiner Natur, mit seiner
Geschichte, in seiner Gemeinschaft, zu befragen, zu erkennen, zu behandeln.
Es ist das „Wandelnd-Beharrende", das hier „nach der Entfaltung seiner Natur" im „Verlaufe dieser Entfaltung" erst zum Gegenstande wird. „Die Anthropologie soll den Menschen nach seiner Natur und seiner Erscheinung erkennen". Drei Grundfragen sind damit prinzipiell aufgetan und fortan nicht mehr
von der Hand zu weisen, nämlich: „Wie ward der Mensch, was ist er, und was
wird er sein?"

Hier treten Probleme auf wie: das Geschlecht, das Alter, das Temperament,
Gestus und Habitus, die Mimik — alles in allem: die Zeugung und „die erste
Entwickelung des Gezeugten", ferner „sein Verhältnis zu andern Menschen",
und schließlich: alle Lebensphasen als Kind, als Erwachsener, als Greis, im
Wachen und im Schlafen, in jeder Gemütsstimmung, kurzum: „eine ganze Welt
voll mannigfaltiger Zustände und Verhältnisse" mit allen kritischen Übergängen bis hin zu einer „Physiologie und Psychologie des Todes".


## 2.3. Verhältnisse zur Mitwelt und Umwelt

Diesem inneren Lebenskreis tritt nun mit der Außenwelt ein weiteres Bezugssystem gegenüber: „das Verhältnis des Menschen zum Menschen und das des
Menschen zu allem anderen, womit er das Erdendasein teilt". Hier treten in gesteigerter Form die gleichen Phänomene auf: die Bewegung, die Gestalt, die
Sprache, das Geschlechtsverhältnis, die Verschiedenheiten des jeweiligen Alters, Temperaments, der Rasse.

Zu berücksichtigen bleibt hier die Umwelt als solche: Einflüsse der Luft,
des Lichts, der Wärme, Einflüsse aus Tier- und Pflanzenreich, darin eingeschlossen alle Konflikte im Umgang mit dieser Natur, die nun einmal des
Menschen Alltag beherrschen. Hier erst wird die „Naturgeschichte" lebendig,
kommen die „Lebensmittel" zur Geltung, zeigt sich der „angemessene Ort" je-

des einzelnen und die Bedeutung einer Rassenzugehörigkeit, besonders aufdringlich aber das spezifische Geschlecht.

„Die Geschlechter sollen", schreibt NASSE sarkastisch, „entstanden sein der Zeugung wegen", eine Ableitung, die ebenso bündig ist wie die, daß die Schmetterlinge da seien zur Übertragung des Blütenstaubes von einer Pflanze zur anderen. Warum sollte denn nicht, nach GOETHES Wort, „die Fortpflanzung der Menschen durch einen vernünftigen Diskurs, ohne Geschlechtsverschiedenheit, möglich gewesen sein?"

Woher also die so auffallende Verschiedenheit der Geschlechter? „Wir können hier die seltsamen Meinungen über das, wodurch nach neueren Anthropologen die Geschlechtsverschiedenheit bedingt sein soll, auf sich beruhen lassen. Wasserstoff und Sauerstoff, positive Elektrizität und negative, Lichtkraft und Schwerkraft werden für diese Verschiedenheit zu Hülfe gerufen; aber erst durch einen tüchtigen Sprung gelangen die Erklärenden über alle diese Stoffe und Kräfte hinweg in jenes Reich des höheren Lebens, wo Mann und Weib, noch mehr geistig als leiblich sowohl gesondert als in der Sonderung vereint, einander gegenüber stehen" (Zschr. Anthrop. 1 (1823) 271).

NASSE erscheint es wesentlich für die sexuelle Differenzierung des Menschen, daß hier das „vollkommene Sich-durchdringen des Entgegengesetzten" kein Produkt mit „neutralisierten Eigenschaften" ergibt, vielmehr immer „ein relativer Überschuß des männlichen oder weiblichen Faktors" bestehen bleibt. Vor allem auf dem Gebiete der „Geschlechtsbestimmungen" sei bisher alles nur „Vermutung" geblieben. Hierzu müßte es vielleicht doch einmal möglich sein, „eine Schätzung der Kräfteverhältnisse im Zeugungsmomente selbst" durchzuführen (l. c. 273/4), um auf das Ganze des gesunden und kranken Menschen zu stoßen.


## 2.4. Das Ganze um den kranken Menschen

Mit der Hereinnahme von Umwelt und Mitwelt in die Anthropologie sind wir erst in der Lage, nun auch das Ganze um den kranken Menschen zu betrachten. „Die Betrachtung des einzelnen führt dann zu der des Gesamtverhältnisses, worin Mensch und Natur nach ihren beiderseitigen wechselnden Zuständen, in Übereinstimmung oder in Zwiespalt, und was den Menschen betrifft, für sein geistiges wie sein leibliches Dasein, zueinander stehen" (Zschr. Anthr. 1 (1823) 25).

Dieses Ganze um den kranken Menschen hatte PARACELSUS noch im Auge, als er von der „herzhaften Hausgemeinschaft" sprach, die das selbstverständliche Milieu eines Kranken sein sollte. Und so sehr auch der Arzt seinem Patienten wohl will, so sehr er auch — sagt PARACELSUS — alles ordnet „und ein jegliches versieht, wie es sein soll", was hilft das alles an technischen Diensten, wenn die Diener selber ein anderes Herz haben als der Kranke! Das ganze soziale Mikromilieu muß mit hineingeflochten sein in den Heilungsprozeß, sonst erwächst daraus nur ein Kranz an neuen Übeln. „Darum so soll da *ein* Herz sein! So nur gehet des Kranken Gesundheit voran, so soll ihm geholfen werden und gedienet dazu: vom Kranken selbst, vom Arzt, von denen im

Haus und von allen denen, die sich im Haus behelfen müssen. Und sie sollen alle mit gleichem Herzen verfaßt sein!"

Hier ist mit schlichten Worten jener Einheit der medizinischen Dienste in einem geschlossenen anthropologischen Feld das Wort geredet, die auch heute noch unser großes Problem geblieben ist. Nicht nur der Arzt ist angesprochen, auch alle Helfer, nicht nur die Apparate und Rezepte sind gemeint, sondern auch Pflege, Begleitung, umfassende Sorge und Nachsorge. Gemeint ist nicht zuletzt aber auch der Kranke selber, nicht nur sein Mitsprechen, sondern auch seine Selbsthilfe.

Im Jahre 1838 hat NASSE mit MAXIMILIAN JACOBI eine „Zeitschrift für die Beurteilung und Heilung der kranken Seelenzustände" begründet. Hier kommt er noch einmal auf sein altes Anliegen der Anthropologie zu sprechen und versucht die somatisch-psychischen Zustände näher zu klären. Medizin und Psychologie genügen ihm nicht, die Zustände des Irreseins zu erkennen und zu behandeln; dieser Zustand fordert ein besonderes, „ein eigentümliches Gebiet der Forschung". Physiologie und Psychologie bieten zwar ihre Kenntnisse an, sichern aber nicht die eigenständige Methodik dieses neuen Gebietes. Hier genügt nicht das naturwissenschaftliche Analysieren; hier muß zur Spekulation immer auch die Empirie treten. Vor allem müsse das Leib-Seele-Verhältnis neu durchdacht, systematisch bezweifelt und von Grund auf konzipiert werden. Es gilt in allem: Kenntnisse anstelle der Meinungen zu setzen. „Sind denn die Sachen im Klaren, so werden sich auch die Formen schon fester stellen, als sie bei dem schwankenden Stande jener es bis jetzt zu tun vermochten."

Hierzu hat in erster Linie eine Physiologie zu dienen, die über die Theoretische Pathologie unmittelbar hineinreicht in alle Bereiche der Therapeutik. „Und so steigt denn die Physiologie unserer Zeit nur mühsam wieder hinan zu den umfassenderen Zweigen, mit denen die Alten die physiologische Forschung begonnen" (Über den Begriff und die Methode der Physiologie, 1826).

In dieser anthropologischen Grundfigur von „Not und Hilfe" sind der „Mensch in Not", der „homo patiens", und sein Gegenspieler, der „Mensch als Helfer", der „homo compatiens", bereits unmittelbar verknüpft zur Einheit eines solidarischen Wirkungsganzen. Was wir hier finden, das ist einmal die Möglichkeit zur Teilnahme am Leiden, an den Ängsten und Sorgen eines Mitmenschen, zum andern aber auch das Phänomen der Mitmenschlichkeit, das „Menschsein mit dem Menschen" (BUBER), mit allen Phasen und Graden der Solidarisierung.


## 2.5. Therapeutische Konsequenzen

Am Krankenbett läßt NASSE nichts anderes gelten als die an der Theorie prinzipiell ausgerichtete und immer wieder von neuem geschulte Praxis. Hier geht es ausschließlich um die „Bestellung des Lebenszustandes", um die Therapie, den ärztlichen Dienst. In seinem „Handbuch der speziellen Therapie" (1830) bezieht sich NASSE ausdrücklich auf den ursprünglichen Begriff von „therapeuo" als einem Dienen, Pflegen und Helfen. Die Heillehre umfaßt dabei ebenso das Verhüten und Erleichtern wie das Heilen.

Das Handwerk des Arztes ist nun einmal dadurch ausgezeichnet, daß es nicht nur immer wieder von neuem das natürliche Gleichgewicht aufrechterhalten oder wiederherstellen muß, sondern daß es sich hier um hilfsbedürftige und hilfesuchende Menschen handelt, die behandelt werden sollen. Das aber setzt jedes Mal eine eigenständige Theorie voraus und damit einen anthropologischen Habitus. Das Verhältnis von Praxis und Theorie ist es, das NASSE einem Methodenstreit erster Ordnung zuführen will und das über die aktuellen Probleme des ärztlichen Alltags einer neuen Medizinischen Ethik den Weg bahnen sollte.

In erster Linie legt NASSE Wert auf die Begründung einer wissenschaftlichen Diagnostik. Er war es, der 1834 bereits die Auskultation und die Perkussion eingeführt hat. Neben der Spirometrie und einer Pulszählung benutzte er das Mikroskop zum Nachweis von Blut und Eiter sowie zur Prüfung von Auswurfstoffen. Exkrete und Sekrete wurden nach spezifischem Gewicht, chemischer Reaktion, dem Verhalten gegenüber Alkohol analysiert, wobei der Stuhl in seinen Formen, Farben, Gerüchen ebenso minuziös beschrieben wird wie das psychische Verhalten. Vor allem aber gehört in den medizinischen Unterricht das, was man später die „NASSE-Schulung" genannt hat, nämlich: 1. jene eigene und lange Beobachtung von einigen wenigen Patienten, die verhindert, daß theoretische Konzeptionen zu einem iatrogenen Artefakt erstarren oder gar hospitalisiert werden; und 2. das umfassende und sorgfältige Eingehen auf alle Lebensumstände eines jeden Kranken, das allein die Motivation für den vielfältig gestaffelten Indikationsgang bildet und den Erfolg für den ärztlichen Eingriff garantiert.

Eine solche ärztliche Bildung aber wäre auf die Dauer gar nicht denkbar und nicht durchzuführen, stünde dahinter nicht auch eine strukturierte Theorie vom Menschen, eine Theorie freilich, die nun wieder ganz und gar der Praxis zugewandt sein sollte und die sich um keinen Preis ein systematisches Aussehen erzwingen dürfe. „Hier gilt es" — so im Handbuch (1830) —, „Menschenleben auf dem sichersten Wege zu erhalten; es für theoretische Postulate aufs Spiel zu setzen, wird zu einer durch Verbreitung unbegründeter Lehre sich ins Unermeßbare steigernden Schuld."

Daraus ergeben sich sofort weitere Konsequenzen für das gesamte Medizinalwesen, die eine Medizinalreform auf breiter Basis nach sich ziehen müßten. Eine solche durchgreifende Medizinalreform läßt sich nach NASSE nur im grundlegenden Umbau der Sozialordnung und damit auch der Standesordnung ermöglichen, wobei in beiden Fällen die „Natur" und die „Geschichte" gehört werden sollen.

Daraus leiten sich drei dominierende Postulate ab: 1. Der ärztliche Beruf erfordert Freiheit. Der Arzt dient seinem inneren und ältesten Berufe nach einer Idee: Er soll die Gesundheit auf Erden zur Herrschaft bringen; er soll die „reine Naturgestalt des Menschen" wiederherstellen und erhalten. Darum muß der Arzt „selbständig, klar und frei sein und bleiben". 2. Arzt und Patient stehen in einem Partnerverhältnis. Kranker und Arzt sitzen in einem Boot, stehen an einer Front, ziehen am selben Strang. „Je bedrängter die Lage des Arztes, desto bedrängter auch die des Kranken." Ein Kranker muß am gedeihlichen Verhältnis zu seinem Arzte interessiert sein. Er soll in ihm nicht nur den Krankenwärter sehen, sondern auch den Wissenschaftler und nicht zuletzt den Menschen, der als solcher seine Rechte zu fordern hat. 3. Bei der Neuorganisation des Ärztestandes sollen die Ärzte sich zu einem Verein zusammenschließen, der in ein staatsunmittelbares Institut übergeht, in eine Art autonomer Kammer mit einer Selbstverwaltung und einer selbstverwalteten Zentralversorgung.

Eine solche gemäßigte Sozialisierung scheint NASSE gerechtfertigt, weil Heilkunst und Staatswesen im Grunde die gleichen Zwecke haben. Ist doch der Ärztestand in erster Linie als staatsbildendes Prinzip anzusehen: Der Arzt ist ein Aktivbürger und damit der profilierteste Kulturträger in unserer Gesellschaft. Fließen doch die Freiheit, die der Staat meint, und die Freiheit, die der Arzt meint, im Grunde in die Freiheit der Vernunft zusammen. Der sittlich autonome Mensch ist und bleibt das Ziel des Arztes wie des Staates.

Sind die Fragen eines geordneten Gesundheitswesen in einem Staate gelöst, dann erst werden Staat und Ärzte gemeinsam an die großen Aufgaben der Zukunft herangehen können: an die Bekämpfung der Krankheiten und an eine Vorsorge für die Gesundheit. Dann erst wird der ärztliche Stand wieder jene Stellung in der Gesellschaft erhalten, die er in den alten Heilkulturen so selbstverständlich innehatte —, und der Arzt wird wiederum werden: „der Berater der Gemeinden, der Gesundheitsfreund". Daraus NASSES selbstverständliches Bekenntnis: „Den Arzt ruft sein Geschäft zum Zeugen der großen Szenen des Lebens, wo Freude und Trauer, Scheiden und Wiedergewinnen, mächtig die Herzen der Menschen erschüttern" (Von der Stellung der Aerzte im Staate, 1823).


## 3. Grenzen einer Medizinischen Anthropologie

Die Medizinische Anthropologie kann — wie exemplarisch gezeigt werden sollte — auf eine breitangelegte, eigenständige Überlieferung zurückgreifen, die seit der Aufklärung einen durchaus autochthonen Charakter annahm und aus sich selbst heraus immer wieder neu reflektiert werden konnte. Das Selbstverständnis des Menschen kreist nicht von ungefähr zu allen Zeiten um die gleichen Probleme, die dann doch jeder Mensch und jede Zeit wieder anders und neu zu sehen sucht. Diesem Dilemma hat sich in jüngster Zeit und erstmals systematisch die „Historische Anthropologie" gestellt, indem sie sich dem Gestaltkreis humaner Konstanten bei gleichzeitiger historischer Variabilität widmet. Es ist kein Zufall, daß im Verlaufe der Entwicklung alle die so reichen Metaphern der Natur — mit Quelle, Strom, Landschaft — immer wieder auch auf die Geschichte und des Menschen Schicksal angewandt worden sind. Historie ist hier wirklich — wie NOVALIS dies formuliert hat — nichts anderes als „angewandte Anthropologie".

Vor allem die Kategorien um Kranksein und Heilung wurden als Grundfragen menschlicher Existenz überraschend in den Mittelpunkt des öffentlichen und privaten Interesses gerückt und zum Gegenstand historischer, medizinischer und anthropologischer Feldstudien gemacht, nachdem sie im Jahrhundert der Wissenschaft vom positivistischen Historismus aufgeklärter Philosophen wie auch von einer sich als angewandte Naturwissenschaft verstehenden Medizin vernachlässigt wurden.

Auf dem Hintergrund dieser universalhistorischen Konzeption ist zunehmend jene „Historische Anthropologie" in die Diskussion gerückt, die sich der „Natur" des Menschen nur annimmt, um seinen geschichtlichen „Weg" zu begleiten. Selbstbegegnung und Erkundung auf vielen historischen Wegen, damit auch die Erfahrung einer Pluralität von Kulturen, halten sich in dieser anthropologischen Konstellation die Waage. Der Begriff einer solchen „Historischen Anthropologie" ist am eindeutigsten von ERNST TROELTSCH (1902) formuliert worden: „Die moderne Historie ist ein Prinzip der Gesamtanschauung alles Menschlichen", aller menschlichen Dinge, der Größe und des Elends, der Not und der Hilfe. Die konkreten Leistungen menschlichen Forschens, etwa in den Naturwissenschaften oder der Medizin, verbinden sich hierbei ständig mit dem humanistischen Bildungsbegriff der Geschichtswissenschaften: Sie korrespondieren gleichsam miteinander, so sehr sie auch methodologisch differieren. Daraus wird von TROELTSCH ein Wissens-Postulat abgeleitet, das lautet: „Einer der wichtigsten Grundzüge der neueren Welt ist die Ausbildung einer restlos historischen Anschauung der menschlichen Dinge."

ADOLF PORTMANN versuchte darüber hinaus dem Aufbau einer integrierten „basalen Anthropologie" vorzuarbeiten, einer Anthropologie, die man auch die empirische, eine analytische, eine zetetische nennen könnte. Sie befaßt sich mit allgemeinen Fragen um Leben und Tod, Fragen der Anpassung und Entfremdung, der Aggression oder der Sexualität. BUYTENDIJK hatte bereits 1928 alle Erscheinung des Lebens als „Ausstrahlung der Innerlichkeit" deuten wollen und vom „demonstrativen Seinswert" als einer besonderen Funktion des Organismus gesprochen. Die Erscheinungen des Innen korrespondieren dabei in auffälliger Weise mit allen Phänomenen der Oberfläche. In seiner Basler Universitätsrede (1960) sah ADOLF PORTMANN die biologische Analyse vorstoßen in jene Region, „wo das Geheimnis der Weltbeziehung besonders offenbar ist", in jene Grenzsituation, „in denen manche unserer Begriffe nicht mehr das rechte Licht geben, in denen komplementäre Aussagen uns als das Richtige erscheinen". Diese Erkenntnis enthalte auch „die Hoffnung auf Besinnung, die Einsicht in die Begrenzung des uns Gemäßen. Und in dieser Hoffnung liegt auch eine Antwort auf die Frage, ob für eine menschliche Haltung, die einmal Humanismus genannt worden ist, heute noch eine Möglichkeit besteht".

In seiner „Zeitschrift für psychische Aerzte" hatte auch FRIEDRICH NASSE sich 1822 schon eindeutig gegen das Motto „die Seele den Philosophen, der Leib den Ärzten" ausgesprochen und sich zu dem allgemein verbindlichen Terminus „Anthropologie" bekannt. Die als psycho-physisch umrissene Menschennatur wird als „Teil der gesamten Lehre vom Menschen" angesprochen. Sie ist damit „ein Teil der Anthropologie, wenn auch unsere anthropologischen Lehrbücher sich eben nicht viel mit ihr zu schaffen machen" (l. c. 1).

Um so wichtiger wird für NASSE das neue Programm, umschrieben durch den „Organismus der Anthropologie". Neben der Anamnestik (Wie ward der Mensch?), der Diagnostik (Was ist er?) gehört auch „die Grundlage einer wissenschaftlichen Prognostik" (Was wird er sein?) zu den legitimen Gegenständen einer Anthropologie: „sie gehört wesentlich ihr an". Wenn man behauptet, es sei wohl „besser hier zu schweigen", verkürzt man die Wissenschaft. Allerdings gilt es gerade hier, zu erkennen, wo die Betrachtungen an Vermutungen grenzen und wo man eher die Antwort bei der Offenbarung als bei der Wissenschaft zu suchen hat.

Mit dieser Einsicht in die Möglichkeit, aber auch Grenzen einer wissenschaftlichen Menschenkunde beschließt NASSE sein Programm: „die Aufgabe der Anthropologie", eine Aufgabe, die er der kommenden Generation weitergeben möchte, und die er abschließend noch einmal programmatisch umreißt: „Der Mensch sei ihr Gegenstand in jeder Gestalt seines Daseins".

## 4. Zusammenfassung und Ausblick

Wir haben im Rahmen jener Prinzipien einer Medizinischen Anthropologie, die am ehesten dem Konzept einer Theoretischen Pathologie vorzuarbeiten in der Lage sein dürften, uns auf einige exemplarische Aspekte beschränkt, für die uns der „Organismus der Anthropologie" bei CHRISTIAN FRIEDRICH NASSE als Modell gedient hat.

Für NASSE besteht kein Zweifel darüber, daß als Gegenstand einer umfassenden Anthropologie auch und gerade das Pathologische einbezogen werden muß, insbesondere das, was wir als „Theoretische Pathologie" bezeichnen würden: die Abweichungen nämlich von der physischen Natur, die Krankheiten und Krisen also, aber auch die Abirrungen von unserer moralischen Natur, die Leidenschaften und die Laster.

Bei allen Auseinandersetzungen um Kranksein und Heilung hat sich ein weitgefächerter Themenkatalog angeboten. Im Mittelpunkt stehen Phänomene wie: Entstehen von Störung, Reaktion auf Not und Kranksein, Möglichkeiten und Grenzen des Eingriffs, Begrifflichkeit von „gesund" und „krank", Zielvorstellungen von „heil". Unmittelbar damit verbunden zeigten sich anthropologische Fragenfelder wie: Modelle der Leiblichkeit, Entsprechungen von Makro- und Mikrokosmos, Konzepte der Krankheiten, Theorien der Gesundheit, aber auch die Grenzfragen zwischen Glauben und Wissen, Heiltechnik und Ethik, Leben und Tod.

Mit dem heuristischen Ansatz versuchten wir auch die Kritik zu verbinden, um zu einer adäquaten Interpretation zu kommen. Die Wissenschaftstheoretiker unterschiedlicher Disziplinen vertreten die Auffassung, daß den Phänomenen der Natur keine Geschichte zuzusprechen sei, während der Mensch in seiner Singularität und in der Freiheit verantwortlicher Entscheidung als das geschichtliche Wesen deklariert wurde. Demgegenüber möchte die moderne biologische Entwicklungsgeschichte sich als historisches Konzept verstanden wissen: weniger als eine systematische Einheit denn als eine historische Ganzheit, wobei den biologischen Grundwissenschaften jeweils verschiedenartige geistesgeschichtliche Ursprünge entsprechen.

Was uns am kranken Menschen interessiert, ist ja weder das somatische Krank-Sein noch das genetische Krank-Werden, sondern das kranke Sein selber, der Patient, der sich betroffen fühlt, der sich krank befindet, der an etwas oder an sich leidet, ein „subjectum" ist, was wörtlich „der Unterworfene" heißt, ausgeliefert und unterlegen, betroffen und getroffen, beeinträchtigt, erschüttert, übermächtigt, oft wie von fremden Mächten besessen. Der Kranke tut und hat und macht nicht etwas, ihm widerfährt etwas, mit ihm ist was passiert, er ist gekränkt und wird krank. Die mittelalterlichen Ärzte haben daher mit Recht in der Krankheit keinen Prozeß gesehen, sondern ein Unterbleiben oder ein Unterlassen, jedenfalls ein Defizit, das den Kranken als Subjekt jeweils in einem pathischen Zustand zurückläßt.

Mit dieser Subjekthaftigkeit haben wir einen Wesenszug am Bild des kranken Menschen getroffen, ein Kriterium freilich auch, das uns unvermittelt die Fragwürdigkeit der Grundbegriffe von gesund und krank vor Augen führt: beide nämlich sind absolut relativ. Alle Versuche, ein Feld der Gesundheit gegen den Bereich der Krankheit abzugrenzen, haben sich als untauglich erwiesen: Wir haben keine Definition! Es handelt sich bei beiden Seinsbereichen lediglich um Grade mit fließenden Grenzen: Wir alle sind relativ krank, und wir blühen wieder auf zu vieltausendfältiger Gesundheit, wie PARACELSUS gesagt hat. Es gibt unzählige Gesundheiten des Leibes.

Unter dem Aspekt anthropologischer Kriterien war die positivistische Medizin durchgehend ökonomisch orientiert, die neuere Medizin hingegen richtet sich eher auf eine ökologische Gleichgewichtspolitik aus. Die ökonomische Medizin hatte aufgrund ihrer technologischen Autorität zu unterscheiden; die ökologische Medizin soll vor dem Hintergrund einer ethischen Autorität Entscheidungen treffen. Das ökonomische System technokratischer Prozeduren scheint in unseren Tagen zu einer künstlichen Gegenwirklichkeit zu werden, die sich immer unübersichtlicher und verwirrender gestaltet, damit aber auch immer weniger verständlich und steuerbar. Der bestehenden Herrschaft ökonomischer Ordnung gegenüber treibt uns der Fortschritt der Technik einer Zukunft entgegen, für die wir kein verbindliches Bezugssystem mehr besitzen.

Mit dem Blick auf das Modell einer historischen Anthropologie schien ein Hinweis auf jene Integration unseres Wissens vom Menschen gegeben, wie es weder von den Geisteswissenschaften noch von den Sozialwissenschaften, geschweige den Naturwissenschaften, gegeben werden kann. Insofern steht der Name „Anthropologie" für keine noch so weit zufassende wissenschaftliche Disziplin, sondern eher für jene offene Perspektive, wie sie dem „Naturwesen Mensch" ziemt, das von Natur aus seit jeher seine eigene Naturbestimmtheit überschritten hat und überschreiten muß.


## Literatur

ALTMAIER, G.: Versuch zu einem systematischen Entwurf der Anthropologie bei Friedrich Nasse. Med. Diss. Heidelberg 1977
NASSE, CHRISTIAN FRIEDRICH: Die Aufgabe der Anthropologie. Zschr. f. d. Anthrop. 1 (1823) 1–29
NASSE, CHRISTIAN FRIEDRICH: Ueber die Bedingungen der Menschenverschiedenheit. Zschr. f. d. Anthrop. 1 (1823) 257–289

Nasse, Christian Friedrich: Von der Stellung der Aerzte im Staate. Leipzig 1823
Nasse, Christian Friedrich: Über den Begriff und die Methode der Physiologie. Leipzig 1826
Nasse, Christian Friedrich: Handbuch der speziellen Therapie. Bde. I/II. Leipzig 1830/1838
Schanz, Helmut: Das psychiatrische Konzept des Bonner Klinikers Christian Friedrich Nasse (1778–1851). Med. Diss. Heidelberg 1983
Schipperges, Heinrich: Leitlinien und Grenzen der Psychosomatik bei Friedrich Nasse. Confin. Psychiatr. 2 (1959) 19–378
Schipperges, Heinrich: Zum Organismus der Anthropologie bei Christian Friedrich Nasse. Sudhoffs Arch. 59 (1975) 184–201

# 3.3. Ansätze einer Historischen Anthropologie des Kindesalters

Eduard Seidler

Die medizinische Theorienbildung hat sich im Verlauf ihrer Entwicklung mit Kindern nahezu ausnahmslos unter der besonderen Voraussetzung beschäftigt, daß das Kind ein Wesen ist, das keine Antwort gibt. Die in fast alle Kultursprachen übergegangene lateinische Bezeichnung infans (nicht sprechend) meint dabei mehr als die Unfähigkeit der Kleinkinder, zu sprechen, sondern verweist im anthropologischen Sinne auf die physische, psychische und soziale Schwäche des Kindes, das seine Nöte nicht selbst vertreten kann.

Der Umgang mit den schwächsten Gliedern der Gemeinschaft hat daher vom Erwachsenen entworfene Verhaltensstrukturen hervorgebracht, deren historisches Spektrum zwischen Annahme und Ablehnung, Pflege und Vernachlässigung, Liebe und Fatalität alle Übergänge aufweist. Die Rolle der Heilkunde ist dabei keine isolierte; auch sie steht in der Herausforderung, die ein Kind allein dadurch darstellt, daß es gezeugt und geboren wird, Nahrung, Pflege und Unterweisung erheischt und zu alldem Hilfe benötigt. Theorie und Praxis der Medizin ordnen daher ihre Erfahrungen in jene allgemeinen Bemühungen ein, die zunächst nichts anderes als verhindern wollen, daß das fragile Gebäude der kindlichen Physis einstürzt. Auch die Heilkunde unterliegt dabei freilich — wie etwa die Pädagogik und die Psychologie — charakteristischen methodischen Problemen, sobald sie versucht, das Phänomen Kind in seiner besonderen Eigenart zu beschreiben.

An drei historischen Beispielen soll dies im folgenden angedeutet werden. Dabei vertritt ein klassischer pädiatrischer Autor, HIERONYMUS MERCURIALIS (1530–1606) aus Padua, den lange Jahrhunderte tradierten Standpunkt von der naturgegebenen Unvollkommenheit der Kinder. Zweitens wird über die Bemühungen des beginnenden 19. Jahrhunderts berichtet, eine Typologie der „Kinderkrankheiten" zu bestimmen, und drittens soll uns der Versuch der frühen wissenschaftlichen Pädiatrie beschäftigen, spezifische konstitutionelle Eigentümlichkeiten des Kindes herauszuarbeiten. Bei allen diesen Aussagen kann es sich nur um Andeutungen handeln; eine historisch umfassende medizinische Anthropologie des Kindesalters wird erst noch aus den Quellen zu erarbeiten sein.

## Prinzipien kindlicher Eigenart in der Abhandlung „De puerorum morbis tractatus locupletissimi" (1583) des Hieronymus Mercurialis

Die genannte Schrift des Paduaner Gelehrten stellt in der pädiatrischen Monographik insofern eine Besonderheit dar, als sie zeitlich und inhaltlich einem Knotenpunkt der Medizingeschichte zugeordnet werden muß. Ebenfalls in Padua war mit VESALS Anatomie 40 Jahre vorher ein bestimmendes Element in die medizinische Diskussion gekommen; eine „neue Zuwendung zu der mit den Sinnen erfaßbaren Wirklichkeit" hatte die allgemeine Beobachtungsgabe geschärft und mit Männern wie GIROLAMO FABRICI D'ACQUAPENDENTE (ca. 1533-1619), PROSPERO ALPINI (1553-1616) und SANTORIO SANTORIO (1561-1636) — um nur einige Zeitgenossen des MERCURIALIS zu nennen — eine Atmosphäre des gedanklichen Aufbruches in der medizinischen Theoriendiskussion geschaffen (FICHTNER 1978). Vielleicht sollte man auch hinzunehmen, daß mehr als hundert Jahre vorher, 1472, ebenfalls in Padua die erste gedruckte Schrift über Kinderkrankheiten erschienen war, „De infantum aegritudinibus et eorum remediis" von PAOLO BAGELLARDI A FLUMINE (gest. 1492). Sie hatte in mehreren Auflagen bis weit ins 16. Jahrhundert hinein weite Verbreitung gefunden und damit möglicherweise das Interesse am Thema in Padua wachgehalten (SUDHOFF 1925). Es ist daher zumindest schon von der äußeren Situation her angängig, das relativ umfangreiche Buch des MERCURIALIS als zeittypisch heranzuziehen.

Seine bisherige Beurteilung in der Sekundärliteratur rückt es allerdings kaum in diesen Rang; bezeichnend hierfür ist die fortschrittsorientierte Analyse ALBRECHT PEIPERS (1965): „In der Einteilung des Stoffes hält es sich an die bewährte Überlieferung. Als Quellen dienen die griechisch-römischen und arabischen Ärzte, während neuere Namen nicht genannt werden. Die Darstellung ist ungemein breit, so daß in dem umfangreichen Werke verhältnismäßig nur wenige Krankheiten behandelt werden. Ausführlich wird begründet, warum sich ein Arzt auch der kranken Kinder anzunehmen habe". Dies allerdings ist es, was uns heute interessiert und im folgenden kurz dargestellt werden soll (MERCURIALIS 1583, REICHOLD 1975).

MERCURIALIS fußt in besonders typischer Weise auf der Tradition der aristotelischen Auffassung, daß die Kindheit ein schwacher, unfertiger, defekter und nur in seiner Überwindung gerechtfertigter Zustand sei. Padua war zu dieser Zeit das Zentrum der gelehrten Aristotelesdiskussion; es wundert daher nicht, wenn MERCURIALIS alle seine Überlegungen zum Kindesalter unter das Aristoteleszitat aus dem ersten Buch der eudemischen Ethik stellt: puerorum aetatem usque adeo et doloribus ut morbis esse circumseptam, ut nemo cupiat ad pueritiam reverti.

Die Umschreibung des Kindesalters ist grob; es umfaßt (aetas pueritiae) die Zeit bis zum 14. Lebensjahr, da — analog zur Pflanze — der Mensch erst dann als erwachsen (perfectus) gilt, wenn er Samen tragen und damit seine Art fortpflanzen könne. Alles Vorherige ist durch Schwachheit und Unvollkommenheit gekennzeichnet; „imperfectus" ist gleichbedeutend mit „imbecillis" und „infirmus" gebraucht. MERCURIALIS diskutiert hierbei die alte philosophische Frage, warum die Natur den Menschen, das vornehmste aller Geschöpfe, gegenüber den vierfüßigen Lebewesen benachteilige, daß er ihn als derart unvollkommenes Wesen den Uterus verlassen läßt. Dies, so erklärt er in Anlehnung an ARISTOTELES und HIPPOKRATES, sei ein menschentypisches Zeichen der um das Wohl der Lebewesen besorgten Natur (natura animalium salutis amantissima), die damit das Kind und seine Eltern in fürsorgliche Abhängigkeit bringt. Die Tiere werden nach der Geburt von ihren Eltern verlassen; dafür brauchen sie harte Glieder und kaufähige Zähne. Zum Menschenkind gehört indessen, daß es von seinen Eltern geliebt und versorgt wird (homo autem ... debebat a parentibus suis et amari et sustentari); die kindliche Unvollkommenheit und Schwachheit ist daher geradezu ein Privileg, das durch die Zuwendung der Eltern gerechtfertigt ist. Auf der anderen Seite bedeutet sie die ganz große Gefahr für die kindliche Existenz, da sie propter totius corporis teneritudinem et propter sensuum imbecillitatem in sich zum Scheitern angelegt ist.

MERCURIALIS repräsentiert hier nicht nur die aristotelisch-philosophische Tradition in der Betrachtung des Kindes, sondern auch die lange und wirkungsmächtige Position der medizinischen Theorie vom Kindesalter. Nach den Lehren der klassischen Autoritäten wie HIPPOKRATES, GALEN und ARISTOTELES ist die kindliche Körperverfassung auf Disharmonie angelegt. Im humoralen Konzept dominieren die Eigenschaften warm (calidus) und feucht (humidus); diese conditio bestimmt die Ungleichgewichtslage und bringt die Gefahr der Verderbnis und Fäulnis mit sich (corruptio, putredo): quis negare potest pueros, quantum ad corporis naturam pertinet, morbosissimos esse?

Es ist weiterhin wichtig festzuhalten, daß diese humorale Verfassung auch die geistig-seelischen Fähigkeiten des Kindes bestimmt bzw. blockiert. Durch Reichtum der Kinder an Körpersäften sei ihre „ratio" gleichsam trunken vor Feuchtigkeit und könne nicht wirken; die Seele eines Kindes unterscheide sich daher in nichts von der eines Tieres: „anima pueri nihil differt ab anima beluae", wird wiederum ARISTOTELES zitiert. Die Kinder führen ein Leben ohne Vernunft, ihr Verhalten entspricht in keiner Weise den Erfordernissen der Lebensordnung, die für das Wohlbefinden des Menschen von entscheidender Bedeutung ist. Erst nach dem siebten Lebensjahre taucht eine „facultas ratiocinatrix" aus den Säften empor und erstarkt die kindliche Seele — diese bietet dann aber durch ihre Empfindsamkeit eine neue Möglichkeit für das Entstehen von Krankheiten.

Dieses Bild einer defekten Kindheit wäre düster und in den dargestellten Theorien erstarrt, wenn es MERCURIALIS nicht gelänge, die lange offiziell gültige Konsequenz, man solle Kinder der natürlichen Fatalität überlassen, sowohl theoretisch als auch praktisch zu überwinden. Darin ist er sicher auch kein Neuerer, da die Praxis des Umganges mit dem kranken Kind wohl immer Aktionen und Reaktionen erzwungen hat, die das Wohl des Kindes im Auge hatten. Aber er präzisiert nunmehr öffentlich, daß Natur und Gott, nach deren Willen das Kindesalter schwach, defekt und sündig sei, zugleich auch wollten, daß es durch die Mittel der Medizin und das Wohlwollen der anderen davon befreit und geheilt werde.

Das Gesamtbild vom Kinde konstituiert sich daher in diesem Entwurf aus seiner körperlichen, seelischen und sozialen Unreife und aus seiner Schutzwürdigkeit. Hilflosigkeit fordert Hilfe heraus; der kindliche Mensch ist auf das Geliebtwerden angelegt. Die Theorien der Philosophen und Mediziner begründen nicht, kranke Kinder der Natur zu überlassen. Wer dies wolle, übersieht, daß zwar die Krankheitsanfälligkeit, nicht aber die Krankheit selbst in der Natur des Kindes begründet liegt. Da zudem das Kindesalter in seiner Unreife auf Wachstum und Erstarkung angelegt ist, liegt seine Bedeutung in seiner Überwindung. Es muß durchlebt und durchlitten werden, damit aus Unvollkommenem ein Vollkommenes werden kann. Die Zuwendung der Mitmenschen, auch alles ärztliche Bemühen sind darauf ausgerichtet, dem Kind über sein Kindsein hinwegzuhelfen.

## Kind, Kindheit und Kinderkrankheiten in der Diskussion des frühen 19. Jahrhunderts

Ließ sich am Beispiel des HIERONYMUS MERCURIALIS eine umgrenzbare Traditionslinie beschreiben, so treten wir mit dem zweiten Thema in ein Diskussionfeld ein, das von ganz anderen Motiven im allgemeinen Umgang mit dem Kind gekennzeichnet ist.

Die europäische Aufklärung des 18. Jahrhunderts suchte aus hier nicht näher zu erörternden politischen und moralischen Zielen nach Wegen, das Kind auf bestimmte Vorstellungen hin formen zu können. Das Kind war zum wichtigen Repräsentanten einer gesellschaftlichen Hoffnung geworden; die Ärzte waren aufgerufen, ihren Anteil zum öffentlichen Willen beizutragen, das Überleben der Kinder zu sichern und durch „physische und moralische Erziehung" den vernünftigen Staatsbürger heranzubilden (SEIDLER 1976).

Die medizinischen Diskussionen um ein zureichendes Bild vom Kinde sind zu diesem Zeitpunkt sehr komplex und laufen zudem in den verschiedenen theoretischen Schulen Frankreichs, Österreichs, Englands und Deutschlands überaus unterschiedlich ab. Gemeinsam ist ihnen allerdings das Bemühen, auch vom Standpunkt der Medizin das Kind als Wesen mit einem eigenen Wert für die Gemeinschaft zu betrachten und den Begriff „Kind" in irgendeiner Weise zu erfassen. Man versucht in der Kindheit jetzt nicht mehr eine Periode des ungeordneten Wachstums, sondern der bildbaren Entwicklung zu sehen und ist bemüht, die Kindheit vom Erwachsenenalter begrifflich abzugrenzen und sich mit dem Problem eigengesetzlicher „Kinderkrankheiten" auseinanderzusetzen (V. DEIMLING 1976).

Die Autoren, die sich mit pädiatrischen Themen beschäftigen, sind inzwischen sehr zahlreich geworden und repräsentieren vielfach eine der zu dieser Zeit üppig aufschießenden medizinischen Theorien. Nebeneinander her laufen daher Interpretationen des Kindes im traditionellen Verständnis der kindlichen Eigenart als Schwäche, Unreife oder gar Krankheit, als undifferenzierter und daher auch unkomplizierter Allgemeinzustand, oder als notwendige Periode im Leben des Menschen mit besonderen Eigenheiten, Forderungen und Rechten. Die meisten Erwägungen waren jedoch mehr theoretischer Natur und hatten wenig praktische Konsequenzen. So wurde z. B. vielfach das Kind und seine traditionelle Schwäche zum Modell für die neuen umfassenden Systeme der Neuralpathologie (STAHL, HOFFMANN, HALLER, CULLEN, BROWN). Sensibilität, Irritabilität und Rezeptivität — Grundbegriffe der Neuralphysiologie und -pathologie — sind in diesen pathophysiologischen Vorstellungen beim Kind besonders ausgeprägt. So erklären sich im Brownschen System auch alle kindlichen Erkrankungen aus der Grundeigenschaft des menschlichen Körpers, der Erregbarkeit. Das Kind ist von Natur aus leichter erregbar als der Erwachsene und durch den geringsten Reiz zu heftigen Reaktionen zu provozieren; damit wurde es zum pathogenetischen Typus des Asthenischen schlechthin.

Am Beispiel von PIERRE J. G. CABANIS (1757-1808), jenem für die grundsätzliche Position der Medizin in der Aufklärung so wichtigen französischen Autor, kann aufgezeigt werden, wie unkonturiert die Traditionen und die neuen Erwägungen am Ausgang des 18. Jahrhunderts verschmolzen, um die verschiedenen Phänomene der Kindheit zu erklären:

Eine verhältnismäßige Übermacht des Nervensystems, eine beträchtliche Anzahl von Gefäßen, eine noch unvollkommene Verarbeitung des „tierischen Schleims nebst dem zu großen Überfluß von Feuchtigkeit, die er enthält", eine lebhafte Reizbarkeit der Muskeln und „schnelle Revolutionen" im einsaugenden und lymphatischen Gefäßsystem — dies seien die allgemeinen Beobachtungen, welche der Zustand der Organe bei den Kindern darbiete. Das Kind empfängt viele Eindrücke, seine Aufmerksamkeit richtet sich auf alles, die Verdauung ist unvollkommen und heftig und die Motilität zeigt eine abrupte Irritierbarkeit — „es ist", so folgert CABANIS, „in den Leidenschaften der Kinder so wie in ihren Krankheiten etwas Konvulsivisches". Der wichtigste Zeitpunkt der kindlichen Entwicklung ist das siebte Lebensjahr mit der zweiten Dentition — erst jetzt bekommen die festen und flüssigen Teile des Körpers einen viel bestimmteren Charakter. Die ersten Kenntnisse werden erworben, die Vernunft entwickelt sich, die Eindrücke ordnen sich, das Gedächtnis beginnt sich zu systematisieren, die Aufmerksamkeit wird stark und dauerhaft, und zwischen Kind und Umwelt knüpfen sich die „wahren moralischen Verhältnisse" an.

Dieses Beispiel, das unschwer um eine Vielzahl anderer Autoren aus allen damaligen Wissenschaftssprachen zu erweitern wäre, zeigt deutlich, daß hier ein theoretisch unscharfes Konzept aus humoralen, neuralen, organologischen und sensualistischen Vorstellungen vorlag, dessen Verhältnis zur nach wie vor empirischen Praxis zwangsläufig nur locker sein konnte. Keinesfalls war dadurch ein für die Anschauung der kindlichen Eigenart verbindlicher Ausgangspunkt gefunden; hierzu trugen vielmehr nach wie vor diejenigen bei, deren Verhältnis zum Kind weniger theorienbestimmt als von Erfahrung und Zuwendung getragen erscheint.

In hervorragender Weise repräsentiert dies im deutschsprachigen Raum CHRISTOPH WILHELM HUFELAND (1762-1836), der in seiner Bedeutung für eine — im besten Wortsinne — Kinder-Heilkunde noch kaum annähernd gewürdigte Makrobiotiker der deutschen Klassik. In seinen drei monographischen Schriften zum Thema Kind hat er sowohl die Ärzte als auch die Eltern angesprochen, das Problem beschäftigt ihn überdies sein Leben lang: Die „Be-

merkungen über die natürlichen und geimpften Blattern, verschiedene Kinderkrankheiten und sowohl medizinische als diätetische Behandlung der Kinder"
erscheint 1798, ein Jahr später, 1799, der „Gute Rath an Mütter über die wichtigsten Punkte der physischen Erziehung der Kinder in den ersten Jahren", der
zahlreiche Auflagen erlebt, aber noch in seinem „Enchiridion medicum ... Vermächtnis einer fünfzigjährigen Erfahrung" von 1836 gibt es ein eigenständiges
Kapitel „Kinderkrankheiten". Vielfache kleinere, das Kindesalter anspre-
chende Arbeiten sind dazwischengestreut.

HUFELAND bezeichnet sich als Kinderarzt, nicht weil er zur Fortentwicklung einer wissenschaftlichen Pädiatrie beitragen will, sondern weil er als Prak-
tiker erfährt, daß „ein Drittheil aller Kranken" Kinder sind. Dies verpflichtet
jeden Arzt, „diesem Theil ihres Berufs einen höheren Werth beyzulegen"; es
gehört indessen „eine unendliche Geduld, eine unermüdete Aufmerksamkeit,
und, ich möchte behaupten, ein eigener Takt und semiotisches Gefühl dazu ...
um ein guter Kinderarzt zu seyn". Dies sind insofern neue Töne, als HUFE-
LAND damit die Herausforderung des Kindes an den Arzt anspricht, sich ein
anderes Bild von ihm zu machen als vom Erwachsenen — „denn es ist nicht
blos, wie einige glauben, die Verminderung der Dosen, die ihn (den Kinderarzt) macht, sondern andere Semiotik, anders modifizierte Pathologie und Therapie, ein anderer Charakter".

Eine eingehende Analyse der Hufelandschen Pädiatrik wird wesentliche
und fortwirkende Elemente einer kindlichen Anthropologie zu diskutieren haben — es sei nur an die Einführung des Begriffes „Lebensschwäche" und die
Betonung des Entwicklungsgedankens gedacht (SEIDLER und HILPERT 1968).
Für unser vorliegendes Thema ist der Hinweis wegleitend, daß HUFELAND —
im Sinne vieler Zeitgenossen — den alten Topos von der Kindheit als zu über-
windendem Stadium der Unvollkommenheit geradezu umkehrt. Die Kindheit
hat vielmehr ihren bestimmenden Wert in sich, das Kind ist ein werdender
Mensch, sein Leben in den ersten Jahren eine noch fortgesetzte Zeugung, und
alles, was in dieser Periode auf ihn wirkt, ist nicht bloß für die Überwindung
der Gegenwart, „sondern für sein ganzes künftiges Leben wichtig und entscheidend".

Dies erheischt ein geschlossenes Bild „von dem eigenthümlichen Charakter, den das Kindesalter allen Krankheiten und der ganzen Praxis in diesem
Zeitpunkt giebt: ... ein fortdauerndes Werden, kein Sein, sondern eine fortgesetzte Entwicklung des noch unvollendeten Organismus". Dies ist nicht das
bloße Heranwachsen, nicht der Baum, der gezogen, geschnitten und veredelt
werden soll, wie ihn die aufklärerische Pädagogik so gerne sah, hier ist Kindheit „Wirkung und Symptom des fortdauernd kritischen, hier bildenden, schaf-
fenden Naturprocesses".

Man bedenke — als Beispiel — allein das erste Lebensjahr: „Ausbildung
der Respirationswerkzeuge, und Regulirung dieses ganzen wichtigen Ge-
schöpfs und des Blutumlaufs durch die Lungen, Entwicklung und feinere Ausbildung der Gehirnorganisation und Seelenkräfte, Entwicklung des Zahnge-
schäfts, der Sprachwerkzeuge, Wachsthum und Ausbildung des ganzen äussern
Menschen — alles dies drängt sich im ersten Jahre zusammen und macht den
Körper zur beständigen Werkstätte neuer und wichtiger Veränderungen". Alle

diese Entwicklungen haben auch „ihre eigenen Zufälle", und sie erregen „scheinbare Krankheiten", die der Unkundige mit einer Behandlung beantwortet, „die nach allgemeinen Grundsätzen vielleicht sehr passend ist, in dieser Rücksicht (jedoch) widersinnig und zweckwidrig seyn kann".

Was also sind „Kinderkrankheiten"? Die medizinischen Schriftsteller dieser Zeit haben sich zu diesem Punkt in der Regel deutlicher geäußert als über ihre allgemeinen Ansichten von Kind und Kindheit (SEIDLER 1971). Viele, vor allem frühe Autoren ordnen casuistisch nach Organsystemen oder nach Lebensalter; dabei werden in der Regel unterschiedliche Affektionen, die auch bei Erwachsenen vorkommen, unter althergebrachten Sammelbegriffen wie „Wurmkrankheit", „Zahnkrankheit" oder „Nervenzufälle" subsumiert. Darauf folgt der Versuch, „unter dem Namen Kinderkrankheit nur solche pathologischen Zustände zu begreifen, welche in der eigentümlichen physischen Beschaffenheit der Kinder begründet sind", insoweit sich diese vom Erwachsenen unterscheidet. Noch enger ist die Vorstellung bestimmter theoretischer Richtungen, Kinderkrankheiten entstünden „meistens aus einerley Ursache (auch aus direkter Schwäche oder angehäufter Erregtheit) ... und daher sind sie auch nach einerley Methode zu behandeln". Langsam nur bricht sich die Auffassung Bahn, daß kindliche Krankheiten nicht mehr die Stufen der Entwicklung markieren, sondern daß im Gegenteil die genaue Beachtung der Entwicklungsstufe notwendig ist, um die Kinderkrankheit als solche richtig zu verstehen.

Wiederum ist es HUFELAND, der das geschlossenste Modell eines Zusammenhanges von Entwicklung, Individualität und Krankheit auf das Kindesalter überträgt; „jedes Alter", so mahnt er seine Zeitgenossen noch einmal ausdrücklich im alten hippokratischen Sinne, „hat seinen eigenthümlichen Charakter und damit verbundene Krankheiten und Krankheitsanlagen und Todesanlagen". Damit definieren sich Kinderkrankheiten aus der besonderen anthropologischen Situation des Kindes von selbst. Der Arzt hat die Pflicht, sich mühevoll und mit äußerster Sorgfalt und Behutsamkeit in die kindliche Natur einzufühlen und die Krankheit, wie CARL GUSTAV CARUS wenig später formulieren wird, „als den an dem palpablen, realen Organismus sich darlebenden ideellen Organismus" zu erspüren, wenn nötig herauszuarbeiten und ganz vorsichtig — immer mit Blick auf Entwicklungsstadium und Individualität — zu leiten (CARUS 1859).


## Diathese und Konstitution als Elemente einer Anthropologie des Kindes im 20. Jahrhundert


Die Frage nach einer Anthropologie des Kindesalters, stellt man sie an die wissenschaftliche Pädiatrie des beginnenden 20. Jahrhunderts, hat vordergründig nichts mehr gemeinsam mit den bisher besprochenen traditionellen Leitlinien. Dazwischen liegen ein machtvoller Charakter- und Motivwandel der Auffassung vom Kind, der sich gesellschaftlich am Sinken der Mütter-, Säuglings- und Kindersterblichkeit bemißt, der den Wert eines Kindes nationalökonomisch zu berechnen in der Lage ist, der — nach DARWIN — den Entwicklungsgedanken völlig neu gefaßt hat. In wenigen Jahrzehnten fühlte sich das junge Fach Kinderheilkunde mit einer verbindlichen und vergleichbaren Methodik ausgestattet, das Biosystem Kind in seiner Normalität und Pathologie quantitativ zu beschreiben.

In nur zwei Jahrzehnten, zwischen 1880 und 1900, hat kaum ein anderes Fach den Aufbruch der Naturwissenschaften in der Medizin so sehr als Königsweg erlebt wie die Heilkunde am Kind. In ihrer Festsitzung zur Feier des 25-jährigen Bestehens der Gesellschaft für Kinderheilkunde, am 22. September 1908 in Köln, wurden vier Wissenschaftler zu Ehrenmitgliedern erhoben, an denen dies nahezu symbolhaft deutlich wird: ROBERT KOCH, da „nächst den operativen Fächern kein anderes Gebiet so großen Nutzen an der Kenntnis der pathogenen Bakterien und ihrer Lebensbedingungen gezogen hat, als die Kinderheilkunde"; EMIL VON BEHRING, dessen Immunitätslehre „den spontanen, im Organismus ablaufenden Heilvorgang gleichsam der Natur abgelauscht und nachgebildet hat"; PAUL EHRLICH, dessen nunmehr als „biologisch" bezeichnete Forschungsmethode „den Schlüssel für die bisher dunklen Begriffe der Disposition und der individuellen Widerstandsfähigkeit" zu liefern begann, und endlich MAX RUBNER, „der Begründer der energetischen Stoffwechselgleichung" (SEIDLER 1983).

Es ist unmöglich, die Wegmarken auch nur anzudeuten, die diese völlig neue Situation geschaffen hatten; sucht man indessen am erreichten Standort nach unserem Thema, so trifft man auf Begriffe wie Diathese, Konstitution und Vererbung. THEODOR ESCHERICH (1857-1911), der große Wiener Pädiater, verwies 1908 zusätzlich auf „die auf dem Boden der schöngeistigen Literatur entstandene Bewegung, welche, ausgehend von der Verfeinerung unseres Kulturempfindens und gestützt durch nationale und ökonomische Überlegungen, das solange vernachlässigte Studium der Eigenart und des Schicksals des Kindes in den Mittelpunkt des allgemeinen Interesses gerückt hat" (ESCHERICH 1908).

Nichts von alledem scheint für die Frage nach einer Anthropologie des Kindesalters auch nur begrifflich geeignet, wenn man damit auch im Falle des Kindes meint, die Einheit der menschlichen Natur ordnen, verstehen und seine phänomenalen Inhalte methodisch ausschöpfen zu wollen (DOERR 1972). Es sind indessen genau jene Elemente, mit denen eine neue medizinische Wissenschaft vom Kinde, von einem ersten Höhepunkt, aber scheinbar auch von einem wissenschaftstheoretischen Nullpunkt aus, nach einem verbindlichen Entwurf von Kindheit sucht.

Man gewinnt allerdings den Eindruck, daß Biologismus und Positivismus, aber auch die in neuerer Weise verfaßten Ansätze einer naturwissenschaftlichen Pädagogik und Psychologie das Kind zunächst einmal in seine Teile zerlegt haben und sich jetzt alle bemühen, es auf ihre Weise wieder zusammenzusetzen — freilich vielfach — so der Münchener Pädiater MEINHARD VON PFAUNDLER (1872-1947) — „wie jemand, der sich eine Uhr abzulesen bemüht, von der noch nichts vorliegt als die gespannte Feder, aber kein ihre Entspannungsgeschwindigkeit regelndes Pendel-Ankersystem, auch kein Zeiger oder Zifferblatt" (PFAUNDLER 1931).

Blicken wir auf die Kinderheilkunde, die nach den Worten von PHILIPP BIEDERT (1847-1916) angetreten war, einen ganzen „Mikrokosmos medizinischen Wissens und Könnens" um das Kind zu entfalten, so diskutiert sie am Jahrhundertanfang das Ganze des Kindes auf dem Boden der Diathesen- und Konstitutionslehre. Die zwei Protagonisten dieser Auseinandersetzung sind im deutschsprachigen Raum ADALBERT CZERNY (1863–1941) und MEINHARD VON PFAUNDLER, denen man in der Fortfolge gerade wegen ihrer differierenden Ansichten in diesem Punkte zwei verschiedene Schulen zugeordnet hat.

Mit der Diathesenlehre knüpfte vor allem CZERNY an den alten Dispositionsbegriff an und mit ihm letztlich an den überkommenen Topos von der natürlichen Unvollkommenheit des Kindes (CZERNY 1905). In der Sprache der Neuzeit hieß dies: Gibt es Kinder, die mehr als andere, mehr als der Durchschnitt der Gesamtheit, mehr als es art- und altersgemäß („physiologisch") ist, eine Bereitschaft zu bestimmten Gesundheitsstörungen aufweisen? Die Bedeutung der individuellen Anlage für die Gesundheitsverfassung und die Krankheitsentstehung beschäftigte den Pädiater ganz besonders, da er „unter völlig gleichartigen Pflege- und Ernährungsverhältnissen das eine Kind prächtig gedeihen, das andere in kürzester Zeit erkranken und zugrunde gehen (sieht), und zwar an Zuständen, die ihm der Anatom oft nicht recht aufzuklären vermag" (PFAUNDLER 1911).

Die erste Krankheit auf dem Gebiete der kindlichen Pathologie, deren diathetische Grundlage modellhaft studiert wurde, war die Skrophulose, deren Vorstadien bereits in alten Beschreibungen als „Diathesis inflammatoria" (THOMAS WHITE 1788) auftaucht und von VIRCHOW gleicherweise als „entzündliche Diathese" bezeichnet wurde. (Zum folgenden vgl. DE RUDDER 1947.) Nach der Entdeckung des Tuberkelbazillus, insbesondere nach der Massenanwendung der Tuberkulindiagnostik, wurde das Problem des Zusammenwirkens einer angeborenen Diathese und einer später erworbenen Infektion einem intensiveren Studium zugänglich. Der Breslauer Pathologe EMIL PONFICK (1844–1913) definierte 1900 die Möglichkeit einer allgemeinen „Neigung zu lebhafter exsudativer und proliferativer Reaktion", sein Fakultätskollege CZERNY rekonstruierte 1905 die alte entzündliche Diathese unter dem Namen „exsudative Diathese". Als „klinisch streng-latenter Zustand", den man einem Neugeborenen nicht ansehen kann, kann er verantwortlich werden für zahlreiche primäre und sekundäre Manifestationen an der äußeren Haut, den Schleimhäuten und den lymphatischen Organen mit einer Vielzahl von Begleiterscheinungen, „wesentlich ‚nervöser' Natur".

CZERNY diskutierte die exsudative Diathese vor allem am Beispiel seiner umfassenden Ernährungslehre; darüber hinaus geriet aber die Diathesenlehre allgemein zu einem Paradigma in der medizinischen Diskussion um die grundsätzliche Verfassung des Kindes. Während die einen in den Diathesen gefährliche „Sphinxbegriffe" sahen und ein „Zurücksinken in die öde Zeit spekulativer Philosophie" befürchteten („Diagnosen, keine Diathesen!" (SCHLOSSMANN 1911)), wurde insbesondere von den Schülern CZERNYS in der exsudativen, lymphatischen und arthritischen Diathese ein beträchtlicher Teil der Physiologie und Pathologie des Kindesalters erblickt.

Bei CZERNY stand unzweifelhaft der Diathesebegriff im Zentrum seiner Überlegungen; PFAUNDLER versuchte dagegen in sehr differenzierter Weise aus dem Konstitutionsproblem die Frage abzuleiten, ob hieraus die Eigenart kindlichen Lebens zu begreifen sei. Wesen und Grundlagen der Konstitution waren in den zwanziger Jahren Gegenstand intensivster wissenschaftstheoretischer und praktischer Diskussionen, an denen sich wiederum die Pädiater besonders beteiligten (PFAUNDLER 1931). Ausgehend von den Definitionen der Begründer der neueren Konstitutionslehre, FRIEDRICH MARTIUS (1850–1923) und FRIEDRICH KRAUS (1858–1936) drehte sich die Diskussion um „eine dem Individuum ererbte oder erworbene eigentümliche, ebenso morphologisch wie funktionell analysierbare, so gut aus dem Verhalten bestimmter einzelner Funktionen wie aus der Summe körperlicher und seelischer Zustands- und Leistungseigenschaften sich ableitende Beschaffenheit" (KRAUS 1919). Diese am Idiotypen zu orientieren und als im Moment der Befruchtung gegeben anzusehen — wie es der Anatom JULIUS TANDLER (1869–1936) vorgeschlagen hatte, wurde von den Klinikern abgelehnt: „Ärztlicher Gebrauch fordert phänotypische Fassung" proklamierte entschieden MEINHARD VON PFAUNDLER (1931). „Wenn die Konstitution nicht aus der ärztlichen Begriffswelt verschwinden soll", so präzisiert er weiter, „dann muß man sie als etwas definieren, was so oder so ist und nicht als etwas, das unter vielen Wenn und Aber allenfalls so oder so werden könnte". Auch HIPPOKRATES, WUNDERLICH und den alten Klinikern, die sich um die Beschreibung einer Gesamtverfassung des Menschen bemüht hätten, sei die Konstitution „der Inbegriff der gesamten Organisationsverhältnisse des Körpers ohne jegliche Beschränkung auf ererbte Anlagen" gewesen.

Dies waren Ansätze, von denen man sich trotz ihres paradigmatischen Charakters fragen muß, ob man in ihnen überhaupt Wege zu einer neuzeitlichen und vor allem kindgemäßen medizinischen Anthropologie erblicken kann. Dies wird erst durch eine eingehendere Analyse dieser ungemein prinzipiellen Diskussion zu klären sein. Gleichwohl läßt sich — insbesondere in der Nachfolge PFAUNDLERS bei ALFRED NITSCHKE (1898–1960) und BERNHARD DE RUDDER (1894–1962) im Rahmen des Ausbaus der Konstitutionspathologie eine Annäherung an das Gesamtproblem erkennen, was hier nicht mehr erörtert werden kann.

Studien zu einer Anthropologie des Kindesalters werden indessen zur gleichen Zeit von anderen Disziplinen vorgelegt, die sich mit dem Kind beschäftigen (LANGEVELD 1968). Insbesondere die vergleichende Psychologie und die Entwicklungspsychologie suchten nach Naturgesetzmäßigkeiten in der kindlichen Verfassung, wobei jedoch nach DARWIN, WUNDT, WOLFGANG KÖHLER und KARL BÜHLER der Entwicklungsbegriff im wesentlichen auch in diesen Disziplinen biologisch ausgedeutet wurde (SEIDLER 1976). Der Schweizer Kinderpsychologe EDOUARD CLAPARÈDE formulierte 1931 in der Neuauflage seiner „Education fonctionelle": „In jedem Augenblick seiner Entwicklung stellt ein Lebewesen eine Funktionseinheit dar, was bedeutet, daß seine Fähigkeiten des Reagierens seinen Bedürfnissen angemessen sind … Ein Kind, für sich beobachtet, ist kein unvollkommenes Wesen, kein unvollständiger Erwachsener, sondern ein autonomes Individuum". Waren diese Formulierungen ebenfalls mehr Programm als Aussage, so steuerten in der Folge Kinderpsychologie, Pädagogik, Soziologie und vor allem die Kinderpsychiatrie zahllose wichtige Einzelaussagen bei, die indes alle — für sich genommen — keinen Grund für eine neue Anthropologie des Kindesalters gelegt haben. Ohne die Untersuchungen PIAGETS zur „mentalité enfantine", den personalistischen Ansatz WILLIAM STERNS, die Ergebnisse der Pädagogik MARIA MONTESSORIS, aber auch ohne die Auflösung der vielfach festgefahrenen Diskussion zwischen dem psychogenetischen und dem behavioristischen Konzept der Kinderseele — ohne diese und viele andere Materialien kann freilich auch eine medizinische Anthropologie des Kindes garnicht mehr ins Auge gefaßt werden.

Was den vergleichsweise naiven Pragmatismus eines HUFELAND und seiner sehr kinderfreundlichen Zeit noch möglich war, ist heute fast unmöglich geworden: das Gespür zumindest für die Erfahrungsweise und die Wege, Grundsätzliches am Kinde zu erkennen. Das Kind ist im Gespinst der Einzelaussagen vorläufig unerkennbarer geworden als es je war. PFAUNDLERS „Uhr" muß noch zusammengesetzt werden.

## Literatur

CABANIS, PIERRE J. G.: Über die Verbindung des Physischen mit dem Moralischen in dem Menschen. Aus dem Franz. übers. v. J. H. Jakob. Halle/Leipzig 1804

CARUS, CARL GUSTAV: Erfahrungsresultate aus ärztlichen Studien und ärztlichem Wirken während eines halben Jahrhunderts. Leipzig 1859

CLAPARÈDE, EDOUARD: L'Éducation fonctionelle. Neuchâtel, Paris 1931

CZERNY, ADALBERT: Die exsudative Diathese. Jahrb. Kinderhk. 61 (1905), 199 ff.

CZERNY, ADALBERT und ARTHUR KELLER: Des Kindes Ernährung. Ernährungsstörungen und Ernährungstherapie. 2 Bde. Leipzig, Wien 1906

DEIMLING, CLAUDIA V.: Die Entwicklung nosologischer Systeme in der neueren Pädiatrie (ca. 1750-1910). Med. Diss. Freiburg 1976

DOERR, WILHELM: Anthropologie des Krankhaften aus der Sicht des Pathologen. In: H. G. GADAMER und P. VOGEL (Hrsg): Neue Anthropologie. Bd. II, 2. Stuttgart 1972. S. 386-427

ESCHERICH, THEODOR: Entwicklung und Leistung der Kinderheilkunde in den letzten 25 Jahren. Verhdlg. 25. Vers. Ges. f. Kinderhk. Köln 1908. Wiesbaden 1908. S. 170-182

FICHTNER, GERHARD: Medizin in Padua im 16. Jahrhundert: die morphologische Methode. In: G. FICHTNER und H. SIEFERT: Padua. Medizinhistorische Reisen (Hrsg: E. SEIDLER) Band 2, Stuttgart 1978, S. 38-44

HUFELAND, CHRISTOPH WILHELM: Bemerkungen über die natürlichen und geimpften Blattern, verschiedene Kinderkrankheiten und sowohl medizinische als diätetische Behandlung der Kinder. Berlin 1789

HUFELAND, CHRISTOPH WILHELM: Guther Rath an Mütter über die wichtigsten Punkte der physischen Erziehung der Kinder in den ersten Jahren. Berlin 1799

HUFELAND, CHRISTOPH WILHELM: Enchiridion medicum ... Vermächtnis einer fünfzigjährigen Erfahrung. Berlin 1836

KÖHLER, PETER: Der Umgang mit dem Kind in der frühen deutschen Pädiatrie (1760-1840). Med. Diss. Heidelberg 1971

KRAUS, FRIEDRICH: Die allgemeine und spezielle Pathologie der Person. Leipzig 1919

LANGEVELD, MARTINUS J.: Studien zur Anthropologie des Kindes. 3. Aufl. Tübingen 1968

MERCURIALIS, HIERONYMUS: De peurorum morbis tractatus locupletissimi, vera doctrina referti, nec solum Medicis, verum etiam Philosophis magnopere utilis. Lugduni 1623

NITSCHKE, ALFRED: Das verwaiste Kind der Natur. Tübingen 1962

PEIPER, ALBRECHT: Chronik der Kinderheilkunde. 4. Aufl. Leipzig 1965

PFAUNDLER, MEINHARD VON: Über Wesen und Behandlung der Diathesen im Kindesalter. Verh. dtsch. Kongr. inn. Med. Wiesbaden 1911. S. 36-85

PFAUNDLER, MEINHARD VON: Konstitution und Konstitutionsanomalien. Allgemeines, Begriff, Wesen, Grundlage. In: Pfaundler-Schloßmann: Handbuch der Kinderheilkunde. 4. Aufl. Berlin 1931. Bd. 1, S. 637–650

REICHOLD, RUDOLF HANS: Die Auffassung vom Kindesalter bei Hieronymus Mercurialis. Med. Diss. Freiburg 1975

DE RUDDER, BERNHARD (Hrsg): Biologische Allgemeinprobleme der Medizin. Konstitution. Diathese. Disposition. Ausgewählte Vorträge und Abhandlungen von Meinhard von Pfaundler. Berlin und Heidelberg 1947

SEIDLER, EDUARD und HERMANN HILPERT: Zur Begriffsgeschichte der Lebensschwäche. Fortschr. d. Med. 86 (1968), 35–38

SEIDLER, EDUARD: Der Umgang mit dem Kind. Probleme der Tradition. Arzt und Christ Heft 3/4 (1976), S. 129–145

SEIDLER, EDUARD: Die Kinderheilkunde in Deutschland. In: Paul Schweier und Eduard Seidler: Lebendige Pädiatrie. München 1983. S. 13–85

SUDHOFF, KARL: Erstlinge der pädiatrischen Literatur. München 1925

# 3.4. Der Teil und das Ganze — Aporien in den Denkbewegungen der medizinischen Moderne

Wolfgang Jacob

„Wissenschaft wird vom Menschen gemacht. Dieser an sich selbstverständliche Sachverhalt gerät leicht in Vergessenheit, und es mag zur Verringerung der oft beklagten Kluft zwischen den beiden Kulturen, der geisteswissenschaftlich-künstlerischen und der technisch-naturwissenschaftlichen beitragen, wenn man ihn wieder ins Gedächtnis zurückruft.“

WERNER HEISENBERG

## Das ‚Ganze‘ als Verbindung der ‚Teile‘

In seiner Schrift „Die Bestimmung des Menschen" (1800) sagt J. G. FICHTE: „Ich empfange in jedem Teile das Ganze, weil jeder Teil nur durch das Ganze ist, was er ist; durch dieses aber notwendig das ist.“

Als eine am Erfolg orientierte *Fortschrittswissenschaft* sieht die Medizin der Moderne keinen Anlaß, nach dem ‚Ganzen‘ in den ‚Teilen‘ zu fragen.

Dennoch: Die Frage nach der Bedeutung und dem Sinn der Krankheit, die Furcht vor dem Tode, vor den inneren und äußeren Qualen der menschlichen Existenz sind und bleiben die wirklichen Ereignisse des Krankseins. Der Mensch in seiner Größe und in seinem Elend zugleich *Objekt* und *Subjekt* der Medizin, ist stets *„der Ganze"* als ‚Teil‘ einer mitmenschlichen Welt, einer Gesellschaft, eines Kosmos. Er als der „Kosmos-Anthropos" ist als ‚Ganzer‘ der Teil des Ganzen; Er verkörpert als ‚Mikrokosmos‘ das Ganze der Welt.[1]

Ist das *Ganze dieses Menschen* — hier vornehmlich des kranken Menschen — in der heutigen Medizin zu denken erlaubt? Und — vice versa — ist die moderne Medizin als ‚Medizin der Teile‘ fähig und bereit, das ‚Ganze‘ des kranken Menschen, der da krank ist, ins Auge zu fassen?

Mit einem gewissen Recht verweist die moderne Medizin darauf, daß die sog. „Ganzheitsmedizin" den ‚Teil‘ nicht präzise genug betrachte, an dem der medizinische Eingriff Heilung bewirkt. Sie bewegt sich mit diesem Standpunkt innerhalb des Zeitgeistes, den der Mensch selbst heraufbeschworen hat und dem sie sich ebenso verpflichtet weiß wie die Medizin in anderen geschichtlichen Epochen. Doch erweist sich eine Wissenschaft, welche sich vornehmlich dem Zeitgeist beugt, in der Regel nicht als eine Wissenschaft auf der Höhe der Zeit!

Der Medizin als Wissenschaft der Moderne *fehlt* ein *Denken in geschichtlicher Dimension,* welches das ‚Ganze‘ in den ‚Teilen‘ der geschichtlichen Epochen — in der *Vollzahl* der *Zeiten* — zur Erscheinung bringt.[2]

Das Fortschrittsdenken der Medizin der Moderne folgt der Anerkennung einer *historischen* Dimension nur widerwillig; was soll und kann ihr — wie jeder anderen angewandten Wissenschaft — diese Dimension für einen Nutzen bringen? Radikalisierung, Autonomisierung und Utilitarisierung des Fortschrittsdenkens der Moderne geben einer historischen Betrachtungsweise des Faches oder der Disziplin kaum eine Chance! Die anhaltende *Dichotomie*[3] im Denk- und Konkurrenzverhalten zwischen *Sciences* (angewandter Naturwissenschaft und Technologie) und *Humanities,* welche nicht nur die ‚Natur' sondern auch den ‚Menschen' zu zerstören droht, übt in der Medizin der Moderne einen zu großen Einfluß aus, als daß die *Vollzahl der Zeiten,* d.h. im vollgültigen Sinn eine *Vergegenwärtigung* des von dem Menschen und der Menschheit im Laufe der Geschichte Erlebten und Gedachten als zum *Wesen* des gegenwärtigen Menschen gehörig erkannt oder erfahren werden könnte. Diese Bedeutung der *Geschichte* für den heutigen Menschen vermittelt — in der *Biographie* — zugleich ein konkretes Wissen des ‚Ganzen' als ‚Teil' dessen, was der Mensch als *Person* erfahren und erlitten, verdrängt oder gezüchtet, angenommen oder verworfen, im Laufe seines Lebens in sich *erlebt* oder *getötet* hat.[4]

Die *pathische Existenz,* welche im Kranksein und in der Krankheit zur *pathologischen* gerät, verkörpert zugleich in ihm ein Stück *ontologischer* Wirklichkeit des *Daseins in der Zeit.*[5] Der Patient *vertraut* darauf, daß der Arzt dies weiß und täglich neu an ihm erfährt!

## Über einige Denkbewegungen der modernen Physik bezogen auf die Medizin

Daß das sog. Fortschrittsdenken dem Denken des „Ganzen" in der Wissenschaft wenig Chancen einräumt, verdankt es vor allem seiner positivistischen Provenienz. WERNER HEISENBERG weist in seinem Buch „Der Teil und das Ganze" darauf hin, daß nach einem ungeschriebenen Gesetz der Royal Society in London nur über „einzelne Tatsachen", nicht aber über „große Zusammenhänge" gesprochen werden durfte. Die Positivisten lehnen die biologischen Begriffe ‚Ganzheit' und „Entelechie" als „vorwissenschaftlich" ab und jegliche Verknüpfung naturwissenschaftlicher Tatbestände mit den Denkbewegungen innerhalb der Philosophie oder auch der Metaphysik werden als „völlig unklare Gedankengänge gebranntmarkt".[6]

Im Vorwort zu dem genannten Buch legt HEISENBERG größten Wert auf die „korrekte und lebendige Schilderung der Atmosphäre", in der die vielfältigen Gespräche im Umkreis der Atomphysik stattgefunden haben, deren „grundlegende philosophische, ethische und politische Bedeutung neu zur Diskussion gestellt" wird. In dieser Atmosphäre „wird der Entstehungsprozeß der Wissenschaft deutlich, an ihm kann am besten verstanden werden, wie das Zusammenwirken sehr verschiedener Menschen schließlich zu wissenschaftlichen Ergebnissen von großer Tragweite führen kann."[7]

Zwei Grundthemen seien hier genannt, welche die Physiker bereits vor fünfzig Jahren außerordentlich bewegt und sich in ihren Denkbewegungen niedergeschlagen haben. Es sind das

1. die Anwendung des *Komplementaritätsprinzips* in der Biologie
2. die Frage: Ist das *Bewußtsein auch ein Teil der Natur* oder — allgemeiner —
   der *Wirklichkeit?*

Oft ist es — auch in der Moderne — die *Atmosphäre* des ‚Ganzen‘, welche das wissenschaftliche Denken in eine bestimmte Richtung führt. Das folgende, von W. HEISENBERG geschilderte Gespräch einer Gruppe von Physikern über das Denken zwischen Physik und Medizin ereignet sich während einer abendlichen Segelfahrt auf der Ostsee. HEISENBERG schildert die Denkbewegungen der Physiker wie folgt:

> „Was würde eigentlich passieren, wenn wir mit einem Walfisch zusammenstießen?
> Unser Boot und der Walfisch, beiden würden wohl ein Loch bekommen. Aber das ist
> eben der Unterschied zwischen lebendiger und toter Materie. Das Loch beim Walfisch
> würde von selbst zuheilen, unser Boot würde wohl kaputt bleiben. Besonders, wenn wir
> damit auf dem Meeresgrund lägen. Aber sonst müßten wir es eben wieder reparieren las-
> sen.“
> NIELS (BOHR) mischt sich ins Gespräch:
> „Mit dem Unterschied zwischen lebendiger und toter Materie ist folgendes nicht so ganz
> einfach. Es ist wahr, im Walfisch wirkt, wenn man es so ausdrücken will, eine gestaltende
> Kraft, die dafür sorgt, daß auch nach der Verletzung sich wieder ein ganzer Walfisch bil-
> det. Natürlich weiß der Walfisch von dieser Gestaltungskraft nichts. Sie steckt wohl in ei-
> ner noch nicht bekannten Weise in seinem biologischen Erbgut. Aber das Schiff ist ja in
> Wirklichkeit auch kein ganz toter Gegenstand. Es verhält sich zum Menschen so, wie das
> Netz zur Spinne oder das Nest zum Vogel. Die gestaltende Kraft geht vom Menschen aus,
> und die Reparatur des Bootes entspricht also doch in gewissem Sinne der Heilung beim
> Walfisch. Denn wenn nicht ein lebendiges Wesen, in diesem Fall der Mensch, die Gestal-
> tung des Bootes bestimmte, würde es natürlich auch nie repariert werden. Daß beim Men-
> schen diese gestaltende Kraft durch das Bewußtsein geht, ist allerdings ein wichtiger Un-
> terschied.“[8]

Der Physiker sieht also den Menschen sowohl als *Teil der Natur* als auch in einem Zusammenhang mit seinen Gegenständen (Reparatur des Bootes), wel- cher ihn von anderen *Teilen der Natur* nicht unterscheidet (‚Netz zur Spinne‘ oder ‚Nest zum Vogel‘).

Von größtem erkenntnistheoretischen Gewicht ist hier die Feststellung N. BOHRS:

> „Zunächst wird man ja wohl feststellen müssen, daß ein Organismus einen Charakter von
> Ganzheit hat, wie ihn ein nach der klassischen Physik zu beurteilendes System aus vielen ato-
> maren Bausteinen niemals haben könnte.“

## Komplementarität in Biologie und Medizin

Der neuen Quantenmechanik wird von NIELS BOHR die Möglichkeit abgespro- chen, die „biologischen Prozesse“ mit den stationären Zuständen von Atomen und Molekülen in einen direkten erkenntnistheoretischen Zusammenhang zu bringen.

Die gängige medizinische Auffassung wird von dem Physiker mit den fol- genden Worten kritisiert:

> „Der Mediziner braucht sich um die Beantwortung dieser Frage natürlich gar nicht zu
> kümmern. Er nimmt an, daß der Organismus die Tendenz hat, normale Verhältnisse wie-

der herzustellen, wenn sie gestört waren, und wenn man dem Organismus die Möglichkeit dazu gibt; und der Mediziner ist gleichzeitig überzeugt, daß die Vorgänge *kausal* ablaufen, d. h., daß z. B. auf einen mechanischen oder chemischen Eingriff hin genau das erfolgt, was nach Physik und Chemie hier erfolgen sollte. Daß diese beiden Betrachtungsweisen eigentlich gar nicht zusammenpassen, wird den meisten Medizinern nicht bewußt."

Mit andern Worten, der Mediziner verkennt die seiner Betrachtungsweise zugrunde liegende *Widersprüchlichkeit,* die N. Bohr unter dem Aspekt des *Komplementaritätsprinzips* in den folgenden Sätzen erläutert:

„Das ist doch der typische Fall zweier komplementärer Betrachtungsweisen ... Wir können entweder über den Organismus mit den Begriffen sprechen, die sich im Laufe der menschlichen Geschichte aus dem Umgang mit lebendigen Wesen gebildet haben. Dann reden wir von ‚lebendig‘, ‚Funktion eines Organs‘, ‚Stoffwechsel‘, ‚Atmung‘, ‚Heilungsprozeß‘ usw. Oder wir können nach dem kausalen Ablauf fragen. Dann benützen wir die Sprache von Physik und Chemie, studieren chemische oder elektrische Vorgänge, z. B. bei der Nervenleitung und nehmen dabei an, offensichtlich mit großem Erfolg, daß die physikalisch-chemischen Gesetze, oder allgemeiner, die Gesetze der Quanten-Theorie im Organismus uneingeschränkt gelten. Die beiden Betrachtungsweisen *widersprechen einander.* Denn in einem Fall setzen wir voraus, daß das Geschehen durch den Zweck bestimmt ist, dem es dient, durch das Ziel, auf das es gerichtet ist; zum anderen glauben wir, daß es durch das unmittelbar vorhergehende Geschehen, die unmittelbar vorhergehende Situation festgelegt sei. Daß beide Forderungen sozusagen *zufällig* das Gleiche ergeben, erscheint doch als äußerst unwahrscheinlich. Aber die beiden Betrachtungsweisen ergänzen einander auch; denn in Wirklichkeit wissen wir längst, daß beide richtig sind, eben weil es Leben gibt. Die Frage, die sich für die Biologie stellt, lautet also nicht, welche der beiden Betrachtungsweisen richtiger sei, sondern nur, wie die Natur es zuwege gebracht hat, daß sie zusammenpassen ... Man kann wohl auch sagen, daß die beiden Betrachtungsweisen, von denen wir gesprochen haben, sich auf komplementäre Beobachtungssituationen beziehen ..."[9]

## Bewußtsein als Teil der Natur

Ist das Bewußtsein eine nur auf den Menschen beschränkte Fähigkeit oder ist es *in der Welt,* in die der Mensch geboren wird? Diese Frage hat nicht nur die Medizin in Hinsicht auf ihre wissenschaftlichen Grundlagen zu beschäftigen. Sie betrifft Natur- und Geisteswissenschaften in gleicher Weise. Freilich kann eine zureichende Antwort auf diese Frage von der Medizin ohne die Mithilfe anderer Wissenschaften füglicherweise nicht erwartet werden.

Dazu noch einmal Niels Bohr:

„Wir können in den Begriffen Physik und Chemie nichts finden, das auch nur entfernt mit dem Bewußtsein zu tun hätte. Wir wissen nur, daß es Bewußtsein gibt, weil wir es selbst besitzen. Das Bewußtsein ist also auch ein Teil der Natur, oder sagen wir allgemeiner, der Wirklichkeit, und wir müssen neben Physik und Chemie, deren Gesetze in der Quantentheorie niedergelegt sind, noch Gesetzmäßigkeiten ganz anderer Art beschreiben und verstehen können. ...
Das eigentliche Problem lautet doch: Wie kann der Teil der Wirklichkeit, der mit dem Bewußtsein anfängt, mit jenem anderen zusammenpassen, der von Physik und Chemie beschrieben wird? Wie kommt es, daß die Gesetzmäßigkeiten in diesen beiden Teilen nicht in Konflikt geraten? Hier handelt es sich offensichtlich um eine echte Situation der Komplementarität, die man, wenn man später mehr über die Biologie weiß, natürlich noch im einzelnen genauer analysieren muß".[10]

Soweit der Bericht über die Denkbewegungen der Physiker. —
Was haben die Grundfragen der medizinischen Moderne mit diesen Denkbewegungen zu tun?

## Aporien im Weltbild der Moderne als Aporien der modernen Medizin

Die moderne Medizin ist — wie die Medizin fast einer jeden geschichtlichen Epoche — ein Kind ihrer Zeit. Nicht immer allerdings war die Medizin bereit, sich dem Zeitgeist ihrer Epoche willenlos zu unterwerfen, gelegentlich hat sie ihn tatkräftig ergriffen und ihrerseits nachhaltig bestimmt. Die griechische Philosophie — die Philosophie der Vorsokratiker, die klassisch-philosophische Epoche eines PLATON und ARISTOTELES — ist ohne den Einfluß des Arztes, ohne das Wesen der Heilkunde nicht zu denken, und es stimmt nachdenklich, wenn der letzte Satz des SOKRATES vor seinem Tode lautet: „Und vergeßt nicht, dem Asklepios einen Hahn zu opfern!"

Aus dem Weltbild der Moderne ist der *transzendente Bezug der menschlichen Existenz* ebenso an den Rand des Geschehens verbannt wie in der modernen Medizin. Das systemische abstrakte Denken bestimmt hier die Szene ebenso wie in den Bereichen der angewandten Naturwissenschaften und Technologie. Es bestimmt den Naturbegriff der modernen Naturwissenschaften ebenso wie das Denken der analytischen Philosophie, die Medizin als Wissenschaft ebenso wie die medizinischen Institutionen, das ärztliche Handeln ebenso wie seine ökonomischen Voraussetzungen, die weitreichenden politischen Entscheidungen im Gesundheitswesen ebenso wie in der medizinischen Ausbildung, die Analyse der Familiensysteme ebenso wie die planetarische Gesellschaft, und das System des menschlichen Individuums und also auch des Kranken ebenso wie die professionellen Systemfunktionen der ärztlichen Tätigkeit. Herausragende Persönlichkeiten des öffentlichen Lebens sind — die Ausnahme sei immer zugelassen! — mehr und mehr Exponenten der von ihnen vertretenen Systeme, ebenso wie der anonyme Funktionalismus der Institution ein solches System „verkörpert". Nicht die *Bedeutung* des Systems wird ins Auge gefaßt, sondern seine *Funktion,* nicht das *Wesen* der in einem System tätigen *Personen* wird bedacht, sondern die *Analyse* des Systems, seine Tragweite, seine Erfolge, seine Autonomie und — wenn möglich — seine Automation.

*System contra Person,* diese Formel durchzieht wie ein roter Faden das Denken und Handeln der planetarischen Moderne — *und* der Medizin! Die Weichen scheinen zugunsten des Systems gestellt; für die Größe und für das Elend des Menschen gilt, was die Allmacht oder Ohnmacht des Systems ihm abverlangt. An die Stelle der Person ist das ‚Ganze' des Systems gerückt, welches sie „verkörpert", und an die Stelle des ‚Ganzen' der Person ihre Funktion als ‚Teil' des Systems.

Es wäre gänzlich falsch, die erstaunlichen Leistungen des System-Denkens im Weltbild der Moderne zu verkennen, ebenso wie es unsinnig wäre, die großen Leistungen und innovativen Einwirkungen bedeutender Persönlichkeiten auf diese Systeme zu unterschätzen. Dennoch, das Prinzip und die Gefahren eines die Person des Menschen aus den Augen verlierenden *hypertrophischen Systemdenkens* bestehen vornehmlich in seiner ausschließlich *objektivierenden, a-historischen, nivellierenden* und letztlich *destruierenden* Tendenz.

Woran hat der Mensch der Moderne, der dieses Zeitalter heraufbeschworen hat, nicht oder nicht mehr gedacht? Welches sind die tiefgreifend wirksamen *Aporien* seines Weltbildes und seiner Zeit?

Genügt es, sich der Größe und der Kraft, aber auch der Ohnmacht und des Elends großer Persönlichkeiten aus der Geschichte zu erinnern, um sich vor jener katastrophischen Entwicklung zu schützen, die *erstmals* in der Geschichte der Menschheit diese selbst und mit ihr den gesamten Planeten faktisch bedroht? Genügt es, an „Freiheit" und „Frieden" zu *appellieren* um der totalen Zerstörung des menschlichen Lebens auf diesem Planeten wirksam vorzubeugen? Genügt der Versuch, durch persönliches Verhalten, Urteilen und Entscheiden dem auf die gefürchtete Katastrophe zueilenden Kurs der geschichtlichen Entwicklung eine neue und damit heilsame Entwicklung abzuzwingen? Sind *diese* Welt und *dieser* Mensch zwangsläufig von einer Entwicklung bedroht, der letztlich auch die noch so beträchtlichen Erfolge der Technologie und mit ihr die Erfolge einer technologisch orientierten medizinischen Moderne in einer unabwendbaren Katastrophe binnen Stunden zum Opfer fallen könnten, einfach weil das moderne Weltbild den Aporien seiner Denkbewegungen wie einem *unentrinnbaren Zwang* sich ausgeliefert fühlt?

Versuchen wir pars pro toto anhand der *Aporien der medizinischen Moderne* zu erfahren, was dem Weltbild der Moderne *fehlt*.

Die Disproportion, das *Un-Verhältnis* der ‚Teile‘ zu dem ‚Ganzen‘ begegnet uns in der Praxis des medizinischen Alltags an jedem Ort und zu jeder Zeit! Es begegnet uns in den Aporien einer Lehre von der *Natur* und der *lebendigen Gestalt,* aber auch der menschlichen *Person.* Nicht nur in der Begegnung mit dem kranken und sterbenden *Menschen* begegnen wir diesen Aporien in der Medizin tagtäglich! Das Un-Verhältnis eines systemisch-rationalen Denkens, welches die Frage nach der *Bedeutung* unseres Seins und nach dem *Wesen* der Welt und der Natur nicht stellt, begegnet uns auch in der Evolutionslehre der Moderne, welche die lebendige Gestalt aus „Zufall und Notwendigkeit" zu erklären versucht; es begegnet uns in der *A-Gnosie des Kosmos-Anthropos,* einer Agnosie, die das Weltbild der Moderne mit dem Weltbild der medizinischen Moderne teilt; es begegnet uns in der *Endlichkeit des Lebens und des Todes,* im *Nicht-geschaffen-Sein* des Menschen und in den positivistisch gesetzten *endlichen Grenzen* seines *Woher* und *Wohin.*

Innerhalb der Systemgrenzen einer naturwissenschaftlich-technologisch orientierten Medizin gelten die strengen Regeln einer wissenschaftlich objektivierbaren Sachlichkeit, welche sich auf die Denkprinzipien der technologischen Moderne, und das sind *Positivismus, Reduktionismus, Konstruktivismus und Rationalismus,* beruft. Sie vermag die physiologischen und pathophysiologischen Prozesse des lebendigen Organismus in minutiöser und technologisch virtuoser Methodik aufzuklären, aber das ‚Ganze‘, welches in dem lebenden Organismus als biologische ‚Gestalt‘ sich zeigt, bleibt ihr verborgen. In Hinblick auf die physikalische Materie bleibt die *Qualität der Substanz,* in Hinblick auf die Biologie die *lebendige Gestalt* des Organismus, in Hinblick auf das Studium der „seelischen Äußerungen" in der Psychologie die Bestimmung der *Seele* als einer eigenen Substanz und in Hinblick auf die geistigen Errungenschaften des Bewußtseins der *Geist,* der dieses Bewußtsein bildet und schafft, dem Zugriff einer positivistischen Analyse entzogen. Die Ratio des konstruktivistischen und reduktionistischen Denkens der angewandten Naturwissenschaften, welche sich zum Teil auf diese Bereiche auszudehnen versucht, findet hier ihre unverrückbaren Grenzen. Sie weiß also *nicht,* was Leben und in ihm die sich äußernde Fülle der organismischen Gestalten im ‚Ganzen' der lebendigen Natur *bedeutet;* sie kennt nicht und weiß nichts von dem Sinn und dem Wesen der *Seele,* welche sich auch in den animalischen Lebewesen, — nach HEGEL auch in den Pflanzen — jedoch vornehmlich im Menschen *bewegt;* sie kann nichts beitragen zur Beschaffenheit der *Kohärenz* zwischen Leib, Seele und Geist, welche sich im gesunden und im kranken Menschen äußert.

Der letztere Zusammenhang bleibt ein mehr oder weniger vager Gegenstand psychosomatischer oder psychophysiologischer Modellfindung, und *dem Weiterfragenden* bleiben — nicht nur innerhalb der Medizin — angesichts der fast ausschließlichen Geltung der naturwissenschaftlichen Denkbewegungen das Wissen und die Erfahrung anderer geschichtlicher Epochen im Rahmen des eigenen wissenschaftlichen System-Denkens weitgehend verstellt.

Selbst diese seine *Aporien* sind dem Menschen der Moderne nicht mehr erkennbar und gegenwärtig. Die *Dichotomie* zwischen Natur- und Geisteswissenschaften sorgt darüber hinaus für eine hermetische Abgrenzung der Denkbewegungen in beiden Bereichen, eine Dichotomie, die nur durch eine radikale *historische* Rückbesinnung des menschlichen Denkens oder aber durch eine *neue Art des Bezogenseins der Denkbewegungen* auf beiden Seiten, der *Natur- und Geisteswissenschaften* überwunden werden kann, welche allein hoffen läßt, die durch die Spaltungsbewegungen vor allem des modernen reduktionistisch und konstruktivistisch erzogenen Denkens gesetzte Dichotomie zur Auflösung zu bringen.[11]

Positivistisches Denken und reduktionistische Methodik haben nicht nur die Spaltung zwischen Natur- und Geisteswissenschaften zuwege gebracht, sondern die Reduktion und damit die *Aporien* des naturwissenschaftlichen Weltbildes der Moderne selbst erzeugt:

Weder der Phantasie noch dem philosophischen Geist wird fortan von den Grundeinstellungen dieses Denkens her gestattet, die Denkbewegungen der Moderne aus dem Zwang eines positivistisch orientierten „Fakten"-Denkens zu befreien, welches zwar die unendliche Vielfalt der ‚Teile' sachgerecht und virtuos zu beschreiben vermag, den Zugang jedoch und die Verbindungsstücke zu einem kosmologisch Ganzen völlig verloren hat und wieder aufzusuchen nicht mehr fähig ist (Entfremdung des naturwissenschaftlichen Denkens gegenüber der *Wirklichkeit* des ‚Ganzen').

In der modernen Evolutionslehre, in den kosmologischen Modellen der Physik, in der modernen Physiologie, in der Anerkennung und Beschreibung offener biologischer Systeme, in der Entdeckung des ‚Unbewußten', in den Denkbewegungen der Verhaltensforschung, und auch in dem neuentdeckten ökologischen System-Denken sind zwar gewisse Ansätze zu erkennen, die verloren gegangene Verbindungen der ‚Teile' zu dem ‚Ganzen' durch immer komplexer werdende *Konstrukte* wieder herzustellen. Dennoch bleibt die ungeheuere Fülle bis in den submikroskopischen Bereich hinein sekündlich sich vollziehender lebendiger Gestaltungsprozesse diesem Denken völlig unerklärbar, und von daher liegt die Anerkennung oder besser Wiederanerkennung einer ‚natura naturans', welche die unermeßliche, wohlgestaltete Fülle der Gestaltungen der lebendigen Teile, die ständige Gestaltung des Ganzen aus den Teilen *und* der Teile aus dem Ganzen hervorbringt, außerhalb der Reichweite dieser Denkbewegungen.

Die *Aporie* des naturwissenschaftlichen Denkens der Moderne fühlt sich diesem Faktum gegenüber gänzlich unberührt, weil die Vorstellung eines in sich stimmigen und geschlossenen kosmologischen Ganzen, einer *creatio continua* nicht mehr — wie in früheren Epochen des menschlichen Denkens — als durch das wissenschaftliche Denken selbst vollziehbar, zugelassen werden kann. Und selbst das dieser Aporie zugrunde liegende *Geheimnis,* welches aus der bloßen faktischen Beobachtung erschlossen werden kann, wird aus dem Gesichtskreis des rein konstruktivistisch-technologischen Denkens verbannt, welches die durch den experimentellen Eingriff in den Bereich des Lebendigen erzeugten *Veränderungen* der Lebewesen mit ihrer *Machbarkeit* verwechselt. Das konstruktivistische Postulat der Machbarkeit *wähnt* schließlich auch die Machbarkeit des Lebens in greifbare Nähe gerückt zu haben. So bedeutet Leben *nichts anderes* als — zukünftig zu erwartende — ‚Machbarkeit' des biologischen Substrates, Tod nichts anderes als ‚Ende' und ‚Auflösung' biologischer Organisation; die Seele und ihre Affekte bedeuten nichts anderes als eine spezifische Reaktionsweise ‚lebendiger' Materie-Komplexe, Geist und Bewußtsein nichts anderes als Reflexe eines neuralen Vernetzungsmusters nach den Regeln der Informatik.

Die Idee, daß die unendlich vielfältigen und minutiös analysierten ‚Teile' eines selbst wiederum unerklärlichen ‚Ganzen' bedürfen und somit für dieses Ganze eine *Bedeutung* haben, wird verworfen zugunsten der These, allein aus den ‚*Teilen*' füge sich das Ganze der Natur und des Kosmos — also auch des Menschen — zusammen.

Der Illusion dieses Machbarkeitswahnes gegenüber steht die *totale Aporie einer Erklärung der biologischen Gestalt!* Nirgends hat sich bisher eine solche Gestalt ohne die ‚Tätigkeit' des Lebens erzeugen lassen. Sie geschieht ausschließlich am Lebenden selbst.

Diese Erkenntnis führt weit hinein in den medizinischen Bereich: Der morphische Gestaltwandel des Krankhaften setzt die Begegnung jedweder ‚Noxe' mit dem *Lebendigen* voraus, sie geschieht an der lebenden Substanz und läßt sich als für die Krankheit typische morphische Veränderung nur am biologischen, d.h. am lebendigen Substrat erzeugen. [12]


## Aporie bestimmter Denkbewegungen in der heutigen Medizin


In der modernen Medizin sind es vornehmlich drei Gegenstände, die unter dem Aspekt ‚Teil' und ‚Ganzem' zu betrachten sind:
1. die materielle Wirklichkeit, mit der sie es konkret zu tun hat;

2. das psychophysische Problem der Psychosomatik;
3. der Mensch als *Objekt* und als *Subjekt* in der Medizin.

Vieles deutet darauf hin, daß die heutige Medizin auch in der ärztlichen Praxis über dem ‚Teil‘ das ‚Ganze‘ nicht mehr sieht. Soweit sie vornehmlich auf naturwissenschaftlich-technologischen Grundlagen basiert, sich ihrer Methodik bedient und fast ausschließlich in ihrem Bezugsrahmen denkt, läuft sie Gefahr, das ‚Ganze‘ des *Arztes* und *des kranken Menschen**, aber auch das ‚Ganze‘ der *Gesellschaft* und der *Welt* aus den Augen zu verlieren!

Wir beschränken uns bei unserer Untersuchung auf den status praesens der Medizin als Wissenschaft, ohne vorerst die *Neuerungen* zu bedenken, welche ein *neues Systemdenken,* ein neuer *Humanismus* oder eine neue *Ethik, sog. holistische* Modelle oder die neue Entfaltung *medizinhistorischer* Dimensionen und schließlich eine *Anthropologie als Grundfrage der Medizin* für ihre Entwicklung beizutragen haben.

Das Weltbild und die wissenschaftlichen Grundlagen der heutigen Medizin entstammen ganz ohne Frage dem Konzept und dem Weltbild der klassischen Naturwissenschaften und der Technik! Nicht ein *Philosophikum* sondern ein *Physikum* wird absolviert und bildet die Grundlage der heutigen Medizin. Ihre Institutionen sind durch Naturwissenschaft und Technik geprägt; die Philosophie spielt in ihrem Denken eine nur untergeordnete Rolle, und ihre Zielsetzungen in den Bereichen der Diagnostik und Therapie, aber auch der Psychologie und Soziologie setzen ein Denken in Kategorien der angewandten Naturwissenschaften voraus. Die wissenschaftliche Vergegenständlichung — *Objektivierbarkeit* — bildet das Grundprinzip ihrer Handlungen und Erfahrungen.

Die Soziologie, die Psychologie und die Psychosomatik als der Medizin in den letzten Jahrzehnten appositionell zugeordnete Fächer bilden hier keine Ausnahme. Selbst die *Tiefenpsychologie* — welche als Methode einen *psychodynamischen Prozeß* in der Person des Kranken voraussetzt — ist bestrebt, diesen Prozeß zu *objektivieren,* wenngleich sie den kranken Menschen unter Gesichtspunkten betrachtet und behandelt, welche einer *Personalisierung* fähig sind. Aber auch ihr geht es nicht darum, der Psychodynamik der ‚Teile‘ das ‚Ganze‘ der *Person des kranken Menschen* gegenüberzustellen, sondern sie beschränkt sich — erklärtermaßen — auf eine dynamisch wirksame *Detail-Analyse psychischer Elemente,* vornehmlich der Elemente des Unbewußten, welche — ebenfalls nach dem Vorbild der Naturwissenschaften — als die wirksamen, objektiv beschreibbaren Elemente des „seelischen Apparates" (S. Freud)[13] betrachtet werden.

Der modernen Medizin als Wissenschaft wird also kaum etwa anderes zugrunde gelegt, als das rein positivistische Weltbild der klassischen Physik, in dem von einem „Umsturz im Weltbild der Physik"[14] nicht die Rede sein kann. Bei den wenigen, in der Medizin angewandten physikalischen Erkenntnissen, auf welchen die technologischen Konsequenzen der Physik basieren, geht es ihr nicht darum, die *Denkbewegungen* nachzuvollziehen, welche sich in der modernen Physik seit 1900 vollzogen haben.* Sie beschränkt sich darauf, von den

---

* „Es ist eine erstaunliche, aber nicht zu leugnende Tatsache, daß die gegenwärtige Medizin eine eigene Lehre vom kranken Menschen nicht besitzt" (V. v. Weizsäcker, 1927)

Prinzipien dieser Physik nicht viel mehr zu verstehen als der Laie von den technischen Neuerungen eines Autos, das er kauft und fährt.

Die Frage lautet also: Sollte die Medizin als Wissenschaft sich nicht ernsthaft an einem *Denkprozeß* beteiligen, der die Entstehung des modernen physikalischen Weltbildes nicht nur begleitet, sondern hervorgerufen hat? Handelt es sich hier nicht um einen Prozeß, der das „naturwissenschaftliche" Weltbild des Mediziners — über das des gehobenen Laien hinaus — *grundlegend* verändern könnte, wenn sich beide, die Vertreter der Physik und der Medizin, mit ihnen gemeinsam aber auch die Biologen und Philosophen um eine *neue Erkenntnislehre der Natur* bemühen würden? Wäre es nicht an der Zeit, daß die Medizin — anstatt sich, wie es vielerorts im Augenblick geschieht, um eines vielzitierten *Paradigmawandels* willen von einem Problem abzuwenden, ehe sie es vollständig begriffen hat — *sich erst einmal einer gemeinsam mit der Physik und der Philosophie neu zu erarbeitenden Erkenntnislehre der Natur und der Naturwissenschaften zuzuwenden hätte?*

Wo haben ernst zu nehmende Gespräche und *Denkbewegungen* in dieser Richtung auf höchster Ebene — unter Beteiligung der Philosophie — bereits begonnen? Genügt es weiterhin, daß sich die Medizin mehr oder weniger *naiv* der angewandten Naturwissenschaften und Technologien bedient, dort, wo sie sie braucht? Und genügt es, daß sie — wie bisher — ihren Rat bei Juristen, Theologen und Philosophen erst dann einzuholen sich gedrungen fühlt, wenn es anders nicht mehr geht, wenn also juristische, seelsorgerische und ethische Fragen ins Haus stehen, denen sich die moderne Medizin nicht mehr entziehen kann?

Nicht anders steht es um die Rezeption anderer Wissenschaftszweige, wie etwa der Soziologie, der Psychologie und der Biologie. Sie alle lassen sich nicht rezipieren ohne die theoretischen Grundlagen der Denkbewegungen, aus denen sie entstanden sind. Und das gilt schließlich auch für *theoretische* Denkweisen innerhalb der Medizin selbst, denen gegenüber eine rein positivistisch und reduktionistisch orientierte wissenschaftliche Medizin sich allzuleicht verschließt, wie etwa den Denkrichtungen einer theoretischen Fundierung durch eine *Medizinische und Ärztliche Anthropologie,* aber auch durch eine *theoretische Pathologie,* welche sich um das *Gestalthafte* und um die *Gestaltungsprozesse* des Krankhaften bemüht. [15]


## Medizinische Anthropologie als ‚Aporie‘ der medizinischen Moderne

Welches sind die ‚Denkbewegungen‘, welche die *Anthropologie als die Grundfrage der Medizin* bisher bestimmt haben und weiterhin bestimmen werden? [16] Dieser Grundfrage nachzugehen unter dem Aspekt: *Der Teil und das Ganze,* scheint mir eine der vordringlichsten Aufgaben zu sein, welche die *Medizin der Moderne* sich zu stellen hat. Sie ist zugleich die Frage nach der *Medizin als einer eigenständigen Wissenschaft.*

Freilich wird diese Frage in der heutigen Medizin meistens falsch gestellt. Nicht: *Wer* ist der kranke Mensch? — wird gefragt, sondern: *Was* bedeutet das spezifisch *Objektivierbare* für die Fortentwicklung der heutigen Medizin? Nicht: Wer ist der — auch in der modernen Medizin — zu behandelnde *kranke* Mensch, sondern *was* für Alterationen durch die *Krankheit* sind zu beseitigen, und *wie* kommt man ihnen — ohne Ansehen der Person — erfolgreich bei?

Die Grundvorstellung des gegenständlichen *Was* bestimmt vornehmlich das *Denken, Erkennen, Entscheiden* und *Handeln der modernen Medizin in allen ihren Bereichen!* Die Vergegenständlichung ist das wissenschaftlich objektivierbare Unterpfand ihrer Entscheidungen und Handlungen, wo immer von einer wissenschaftlich fundierten Medizin die Rede sein soll; so als könne die Frage — *Wer* ist dieser kranke Mensch? — und: Was fehlt *ihm?* — getrost dem Seelsorger und dem Psychologen oder den Angehörigen überlassen werden.

Daß die Person des *Arztes* ebenso wie die Person des *Pflegenden* mit dem Erfolg des Heilgeschäftes etwas zu tun habe, wird zwar nicht grundsätzlich geleugnet, doch wird die Frage, *ob* es so sei, *weder* hinlänglich gefragt noch untersucht. In der Tat, nichts scheint in der modernen Medizin dafür zu sprechen, daß über das *Können,* also die *in Maß und Zahl objektivierbaren Leistungen* des Arztes hinaus durch die *Person* und durch die *Zuwendung* des Arztes und des Pflegenden zum Kranken sich die Heilungschancen des Kranken — etwa durch die ‚Droge Arzt' (BALINT) — verbessern ließen. Eine derartige Annahme wird zwar gelegentlich geäußert, aber doch — de facto — als eine quantitée négligeable der modernen Medizin betrachtet.

Trotz aller sichtbaren ‚Erfolge' der modernen Medizin, verbürgt durch ein wissenschaftlich methodisches Können, hat sich daher ein gegen die heutige Medizin und den Arzt gerichtetes, nicht nur von dem Kranken, sondern ganz allgemein in der Gesellschaft gespürtes Unbehagen ausgebreitet, welches nun umgekehrt deren Leistungen verkennt.

Es scheint aber nicht nur dem Kranken etwas zu *fehlen,* was die wissenschaftlich orientierte Medizin zu ‚reparieren', zu ergänzen oder zu ‚substituieren' vermag, sondern es scheint dem Kranken — und auch der Gesellschaft — *an dieser Medizin* etwas zu *fehlen,* was sie — so wie sie ist — nicht zu geben oder zu leisten vermag, etwas, was in ihr als Wissenschaft nicht vorkommt!

„Hat die Person des kranken Menschen noch ein Bürgerrecht in der Medizin?" — diese von LUDOLF KREHL im Jahre 1928 nachdrücklich gestellte Frage [17] hat offensichtlich auch im Jahre 1983 an Schärfe und Aktualität nichts eingebüßt.

## Aporie des Ärztlichen

Große und bedeutende Arztpersönlichkeiten, wie wir sie aus der Geschichte der Medizin kennen, tauchen in der modernen Medizin nicht mehr auf. Hervorragende Spezialisten und Wissenschaftler, Organisatoren, Techniker haben den Typus des *Arztes* abgelöst, den ALBERT SCHWEITZER als eine der letzten großen Arztpersönlichkeiten noch verkörpert hat. Seine Krankenhaus-Konzeption in Lambarene wird in der heutigen Medizin weder verstanden noch gefördert; sie hat sich angesichts des *technisch Möglichen* weitgehend überlebt. Das fachliche, wissenschaftlich fundierte und technologisch versierte Können

hat das sog. *ärztliche Denken* und *Handeln* weitgehend ergänzt, ersetzt oder
verdrängt. Das spezifisch *Ärztliche* ist *kein* selbstverständlicher Gegenstand der
heutigen Medizin als Wissenschaft. Dort, wo es vorkommt, nimmt man es freilich für selbstverständlich in Anspruch; doch wird es weder *gelehrt,* noch als
solches für *notwendig* erachtet.

Ist es also doch zuletzt *der rechte Arzt,* der dem Kranken in der modernen
Medizin *fehlt?* Wir verfügen zwar auch heute über eine *ärztliche Deontologie;*
jedoch reicht sie nicht sehr weit über die allgemeine Ärzteordnung hinaus und
erstreckt sich vor allem auf jene Bereiche, in denen korrektes und sachverstän-
diges Handeln des Arztes ethisch und juristisch vorausgesetzt werden. Mit dem
*Vertrauensverhältnis,* welches den Arzt und den Kranken verbindet, hat sie
kaum noch etwas zu tun.[18]

Wenn nun aber die moderne Medizin das *Ärztliche nicht lehrt,* so heißt das
dennoch nicht, daß sie und vor allem der Kranke seiner nicht *entbehrte;* jeder
von uns, der einmal krank gewesen ist, weiß das sehr genau! Es scheint das
*Ärztliche* also doch ein spezifisches Agens auch der heutigen Medizin zu sein,
dessen der Kranke — aller wissenschaftlichen A-Gnosie zuwider — nicht ent-
raten kann. Wie also läßt sich diese *Aporie* der Medizin beseitigen? Geht es
doch dabei um die Frage, ob die *Medizin als eine eigenständige Wissenschaft*
weiterhin auf eine Wissenschaft vom *kranken Menschen,* ob sie auf eine lehr-
bare „*ärztliche Anthropologie*"[19] verzichten kann!


## Der Teil und das Ganze in der Medizin


Setzen wir bei der Grundfrage nach der *Gestalt* und dem in der Welt sich *Ge-
staltenden* noch einmal ein.[20] Schlechthin alles von dem Menschen *Wahrgenommene,* selbst das nicht als ,*Gestalt*' in Erscheinung tretende ihr zugrunde
liegende nicht selbst Gestalt annehmende *Wesen* besitzt eine Beziehung zu dem
in dieser Welt gestalthaft Wahrgenommenen!

So wenig wie der Mensch selbst dieser seiner *Gestalt* entgehen kann, vermag er dem, was ihm in dieser seiner Welt als *Wahrnehmung* begegnet, zu entgehen. Das Gestalthafte, das in seiner Wahrnehmungswelt *Erscheinende* kann
sich mehr oder weniger deutlich zeigen oder es kann seiner *Aufmerksamkeit*
entgehen, obwohl es für den Moment in seiner Wahrnehmungswelt enthalten
war. Er hat die Möglichkeit, dieses oder jenes wahrzu*nehmen,* anderes zu vernachlässigen oder gar nicht erst zu bemerken.[21]

Daß in *meiner* Wahrnehmungswelt dieser *oder* jener Gegenstand, oder
*beide* meiner besonderen Aufmerksamkeit für *wert* erachtet werden, anderes ihr
entgeht, also gar nicht den rechten Zugang zu meinem Bewußtsein findet oder
gefunden hat, ist eine nicht nur *alltägliche Erfahrung,* sondern geradezu eine
*Bedingung, Gestalthaftes* und *sich Gestaltendes* wahrzunehmen oder aber es sozusagen aus den Augen zu verlieren.

Das *mir* wichtig Erscheinende wird von mir tatsächlich — faktisch — wahrgenommen, anderes vernachlässigt oder unterdrückt, verdrängt und vergessen.
Ich — als *Subjekt,* als *Person,* als *dieser, einzige, einmalige Mensch* — *nehme*

dieses oder jenes *wahr,* unbeteiligt oder leidenschaftlich bewegt, gleichgültig oder voller Empathie, besonnen oder verwirrt, wahrhaftig oder mich täuschend, erfreut oder entsetzt, auf der Flucht oder widerstehend; das alles sind leidenschaftliche oder der Leidenschaft entbehrende — entfremdete — Reaktionsweisen oder Antworten auf das von mir Wahrgenommene, Erlebte! Ich, dieser Mensch, bin ein diese Gestaltenfolgen meiner Wahrnehmung *Erlebender!*[22]

Man kann alle diese auch an einem *anderen* Menschen zu beobachtenden Verhaltensweisen oder ‚Selbstreflexionen', zum Gegenstand der *Fremd*beobachtung, auch der wissenschaftlichen Beobachtung machen, man kann sie studieren, einordnen, schematisieren, ernst nehmen oder vernachlässigen, und man kann diese Beobachtungen und Urteile in eigener Verhaltensweise und Handlung *zum Ausdruck bringen,* also wiederum *antworten.*

Wissenschaftliches Erkennen und Urteilen, menschliches Mitfühlen oder ärgerliches Abweisen sind Formen der menschlichen Begegnung des Miteinander-Umgehens; *wie* sich Menschen zueinander verhalten, *wie* sie einander begegnen, *wie* sie ihre Werturteile über den andern fällen — die unendliche Vielfalt menschlicher Begegnungsweisen und ihrer mitmenschlichen Wirkungen lassen sich aus dem mitmenschlichen Begegnungsfeld nicht eliminieren, also auch von den *Entsteh- und Verschwindbedingungen des Krankseins* und *der Krankheit* nicht willkürlich unterscheiden oder trennen.

Der *ärztliche* Umgang mit dem Kranken und das *Vertrauen,* das der Kranke dem Arzt entgegenzubringen gewillt ist,[23] sind Sonderfälle menschlicher Begegnung inmitten einer Lebenswelt, in der *Kränkung* und *Heilung* ebensowenig voneinander zu trennen sind wie *Tod* und *Leben!*

Es erschiene freilich absurd, über das Verhältnis von *Heil* und *Heilung* oder über die *Ganzheitsbeziehungen der biologischen Gestalt* nachzudenken in dem Moment, wo es darum geht, z. B. durch sofortigen Ausgleich des Elektrolythaushaltes das Leben eines Menschen zu retten! Es erscheint aber ebenso absurd, die Vorstellung über das, was *Krankheit* sei, auf die Elementaranalysen biologischer Funktionen und Regulationen oder regelhaft feststellbare Veränderungen im physikalisch-chemischen Bereich, also auf naturwissenschaftlich objektivierbare Befunde physikalisch-chemischer ‚Materialisation' zu reduzieren. Das gilt in gleicher Weise für die objektivierenden Elementar-Analysen psychologischer oder soziologischer Befunderhebungen, durch welche krankhafte Veränderungen im Verhalten, Denken und Handeln des Erkrankten als *Abweichungen von der Norm* deklariert und objektiviert werden.

Diese Tendenz zur *‚Vernaturwissenschaftlichung'* auch im psychosozialen Bereich der Medizin ist als solche nicht unbedingt falsch oder irrig, sie führt ebenfalls zu *objektivierbaren,* d. h. nachprüfbaren Ergebnissen innerhalb einer sich als Wissenschaft verstehenden modernen Medizin. Freilich, den ‚Teil' für das ‚Ganze' zu nehmen, würde letztlich doch dahin führen, den *kranken Menschen* nur noch als *Gegenstand* einer wissenschaftlich fundierten totalen soziopsychosomatischen *Transparenz* zu betrachten und zu behandeln. Die kritiklose Extrapolation einer solchen wissenschaftlich objektivierenden Total-Analyse *aller* nicht nur am Kranken selbst, sondern bei seiner Mitwelt zu beobachten, *von der sog. Norm abweichenden* Befunde und Funktionen würde uns —

vermutlich noch vor dem Jahr 3000 — den sozio-psycho-somatisch strukturierten *gläsernen Menschen* bescheren, dessen *Denkbewegungen* selbstverständlich in diese Analyse einbezogen sind.[24] Noch vor der Jahrhundertwende hätten wir zu erwarten, daß dem *konstruktivistischen naturwissenschaftlich-technischen Weltbild der Moderne* ein naturwissenschaftlich fundiertes *konstruktivistisches Menschenbild der Medizin* an die Seite gestellt wird, ebenso wie der Mensch unserer Tage sich gleichsam rastlos darum bemüht, die in wesentlichen Punkten immer noch einer naturwissenschaftlich fundierten Analyse sich widersetzenden Natur-Prinzipien der *Evolution* und der *Weltentstehung* zu enträtseln.[25] Ansätze in dieser Richtung zeichnen sich bereits ab.

Demnach wäre an die Moderne in der Medizin die Frage zu stellen — nicht: ob die von ihr mit gutem Recht vorangetriebenen *Denkbewegungen* in Richtung auf eine objektivierbare naturwissenschaftlich-technologische Analyse der ‚*Teile*' in Frage zu stellen sei, sondern *ob,* in welchen *Bereichen* und zu welchem *Ziel* sie der Ergänzung durch eine wohlfundierte *medizinische und ärztliche Anthropologie* bedarf.

Vermögen die *Denkbewegungen der Physiker* zu dieser Frage einen Beitrag zu leisten?

NIELS BOHR zufolge läßt sich das biologische Geschehen *sowohl* unter dem Aspekt der *Teleologie* lebendiger organismischer Strukturen und Funktionen *als auch* unter dem Aspekt des *kausalen* Ablaufes betrachten und erforschen. Die beiden Betrachtungsweisen *widersprechen* einander, aber sie *ergänzen* sich auch! Mit anderen Worten, beide Betrachtungsweisen verhalten sich zueinander *komplementär* und sind einander *gleichrangig,* ohne Rücksicht darauf, ob die eine Betrachtungsweise der anderen an *konstruktivistischen Erfolgen* überlegen sei.[26]

Fragwürdiger wird die Sache dann, wenn von einem Physiker und Philosophen der Versuch einer *kybernetischen Deutung* der Begriffe ‚Gesundheit' und ‚Krankheit' unternommen wird. Selbst wenn die Behauptung, die „kybernetische Denkweise" lasse sich der platonisch-aristotelischen Physik viel leichter anpassen „als alle neuen *Bewußtseins*-Philosophien seit Descartes" (C. F. v. WEIZSÄCKER)[27], einer philosophischen Nachprüfung standhalten sollte, — was ich für ausgeschlossen halte — so stellt dennoch das Modell der Kybernetik als solches ein für den Gebrauch innerhalb *anthropologisch-medizinischer Kategorien* denkbar ungeeignetes Modell dar, weil es die *Komplexität* menschlicher Existenz im Bereich des *Gesunden* und des *Kranken* nicht zureichend erkennt und zureichend beschreiben kann. Das kybernetische Modell-Denken vermag der *Komplexität menschlicher Existenz keinesfalls* gerecht zu werden, sondern führt eine neue — vielleicht noch bedenklichere — *Reduktion* wissenschaftlicher Denkbewegungen herbei, welche das ureigentliche *Wesen* der menschlichen Existenz, das uns in dem *gesunden* und dem *kranken* Menschen in jeweils sich verändernder Weise begegnet, weder zu erläutern noch darüber etwas auszusagen vermag.

Weiter führt vielleicht die Überlegung NIELS BOHRs, das Bewußtsein als „ein Teil der Natur" verhalte sich zu dem Teil der Wirklichkeit, der „von Physik und Chemie beschrieben" werde, *komplementär!*

Vielleicht beschreibt auch das *Subjekt-Objekt-Verhältnis* im Menschen — und mit ihm in der lebendigen Natur — ein solches Komplementär-Verhältnis.

Statische, stationäre Systeme, wie diejenigen der Physik und Chemie lassen sich gegenständlich, d.h. als *Objekte* beschreiben; das Lebewesen ist — im Sinne HEGELS — durch ein *Subjekt* charakterisiert, das eine eigene — *lebendige* — Organisation und Bewegung verkörpert.[28] Lebendige Organisation bis in die Mikrobereiche biologischer Substanz hinein ist durch ein Organisationsprinzip verwirklicht, das die organismischen Strukturen und Funktionen *zweckmäßig* und *zielgerecht* gestaltet. Gerichtete Zwecke und auf Ziele ausgerichtete Leistungen sind als Prinzipien *Bedeutung*-tragender biologischer Substanz und Organisation wirksam und tätig; d.h., die biologische Substanz und Organisation *verkörpert* als *Bedeutungsträger* das biologische *Subjekt*.

An stationären physikalischen Systemen läßt sich nicht erkennen, was *aus sich heraus* dem Bewußtsein die *Bedeutung* dieser Zustände zur Kenntnis brächte; die *biologische* Substanz vermag das zu ihrem Organisationsbereich Gehörige — und *muß* es — *deutend* verwerten (integrieren).[29]

*Kranksein* und *Krankheit* setzen die *Existenz* eines Lebewesens voraus. Sie stellen — als Fehlbildungen oder Mißerfolge biologischer Organisation — auf das biologische *Subjekt* bezogene pathologische Veränderungen nicht nur der Substanz, sondern häufig auch der biologischen Organisationsstruktur oder Verhaltensweise des Lebewesens dar. Mit anderen Worten, nicht nur der kranke Mensch, sondern auch das kranke Tier und die kranke Pflanze sind durch die Krankheit und das Kranksein alterierte biologische *Subjekte!*

Angesichts dieser Feststellung erscheint es überraschend, daß die rein naturwissenschaftlich-positivistisch orientierte Medizin seit mehr als 80 Jahren sich darauf beschränkt, das reine *Objekt,* nicht aber das in der Gestalt des *Lebewesens* erscheinende *Subjekt* in ihre Denkbewegungen über Pathogenese einzubeziehen.

Nun setzt freilich jede Art wissenschaftlicher Betrachtungsweise *Bewußtsein* und mit ihm ein *menschliches Subjekt* voraus! Der von TH. KUHN beschworene *Paradigma-Wandel* in den Wissenschaften zeigt eine Veränderung der *Denkbewegungen* der Wissenschaftler oder auch eine Veränderung an sich gleichgerichteter Denkbewegungen in den Wissenschaften an. Das ‚Ganze‘ läßt sich mit den ‚Teilen‘ wissenschaftlicher Erkenntnisse freilich nur dann zureichend verbinden, wenn eine Vorstellung darüber entsteht, *wie* sich der ‚Teil‘ mit dem ‚Ganzen‘ verbindet oder verbinden läßt.


## Anmerkungen

1. H. SCHIPPERGES hat in seinem Werk ‚Kosmos — Anthropos‘ den Entwurf einer neuen Kosmologie der Medizin vorgelegt. Sie wird begründet auf der mittelalterlichen Lehre von dem Menschen als dem ‚Mikrokosmos‘ bezogen auf den ‚Makrokosmos‘ der Natur. Und sie setzt uns in den Stand, diese Lehre erneut zu rezipieren und zu revidieren; doch fordert der Reduktionismus und Konstruktivismus des heutigen Weltbildes der Physik die Frage heraus, wie sich beides miteinander verbinden läßt. Hier scheint mir der kosmologi-

sche Ansatz A. N. WHITEHEADS eine Basis für eine Weiterführung der Diskussion darzustellen.

2. Der Begriff ‚Vollzahl der Zeiten‘ ist der ‚Soziologie‘ (Bd. II) EUGEN ROSENSTOCK-HUESSYS entnommen. Unser Zeitalter ist durch die besondere Begabung ausgezeichnet, einen Sinn für die konkrete Gegenwart geschichtlicher Epochen zu entwickeln; nicht indem das ‚Ganze‘ in den ‚Teilen‘ der geschichtlichen Epochen unmittelbar zur Erscheinung gebracht würde, wohl aber, daß wir in einer Gegenwart leben, deren Wirklichkeit sich nicht allein aus den historisch verifizierbaren Fakten — den ‚Teilen‘, sondern aus dem So-Gewordensein und damit Gegenwärtigsein des ‚Ganzen‘ bestimmt.

3. Über die Folgen der Dichotomie zwischen Natur- und Geisteswissenschaften und der Medizin sowie Ansätze zu ihrer Überwindung in einer medizinischen Anthropologie sh. bei W. JACOB ‚Kranksein und Krankheit — Anthropologische Grundlagen einer Theorie der Medizin‘.

4. Dazu V. V. WEIZSÄCKER, Pathosophie, S. 241 ff.

5. Zur Entwicklung des Begriffs der ‚ontischen‘ und der ‚pathischen‘ Existenz sh. bei V. V. WEIZSÄCKER, Pathosophie, S. 45 f., 60 ff., sowie W. JACOB l. c., S. 105 ff., 175 ff.

6. W. HEISENBERG, Der Teil und das Ganze, S. 284.

7. W. HEISENBERG, l. c., S, 10.

8. W. HEISENBERG, l. c., S. 152 f.

9. W. HEISENBERG, l. c., S. 154 f.

10. W. HEISENBERG, l. c., S. 160.

11. A. N. WHITEHEAD versucht unter dem Aspekt der ‚Bifurcation of Nature‘ die Denkbewegungen der Natur- und Geisteswissenschaften aufeinander zu beziehen. Über die Bedeutung dieses Versuches für die Medizin sh. bei W. JACOB l. c. S. 6, 20, 38, 40, 44.

12. Dazu W. DOERR, Pathomorphose durch chemische Therapie; ders., Über Pathomorphose; ders., Wandlungen der Krankheitsforschung; ders., Anthropologie des Krankhaften.

13. S. FREUD, Abriß der Psychoanalyse, Ges. Werke, Bd. 17.

14. Nach dem Titel eines Buches von U. ZIMMER. Die eigentlich wesentlichen und authentischen Darstellungen der modernen Physik und ihrer Konsequenzen für die Wandlung unseres Weltbildes verdanken wir N. BOHR, A. EINSTEIN, W. GERLACH, W. HEISENBERG, H. HEITLER, W. PAULI, M. PLANCK, E. SCHRÖDINGER, C. F. V. WEIZSÄCKER u. a.

15. Dazu W. DOERR, Konzepte der theoretischen Pathologie, Bd. I und Bd. II.

16. Das Thema wurde in einem gemeinsamen Seminar von den Herren W. BLANKENBURG, W. CONZE, A. V. ENGELHARDT, H.-J. GERIGK, F. HARTMANN, W. JACOB, W. LEPENIES, H. SCHAEFER, H. SCHIPPERGES, W. SCHMITZ, H. TELLENBACH, F. VOGEL, R. WIEHL, D. WYSS behandelt. Zusammenfassung: W. JACOB, Heidelberger Jahrbücher 1982, 97 f.

17. L. KREHL, Krankheitsform und Persönlichkeit, DMW 54, 1745–1750 (1928).

18. Dazu W. JACOB in: Recht und Ethik in der Medizin, S. 86 ff.

19. Die großen Ärzte in der Geschichte *lehren uns*, daß es eine in der Erfahrung, im Gehalt und im Denken zu vermittelnde *ärztliche Kunst* gibt. Für die moderne Medizin ist eine *ärztliche Anthropologie* neu zu entwickeln, für deren Vermittlung die geeigneten Formen neu zu erfahren und zu entdecken sind (sh. F. HARTMANN).

20. Die Grundfrage nach der Bedeutung der *Gestalt* für die theoretische Pathologie stellt W. DOERR in seinem Beitrag: Was ist theoretische Pathologie? l. c. Bd. I, S. 12 ff.

21. Dazu Grundsätzliches im ‚Gestaltkreis‘ V. V. WEIZSÄCKERS.

22. Die Affektivität des Wahrgenommenen findet ihren Ausdruck in der Lehre von den ‚Pathischen Kategorien‘ (V. V. WEIZSÄCKER: Gestaltkreis).

23. W. JACOB, l. c.

24. Es entspricht einem weitverbreiteten Irrtum, daß die Einführung neuer Disziplinen, wie etwa der Soziologie, der klinischen Psychologie, der Psychosomatik oder Psychoanalyse, der Entwicklung einer anthropologischen Medizin förderlich sei. Solange das Verhältnis von ‚Teil‘ und ‚Ganzem‘ wissenschaftlich nicht geklärt ist, zeigt die in diesen Wissenschaften ebenfalls sich ausbreitende reduktionistische und konstruktivistische Tendenz eher in die Richtung einer rein positivistisch orientierten Forschung, deren Ergebnisse nun wiederum von der wissenschaftlichen Medizin bevorzugt werden.

25. Zur Bedeutung des modernen Evolutionismus für die anthropologischen Grundlagen einer Theorie der Medizin sh. bei W. JACOB, Kranksein und Krankheit, S. 76 f.

26. W. HEISENBERG, l. c. S. 154f.
27. Eine eingehende kritische Auseinandersetzung mit der „kybernetischen Denkweise" C. F. v. WEIZSÄCKERS bei W. JACOB, Kranksein und Krankheit, 68 ff., 80 f.
28. C. W. F. HEGEL, Encyclopädie der philosophischen Wissenschaften im Grundrisse. Dieses Werk HEGELs ist grundlegend für die Subjekt-Objekt-Diskussion innerhalb der Medizin als einer eigenständigen Wissenschaft.
29. Die biologische Substanz als *Bedeutungsträger* bedarf einer eigenen biologisch-philosophischen Erforschung in Hinsicht auf die großartige morphische Dynamik, welche im elektronenmikroskopischen und biochemischen Bereich sich vor den Augen des Biologen in den letzten Jahrzehnten entfaltet hat. Hier dürfte die These, daß jedwede biologische *Gestalt* und *Gestaltung* die biologische Substanz als biodynamischen *Bedeutungsträger* schlechthin voraussetzt, nicht mehr von der Hand zu weisen sein.


## Literatur

BOHR, N.: Atomphysik und menschliche Erkenntnis. Vieweg, Braunschweig 1958

DOERR, W.: Pathomorphose durch chemische Therapie. Verh. Dtsch. Ges. Path. 39:17 (1955/56)

DOERR, W.: Über Pathomorphose. Ärztl. Wschr. 11:121 (1956)

DOERR, W.: Was ist Theoretische Pathologie? Springer, Heidelberg 1979

DOERR, W.: Anthropologie des Krankhaften aus der Sicht des Pathologen. In: Neue Anthropologie, Bd. II, S. 386 (Gadamer, H. G. Hrsg.) Thieme, Stuttgart 1972

DOERR, W.: Wandlungen der Krankheitsforschung, Springer, Heidelberg 1971

FREUD, S.: Kurzer Abriß der Psychoanalyse. Ges. Werke Bd. XVII. S. 403 ff., Fischer, Frankfurt 1940

HARTMANN, F.: Ärztliche Anthropologie. Schünemann, Bremen 1973

HEGEL, C. W. F.: Encyclopädie der philosophischen Wissenschaften im Grundrisse. Sämtl. Werke Bd. V, 5. Auflage, Leipzig 1949

HEISENBERG, W.: Der Teil und das Ganze, Piper, München 1969

JACOB, W.: Kranksein und Krankheit — Anthropologische Grundlagen einer Theorie der Medizin. Hüthig-Verlag, Heidelberg 1978

JACOB, W.: Anthropologie als Grundfrage in Geschichte, Philosophie und Medizin. Heidelberger Jahrbücher 1982, 97 f.

JACOB, W.: Das Vertrauen als Grundkategorie einer medizinischen Anthropologie. In: Recht und Ethik in der Medizin (Hrsg.: W. DOERR, W. JACOB, A. LAUFS) Reihe Theoretische Pathologie, Springer 1982

KREHL, L.: Krankheitsform und Persönlichkeit. DMW 54, S. 1745–1750 (1928)

ROSENSTOCK-HUESSEY, E.: Die Vollzahl der Zeiten, Soziologie Bd. II, W. Kohlhammer, Stuttgart 1958

SCHIPPERGES, H.: Kosmos — Anthropos, Klett-Kotta, Stuttgart 1981

WEIZSÄCKER, V. v.: Gestaltkreis, 4. Auflage, Thieme Verlag, Stuttgart 1968

WEIZSÄCKER, V. v.: Pathosophie. Vandenhoeck u. Ruprecht, Göttingen 1956

WHITEHEAD, A. N.: Abenteuer der Ideen Theorie, Suhrkamp, Frankfurt 1971

ZIMMER, E.: Umsturz im Weltbild der Physik, Hanser Verlag, München 1949

# 4. Anhang: Anthropologische Literatur

Isolde Dobhan


ABBADIE, JACQUES: L'art de se connoitre soi-même, ou la recherche des sources de la morale. 2 P. Rotterdam 1692

ABICHT, JOHANN HEINRICH: Psychologische Anthropologie. Erlangen. Abthl. 1.: Aetiologie der Seelenzustände. Lfg. 1. 1801

ACHELIS, JOHANN DANIEL u. HOIMAR VON DITFURTH (Hrsg.): Befinden und Verhalten. Verhaltensphysiologische und anthropologische Grundlagen der Psychopharmakologie. Stuttgart 1961. (Starnberger Gespräche; 1960)

ACKERKNECHT, ERWIN HEINZ: Rudolf Virchow. Doctor, Statesman, Anthropologist. Madison 1953

ACKERKNECHT, ERWIN HEINZ: Rudolf Virchow. Arzt, Politiker, Anthropologe. Stuttgart 1957

ADAIR, JAMES MAKITTRICK: Philosophisch-medicinischer Abriß der Natur-Geschichte des Menschen. Aus dem Englischen. Zittau, Leipzig 1788

ADLER, M.: Anthropologische Dimensionen in der Medizin. MMG 1 (1976) 104–110

ALBARRACÍN TEULÓN, AGUSTIN: Homero y la medicina. Madrid 1970. (Colección „Vislumbres"; No. 20)

ALBERTUS MAGNUS: Summa de creaturis. Venetiis 1498–1499

ALEXANDER, FRANZ: Psychosomatische Medizin. Grundlagen und Anwendungsgebiete. Berlin 1951

ALSBERG, PAUL: Das Menschheitsrätsel. Versuch einer prinzipiellen Lösung. Dresden 1922

AMMON, OTTO: Die natürliche Auslese beim Menschen. Auf Grund der Ergebnisse der anthropologischen Untersuchungen der Wehrpflichtigen in Baden. Jena 1893

AMMON, OTTO: Die Gesellschaftsordnung und ihre natürlichen Grundlagen. Entwurf einer Sozial-Anthropologie. Jena 1895

AMMON, OTTO: Zur Anthropologie der Badener. Bericht über die von der Anthropologischen Kommission des Karlsruher Altertumsvereins an Wehrpflichtigen und Mittelschülern vorgenommenen Untersuchungen. Jena 1899

ANDREE, CHR.: Rudolf Virchow als Prähistoriker. 2 Bde. Köln u. Wien 1976

Anthropologie. Unter Leitung von GUSTAV SCHWALBE und EUGEN FISCHER. Leipzig, Berlin 1923. (Die Kultur der Gegenwart; 3,5)

Anthropologie Abstracted: or The Idea of Humane Nature Reflected in Brief Philosophicall and anatomicall collections. London 1655

Anthropologie oder Lehre von dem Menschen. Nebst der Seelenlehre. Für die Jugend. Nürnberg 1820

Anthropologie und Humangenetik. Festschrift zum 65. Geburtstag von KARL SALLER. Stuttgart 1968

Anthropology and the Classics. 6 Lectures delivered ... Ed. by ROBERT RANULPH MARETT. Oxford 1908

AUERSPERG, ALFRED: Vorläufige und rückläufige Bestimmung in der Physiogenese. Jahrbuch für Psychologie, Psychotherapie u. medizin. Anthropologie 8 (1961) 223–262

AUERSPERG, ALFRED und THERESE ZU OETTINGEN-SPIELBERG: Teilhard de Chardin und die moderne Anthropologie. In: WIESENHÜTTER, ECKART (Hrsg.): Werden und Handeln. Stuttgart 1963, S. 111–143

BACON, FRANCIS: De dignitate et augmentis scientiarum. Libri 9. Hrsg.: G. RAWLEY. Parisiis 1624

BAEYER, WALTER VON: Medizinische Anthropologie in ihrer Bedeutung für Ärzte und Richter. In: WIESENHÜTTER, ECKART (Hrsg.): Werden und Handeln. Stuttgart 1963, S. 304–320

BARTHEZ, PAUL JOSEPH: Nouveaux éléments de la science de l'homme. T. 1. Montpellier 1778

BASTIAN, ADOLF: Zur Lehre vom Menschen in ethnischer Anthropologie. Abthl. 1.2. Berlin 1895

BASTIAN, ADOLF: Der Menschheitsgedanke durch Raum und Zeit. Ein Beitrag zur Anthropologie und Ethnologie in der „Lehre vom Menschen". 2 Bde. Berlin 1901

BAUR, ERWIN, EUGEN FISCHER u. FRITZ LENZ: Menschliche Erblichkeitslehre. München 1921. (Baur: Grundriß der menschlichen Erblichkeitslehre und Rassenhygiene; 1)

BEATTI, JAMES: Elements fo Moral Science. 2 Vol. Edinburgh 1970

BERGMANN, GUSTAV VON: Neues Denken in der Medizin. München 1947

BERNARD, JEAN: Die Medizin zwischen heute und morgen. Basel (u. a.) 1962. (Wissenschaft und Kultur; Bd. 18)

BIER, AUGUST: Gedanken eines Arztes über die Medizin. Münchn. Med. Wschr. 73 (1926) 555–558. 723–726. 782–786. 1101–1103. 1161–1164. 1192–1195. 1360–1364. 1403–1407. 74 (1927) 684–688. 726–729. 772–776. 1100–1104. 1141–1147. 1186–1188. 2011–2016. 2062–2065. 75 (1928) 265–268. 307–311. 350–353

BILZ, RUDOLF: Die Kuckucksterz. Eine anthropologische Studie. In: VIKTOR VON WEIZSÄKKER, Arzt im Irrsal der Zeit. Göttingen 1956, S. 96–119

BILZ, RUDOLF: Der Vagus-Tod. Eine anthropologische Erörterung über die Situation der Ausweglosigkeit. Med. Welt 17 (1966) 117–122. 163–170

BILZ, RUDOLF: Wie frei ist der Mensch? Frankfurt a. M. 1973. (BILZ: Paläanthropologie; Bd. 1/1) (Suhrkamp-Taschenbuch Wissenschaft; 17)

BILZ, RUDOLF: Studien über Angst und Schmerz. Frankfurt a. M. 1974. (BILZ: Paläanthropologie; Bd. 1/2) (Suhrkamp-Taschenbuch Wissenschaft; 45)

BINSWANGER, LUDWIG: Über Ideenflucht. Zürich 1933. Auch in: Schweiz. Archiv für Neurologie und Psychiatrie 27 (1931) — 30 (1932)

BINSWANGER, LUDWIG: Grundformen und Erkenntnis menschlichen Daseins. Zürich 1942

BINSWANGER, LUDWIG: Ausgewählte Vorträge und Aufsätze. Bd. 1.: Zur phänomenologischen Anthropologie. Bern 1947

BLANKENBURG, WOLFGANG: Was heißt „anthropologische Psychiatrie"? In: KRAUS, ALFRED (Hrsg.): Leib, Geist, Geschichte. Heidelberg 1978, S. 15–28

BLOCH, ERNST: Karl Marx und die Menschlichkeit. Utopische Phantasie und Weltveränderung. Reinbek 1969. (rowohlts deutsche enzyklopädie; 317: Sachgebiet Philosophie)

BLUMENBACH, JOHANN F.: De generis humani varietate nativae. Göttingen 1775

BODAMER, JOACHIM: Gesundheit und technische Welt. Stuttgart 1955

BÖHME, WOLFGANG (Hrsg.): Das Bild des Menschen in der Medizin. Karlsruhe 1979. (Herrenalber Texte; 17)

BOLLNOW, OTTO FRIEDRICH: Ludwig Binswanger, Grundformen und Erkenntnis menschlichen Daseins. Zürich 1942. Die Sammlung 1 (1945/46) 122–128

BOSS, MEDARD: Einführung in die psychosomatische Medizin. Bern (u. a.) 1954. (Sammlung Innere Medizin und ihre Grenzgebiete; 6)

BOSS, MEDARD: Grundriß der Medizin. Ansätze zu einer phänomenologischen Physiologie, Psychologie, Pathologie, Therapie und zu einer daseinsgemäßen Präventivmedizin in der modernen Industrie-Gesellschaft. Bern (u. a.) 1971

BOVET, THEODOR: Einführung in die medizinischen Grundprobleme der Medizin. Zürich (u. a.) 1944

BRÄUTIGAM, WALTER: Psychotherapie in anthropologischer Sicht. Stuttgart 1961. (Beiträge aus der allgemeinen Medizin; 15)

BRÄUTIGAM, WALTER (Hrsg.): Medizinisch-psychologische Anthropologie. Darmstadt 1980. (Wege der Forschung; Bd. 228)

BREDNOW, WALTER: Altern und Reifen — ein anthropologisches Problem. Zeitschrift für Gerontologie 2 (1963) 140–150

BRUNNER, EMIL: Der Mensch im Widerspruch. Die christliche Lehre vom wahren und wirklichen Menschen. Berlin 1937
BRÜNING, WALTHER: Philosophische Anthropologie. Historische Voraussetzungen und gegenwärtiger Stand. Stuttgart 1960
BÜCHNER, FRANZ: Das Menschenbild in der modernen Medizin. Vortrag gehalten in der Vortragsreihe „Das Bild des Menschen". Freiburg i. Br. 1946
BURDACH, KARL FRIEDRICH: Der Mensch nach den verschiedenen Seiten seiner Natur oder Anthropologie für das gebildete Publikum. 1.-5. Abthl. Stuttgart 1836
BUYTENDIJK, FREDERIK JACOBUS JOHANNES: Allgemeine Theorie der menschlichen Haltung und Bewegung. Berlin (u. a.) 1956
BUYTENDIJK, FREDERIK JACOBUS JOHANNES: Mensch und Tier. Ein Beitrag zur vergleichenden Psychologie. Reinbek 1958. (rowohlts deutsche enzyklopädie; 74)
BUYTENDIJK, FREDERIK JACOBUS JOHANNES: Das Menschliche. Wege zu seinem Verständnis. Stuttgart 1958
BUYTENDIJK, FREDERIK JACOBUS JOHANNES: Wege zu einer anthropologischen Physiologie. Der Internist 5 (1964) 147-152
BUYTENDIJK, FREDERIK JACOBUS JOHANNES: Prolegomena einer anthropologischen Physiologie. Salzburg 1967. (Neues Forum; 7)


CANGUILHEM, GEORGES: Das Normale und das Pathologische. München 1974
CARDANO, GIROLAMO: De subtilitate libri 21. Norimbergae 1550
CARUS, FRIEDRICH AUGUST: Nachgelassene Werke. 7 Thl. Hrsg. von Ferd. Hand. Thl. 3.: Geschichte der Psychologie. Leipzig 1808
CASMANN, OTTO: Psychologia anthropologica; sive animae humanae doctrina ... Hanoviae 1594
CASMANN, OTTO: Secunda pars anthropologiae: hoc est, Fabrica humani corporis methodice descripta, etc. Hanoviae 1596
CASMANN, OTTO: Biographia, sive de vita hominis naturali, quam homo vi animae suae viventis ... Francofurti 1602
CASTIGLIONE, BALDASSARE: Di nuovo rincontrato con l'originale scritto di mano de l'auttore. Vinegia 1547
CHARRON, PIERRE: De la sagesse, trois livres. Paris 1601
CHAVANNES, ALEXANDRE ANDRÉ CÉSAR: Anthropologie, ou Science générale de l'omme. Lausanne 1788
CHOMSKY, NOAM: Die Veranwortlichkeit der Intellektuellen. Frankfurt a. M. 1971. (Edition Suhrkamp; 482)
CHOULANT, LUDWIG: Drei anthropologische Vorlesungen. Leipzig 1834
CHRISTIAN, PAUL: Das Personverständnis im modernen medizinischen Denken. Tübingen 1952. (Schriften der Studiengemeinschaft der Evangelischen Akademien; 1)
CHRISTIAN, PAUL: Zur Dynamik der zwischenmenschlichen Beziehungen in der Medizin. In: Rencontre = Encounter = Begegnung. Contributions à une psychologie humaine dédiées au PROF. F. J. J. BUYTENDIJK. Utrecht (u. a.) 1957, S. 104-115
CHRISTIAN, PAUL: Medizinische Anthropologie. In: HARTMANN, FRITZ (u. a. Hrsg.): Medizin: I. Frankfurt a. M. 1959, S. 29-58. (Das Fischer-Lexikon; Bd. 16)
CHRISTIAN, PAUL: Die heilende Liebe. (Zur Anthropologie der therapeutischen Begegnung.) In: Medicus viator. Fragen und Gedanken am Wege RICHARD SIEBECKS. Tübingen (u. a.) 1959, S. 153-163
CHRISTIAN, PAUL: Ludolf Krehl und der medizinische Personalismus. Heidelberger Jahrbücher 6 (1962) 207-210
CHRISTIAN, PAUL: Medizin. In: FLITNER, ANDREAS (u. a.): Wege zur Pädagogischen Anthropologie. Versuch einer Zusammenarbeit der Wissenschaft vom Menschen. Heidelberg 1963, S. 54-77. (Pädagogische Forschungen; 23)
CHRISTIAN, PAUL: Aspekte der medizinischen Anthropologie. In: SCHWARZ, RICHARD (Hrsg.): Menschliche Existenz und moderne Welt. T. 1. Berlin 1967, S. 689-699
CHRISTIAN, PAUL: Medizinische und philosophische Anthropologie. In: Handbuch der allgemeinen Pathologie. Bd. 1. Berlin (u. a.) 1969, S. 231-278

CHRISTIAN, PAUL: Die Zeitlichkeit aus der Sicht der medizinischen Anthropologie. In: Weisen der Zeitlichkeit. Freiburg i. Br. (u. a.) 1970, S. 91–117. (Naturwissenschaft und Theologie; H. 12)

CLAESSENS, DIETER: Nova Natura. Anthropologische Grundlagen modernen Denkens. Düsseldorf (u. a.) 1970

CLAESSENS, DIETER: Das Konkrete und das Abstrakte. Soziologische Skizzen zur Anthropologie. Frankfurt a. M. 1980

COEFFETEAU, NICOLAS: Tableau des passions humaines, de leurs causes et de leurs effets ... Paris 1620

COURTET DE L'ISLE, VICTOR: La science politique fondée sur la science de l'homme, ou Études des races humaines ... Paris 1838

CREMER, HERMANN: Über den Zustand nach dem Tode. Gütersloh 1883

CUREAU DE LACHAMBRE, MARIN: L'art de connoistre les hommes. Paris 1640

CUREAU DE LACHAMBRE, MARIN: Les charactères des passions. Paris 1640


DEBRAY, JEAN ROBERT: Le malade et son médecin. Déontologie médicale. Paris 1965

DEGGELLER, LORE: Naturwissenschaft und Medizin im Zeichen einer Zeitenwende. Stuttgart 1977

DESCARTES, RENÉ: Über den Menschen [1632] sowie Beschreibung des menschlichen Körpers [1648]. Übersetzt und mit einer historischen Einleitung und Anmerkung versehen von KARL EDUARD ROTHSCHUH. Heidelberg 1969

DILTHEY, WILHELM: Die Funktion der Anthropologie in der Kultur des 16. und 17. Jahrhunderts. In: Dilthey: Gesammelte Schriften. Bd. 2. Leipzig 1914, S. 416–492

DINKLER, ERICH: Die Anthropologie Augustins. Erw. Dissertation. Stuttgart 1934. (Forschungen zur Kirchen- und Geistesgeschichte; Bd. 4)

DOERR, WILHELM: Anthropologie des Krankhaften aus der Sicht des Pathologen. In: GADAMER, HANS-GEORG u. PAUL VOGLER (Hrsg.): Neue Anthropologie. Bd. 2. Stuttgart 1972, S. 386–427

DOERR, WILHELM: Anthropologie des Krankhaften. Wiener Med. Wschr. 124 (1974) 209–215

DOERR, WILHELM: Das Altern in anthropologischer Sicht. Verh. Dtsch. Ges. Path. 59 (1975) 260–271

DOERR, WILHELM u. HEINRICH SCHIPPERGES: Was ist Theoretische Pathologie? Berlin (u. a.) 1979. (Veröffentlichungen aus der Forschungsstelle für Theoretische Pathologie der Heidelberger Akademie der Wissenschaften)

DOERR, WILHELM: Erbpathologie und sogenannte Bioethik. Verh. Dtsch. Ges. Path. 66 (1982) 378–386

DOERR, WILHELM: Evolutionstheorie und pathologische Anatomie. Verh. Dtsch. Ges. Path. 67 (1983) 663–684

DRIESCH, HANS: Die organischen Regulationen. Leipzig 1901

DRIESCH, HANS: Der Mensch und die Welt. Leipzig 1928. (Metaphysik und Weltanschauung)

DÜRCKHEIM, KARLFRIED VON: Die anthropologischen Voraussetzungen jeglichen Heilens. Therapiewoche 8 (1957/58) 249–258

DÜRCKHEIM, KARLFRIED VON: Die anthropologischen Voraussetzungen jeglichen Heilens. In: SBOROWITZ, ARIE (Hrsg.): Der leidende Mensch. Darmstadt 1960, S. 157–185. (Wege der Forschung; Bd. 10)

DUNGERN, ELEONORE VON (Hrsg.): Mensch und Kosmos. Düsseldorf 1949. (Jahrbuch der Keyserling-Gesellschaft für Freie Philosophie; 1949)


EICKSTEDT, EGON VON: Anthropologie mit und ohne Anthropos. Homo 14 (1963) 1–16

ENGEL, FRIEDRICH: Versuch einer Theorie von dem Menschen und dessen Erziehung. Berlin 1753

ENGELHARDT, DIETRICH VON: Zur Geschichte der Beziehungen von Medizin und Philosophie. Med. Mschr. 31 (1977) 367–372

ENGELHARDT, DIETRICH VON und HEINRICH SCHIPPERGES: Die inneren Verbindungen zwischen Philosophie und Medizin im 20. Jahrhundert. Darmstadt 1980. (Die philosophischen Bemühungen des 20. Jahrhunderts)

ENGELHARDT, H. TRISTRAM: Mind-Body. A Categorical Relation. The Hague 1973

ENGELHARDT, KARLHEINZ: Der Patient in seiner Krankheit. Stuttgart 1971

ERDMANN, JOHANN ED.: Leib und Seele nach ihrem Begriff und ihrem Verhältnis zu einander. Ein Beitrag zur Begründung der philosophischen Anthropologie. Halle 1837

ERHARD, JOHANN BENJAMIN: Theorie der Geseze, die sich auf das körperliche Wohlseyn der Bürger beziehen, und der Benuzung der Heilkunde zum Dienst der Gesezgebung. Tübingen 1800


FABER, FRANZ-RUDOLF: Das Bild des Menschen in der modernen Medizin. Köln 1960

FABREGA, HORACIO: Medical Anthropology. Biennial Review of Anthropology 6 (1971) 167–229

FESTER, RICHARD (u.a.): Weib und Macht. Fünf Millionen Jahre Urgeschichte der Frau. Frankfurt a.M. 1979

FEUERBACH, LUDWIG: Grundsätze der Philosophie der Zukunft. In: FEUERBACH: Gesammelte Werke. Hrsg. von WERNER SCHUFFENHAUER. Bd. 9. Berlin 1970, S. 264–341

FEUERBORN, H. J.: Der biologische Ganzheitsbegriff. Hippokrates 36 (1965) 721–726

FICHTE, IMMANUEL HERM.: Anthropologie. Die Lehre von der menschlichen Seele. Leipzig 1856

FISCHER, EUGEN: Begriff, Abgrenzung und Geschichte der Anthropologie. In: Anthropologie. Unter Ltg. von G. SCHWALBE und E. FISCHER. Leipzig (u.a.) 1923, S. 1–11. (Die Kultur der Gegenwart; 3,5)

FISCHER, EUGEN: Anthropologie. In: Handwörterbuch der Naturwissenschaften. 2. Aufl. Bd. 1. Jena 1931, S. 355–356

FOLKMAR, DANIEL: Leçon d'anthropologie philosophique. Paris 1900

FOUCAULT, MICHEL: Die Geburt der Klinik. Eine Archäologie des ärztlichen Blicks. München 1973. (Hanser Anthropologie)

FRANCUS, GEORGIUS DE FRANCKENAU: Institutionum medicarum synopsis. Heidelbergae 1672

FRANKE, MANFRED: Die medizinischen Probleme des Gesundheitsbegriffes. Heidelberg 1970. (Theoretische und klinische Medizin in Einzeldarstellungen; Bd. 52)

FRANKL, VIKTOR EMIL: Ärztliche Seelsorge. 5. Aufl. Wien 1948

FRANKL, VIKTOR EMIL: Der unbedingte Mensch. Wien 1949

FRANKL, VIKTOR EMIL: Homo patiens. Versuch einer Pathodizee. Wien 1950

FRANKL, VIKTOR EMIL: Pathologie des Zeitgeistes. Rundfunkvorträge über Seelenheilkunde. Wien 1955

FRANKL, VIKTOR EMIL: Das Menschenbild der Seelenheilkunde. Stuttgart 1959

FRANKL, VIKTOR EMIL: Anthropologische Grundlagen der Psychotherapie. Bern (u.a.) 1975

FRAUCHIGER, ERNST: Auf Spuren des Geistes. Ein Neurologe mit LUDWIG KLAGES und TEILHARD DE CHARDIN. Bern (u.a.) 1974

FRÉDAULT, FÉLIX: Physiologie générale, traité d'anthropologie physiologique et philosophique. Paris 1863

FREYER, HANS: Theorie des objektiven Geistes. Eine Einleitung in die Kulturphilosophie. Leipzig 1923

FRIES, JAKOB FRIEDRICH: Handbuch der physischen Anthropologie, oder die Lehre von der Natur des menschlichen Geistes. 2 Bde. Jena 1820–1821

FROESE, LEONHARD: Anthropobiologie und Anthropologie der Person. In: Sitzungsberichte der Gesellschaft zur Beförderung der gesamten Naturwissenschaften zu Marburg 86 (1964) 49–63

FROMM, ERICH: Das Menschenbild bei Marx. Frankfurt a.M. 1963. (Res novae; Bd. 21)

FROMM, ERICH: Haben oder Sein. Die seelischen Grundlagen der neuen Gesellschaft. Stuttgart 1980. (Weltperspektiven)

FUNK, CHR. LUDW.: Versuch einer praktischen Anthropologie. Leipzig 1803

GADAMER, HANS-GEORG: Apologie der Heilkunst. In: GADAMER: Kleine Schriften. Bd. 1.
    Tübingen 1967, S. 211-219
GADAMER, HANS-GEORG u. PAUL VOGLER (Hrsg): Neue Anthropologie. 7 Bde. Stuttgart
    1972-1975
GEBSATTEL, VICTOR EMIL VON: Die Welt des Zwangskranken. In: Festschrift für KARL BON-
    HOEFFER zum 70. Geburtstage. Basel (u. a.) 1938, S. 10-74. (Monatsschrift für Psychiatrie
    und Neurologie; Bd. 99)
GEBSATTEL, VICTOR EMIL VON: Not und Hilfe. Prolegomena zu einer Wesenslehre der gei-
    stig-seelischen Hilfe. Kolmar (1944)
GEBSATTEL, VICTOR EMIL VON: Christentum und Humanismus. Stuttgart 1947
GEBSATTEL, VICTOR EMIL VON: Zur Sinnstruktur der ärztlichen Handlung. Studium generale
    4 (1953) 461-471
GEBSATTEL, VICTOR EMIL VON: Prolegomena einer medizinischen Anthropologie. Berlin
    (u. a.) 1954
GEBSATTEL, VICTOR EMIL VON: Über die Anwendung anthropologischer Gesichtspunkte im
    Gebiet der Psychotherapie. In: SBOROWITZ, ARIE (Hrsg.): Der leidende Mensch. Darm-
    stadt 1960, S. 1-15. (Wege der Forschung; Bd. 10)
GEBSATTEL, VICTOR EMIL VON: Imago hominis. Beiträge zu einer personalen Anthropologie.
    Schweinfurt 1964. (Das Bild des Menschen in der Wissenschaft; Bd. 1)
GEBSATTEL, VICTOR EMIL VON: Allgemeine und medizinische Anthropologie des Ge-
    schlechtslebens. In: GIESE, HANS (Hrsg.): Die Sexualität des Menschen. 2. Aufl. Stuttgart
    1971, S. 1-16
GEHLEN, ARNOLD: Der Mensch. Seine Natur und Stellung in der Welt. 3. Aufl. Bonn 1950
GEHLEN, ARNOLD: Studien zur Anthropologie und Soziologie. Neuwied 1963
GEHLEN, ARNOLD: Anthropologische Forschung. Reinbek 1974
GERBER, PAUL: Medizinische Philosophie. Wiener Klin. Wschr. 40 (1927) 975-979. 1003-
    1005
GLOWATZKI, GEORG: Anthropologie als medizinische Disziplin. Die Heilkunst 93 (1980) 502-
    513
GOLDENWEISER, ALEXANDER A.: Early Civilization. An Introduction to Anthropology. Lon-
    don 1923
GOLDENWEISER, ALEXANDER A.: Anthropology. An Introduction to Primitive Culture. New
    York 1937
GRACIA GUILLÉN, DIEGO: Notas para una historia de la antropologia. Asclepio 23 (1971)
    211-248
GRACIA GUILLÉN, DIEGO: Antropología de la amistad. Revista de occidente 116 (1972) 222-
    234
GRACIA GUILLÉN, DIEGO: El hombre enfermo como realidad personal. Cuadernos de histo-
    ria de la medicina Espanola 11 (1972) 117-159
GRACIA GUILLÉN, DIEGO: Introducción histórica al estudio de la antropología. Quiron 3
    (1972) 61-83
GRACIAN, BALTASAR: Agudeza y arte de ingenio. Huesca 1649
GRACIAN, BALTASAR: Oraculo manual y arte de prudentia. Amsterdam 1659
GRANJEL, LUIS S.: La doctrina antropologico-medica de Miguel Sambuco. Salamanca 1956.
    (Publicaciones de Seminario de Historia de la Medicina de la Universidad de Salamanca;
    Ser. A., T. 1)
GROOS, FR.: Die geistige Natur des Menschen. Bruchstücke einer psychischen Anthropologie.
    Mannheim 1834
GROSS, RUDOLF (Hrsg.): Ärztliche Ethik, Symposion, Köln 1. 10. 1977. Stuttgart (u. a.) 1978
GROTE, LOUIS R.: Grundlagen ärztlicher Betrachtung. Berlin 1921.
GROTE, LOUIS R.: Das Problem des Todes unter dem Gesichtspunkt der biologischen Zeit.
    Synopsis 3 (1949) 25-45
GROETHUYSEN, BERNHARD: Philosophische Anthropologie. Berlin 1931
GRUITHUISEN, FRANZ VON, PAULA: Anthropologie oder von der Natur des menschlichen Le-
    bens und Denkens. München 1810
GUARDINI, ROMANO: Nur wer Gott kennt, kennt den Menschen. Würzburg 1952
GUARDINI, ROMANO: Briefe vom Comer See. Mainz 1953

GÜNTHER, FELIX: Die Wissenschaft vom Menschen. Ein Beitrag zum deutschen Geistesleben im Zeitalter des Rationalismus. o. O. 1907. (Geschichtliche Untersuchungen; Bd. 5, H. 1)

HADDON, ALFRED C.: History of Anthropology. London 1910
HÄBERLIN, PAUL: Anthropologie und Ontologie. Zs. Philos. Forschung 4 (1949) 6–28
HAECKEL, ERNST: Generelle Morphologie der Organismen. Allgemeine Grundzüge der organischen Formen-Wissenschaft. 2 Bde. Berlin 1866
HAECKEL, ERNST: Gemeinverständliche Werke. 6 Bde. Leipzig u. Berlin 1924
HÄCKER, THEODOR: Was ist der Mensch? Leipzig 1933
HÄCKER, THEODOR: Der Geist des Menschen und die Wahrheit. Leipzig 1937
HÄFNER, HEINZ: Der Mensch und seine Lebensgeschichte. Jahrbuch für Psychologie, Psychotherapie und medizin. Anthropologie 12 (1964) 36–46
HÄRING, BERNHARD: Heilender Dienst. Ethische Probleme der modernen Medizin. Mainz 1972
HAHN, P.: Die anthropologische (personale) Richtung der Psychotherapie. Hippokrates 39 (1968) 65–69
HAMBURGER, JEAN: Macht und Ohnmacht der Medizin. Plädoyer für ein neues Ethos. München (u. a.) 1972
HARTLEY, DAVID: Observations on Man, his Frame, his Duties and his Expectations. London 1749
HARTMANN, FRITZ: Der ärztliche Auftrag. Die Entwicklung der Idee des abendländischen Arzttums aus ihren weltanschaulich-anthropologischen Voraussetzungen bis zum Beginn der Neuzeit. Göttingen (u. a.) 1956
HARTMANN, FRITZ und KURT HAEDKE: Der Bedeutungswandel des Begriffs Anthropologie im ärztlichen Schrifttum der Neuzeit. Sitzungsberichte der Gesellschaft zur Beförderung der gesamten Naturwissenschaften zu Marburg 85 (1963) Heft 1, S. 39–99
HARTMANN, FRITZ: Krankheitsgeschichte und Krankengeschichte. (Naturhistorische und personale Krankheitsauffassung.) Sitzungsberichte der Gesellschaft zur Beförderung der gesamten Naturwissenschaften zu Marburg 87 (1966) Heft 2, S. 17–32
HARTMANN, FRITZ: Der anthropologische Gedanke in der gegenwärtigen Medizin. Dt. Ärzteblatt 65 (1968) 146–149
HARTMANN, FRITZ: Medizin heute und morgen. Hannover 1968. (Schriftenreihe / Gesellschaft der Freunde der Medizinischen Hochschule Hannover e. V.; H. 4)
HARTMANN, FRITZ: Ärztliche Anthropologie. Das Problem des Menschen in der Medizin der Neuzeit. Bremen 1973
HARTMANN, FRITZ: Die „Frag-Würdigkeit" der Medizin als Wissenschaft. Medizin in unserer Zeit 2 (1978) 121–129
HARTMANN, FRITZ: Das ärztliche Gespräch. Festvortrag auf dem Reichenhaller Kolloquium am 20. Juni 1981. Bad Reichenhall 1982
HARTMANN, NICOLAI: Das Problem des geistigen Seins. Untersuchungen zur Grundlegung der Geschichtsphilosophie und der Geisteswissenschaft. Berlin 1933
HARTMANN, OTTO JULIUS: Der Kampf um den Menschen in Natur, Mythos und Geschichte. Ein Beitrag zur deutschen Weltaufgabe. München 1934
HARTMANN, OTTO JULIUS: Menschenkunde. Die Physiognomik der Lebenserscheinungen als Grundlage einer erweiterten Medizin. Frankfurt a. M. 1941
HEBENSTREIT, JOHANNES ERNST: Anthropologia forensis. Lipsiae 1751
HEIDEGGER, MARTIN: Sein und Zeit. Halle 1927. (Aus: Jahrbuch für Philosophie und phänomenologische Forschung; Bd. 8)
HEINROTH, JOHANNES CHRISTIAN AUGUST: Lehrbuch der Anthropologie. Leipzig 1822
HEITLER, WALTER HEINRICH: Der Mensch und die naturwissenschaftliche Erkenntnis. 4. Aufl. Braunschweig 1966. (Die Wissenschaft; Bd. 116)
HELLPACH, WILLY: Heilkraft und Schöpfung. Dresden 1934
HELVÉTIUS, JOHANN CLAUDE ADRIEN: Vom Menschen, von dessen Geisteskräften. Aus dem Französischen von Chr. A. Wichmann. 2 Bde. Breslau 1785
HENLE, FRIEDRICH GUSTAV JAKOB: Anthropologische Vorträge. 2. H. Braunschweig 1876–1880
HERDER, JOHANN GOTTFRIED: Ideen zur Geschichte der Menschheit. 3 Bde. Leipzig 1869

HILDEGARD VON BINGEN: Welt und Mensch. Übersetzt und erläutert von HEINRICH SCHIP-
    PERGES. Salzburg 1965
HILLEBRAND, JOSEPH: Die Anthropologie als Wissenschaft. 3 Thl. Mainz 1822–1823
HIPPOKRATES: Oeuvres complètes. Traduction nouvelle avec le texte grec en regard par E.
    LITTRÉ. 10 T. Paris 1839–1861
HIRSCHFELD, ERNST: Romantische Medizin. Zu einer künftigen Geschichte der naturphilo-
    sophischen Ära. Kyklos 3 (1930) 1–89
HOCHE, ALFRED E.: Vom Sterben. Jena 1919
HOFFBAUER, J. H.: Der Mensch in allen Zonen der Erde. Leipzig 1832
HUCH, RICARDA: Vom Wesen des Menschen. 3. Aufl. Celle 1922
HUEBSCHMANN, HEINRICH: Anthropologie in ärztlicher Sicht. Wege zum Menschen 9 (1957)
    188–190
HUEBSCHMANN, HEINRICH: Anthropologische Medizin. Der Landarzt 42 (1966) 1557–1564
HUFELAND, CHRISTOPH WILHELM: Die Kunst, das menschliche Leben zu verlängern. Berlin
    1796
HUMBOLDT, WILHELM VON: Schriften zur Anthropologie und Bildungslehre. Hrsg. von AN-
    DREAS FLITNER. Düsseldorf (u. a.) 1956. (Pädagogische Texte)
HUMBOLDT, WILHELM VON: Plan einer vergleichenden Anthropologie. In: HUMBOLDT:
    Werke in fünf Bänden. Hrsg. von ANDREAS FLITNER und KLAUS GIEL. Bd. 1. Stuttgart
    1960, S. 337–375
HUNDT, MAGNUS: Antropologium de hominis dignitate, natura et proprietatibus, de elemen-
    tis, partibus et membris humani corporis. Liptzik 1501

IDELER, KARL WILHELM: Anthropologie für Ärzte. Berlin 1827
ITH, JOHANN: Versuch einer Anthropologie oder Philosophie des Menschen nach seinen kör-
    perlichen Anlagen. 2 T. Bern 1794–1795

JACOB, WOLFGANG: Anthropologische Medizin und Verhaltensforschung. Münchn. Med.
    Wschr. 95 (1953) 1380–1382
JACOB, WOLFGANG: Allgemeine Anthropologie und psychosomatische Medizin: klinische
    Heilungsphänomene. Münchn. Med. Wschr. 102 (1960) 149–152
JACOB, WOLFGANG: Allgemeine, anthropologische und psychosomatische Medizin: Medizin
    und Soziologie I. Münchn. Med. Wschr. 103 (1961) 1029–1031
JACOB, WOLFGANG: Medizinische Anthropologie im 19. Jahrhundert. Stuttgart 1967. (Bei-
    träge aus der allgemeinen Medizin; H. 20)
JACOB, WOLFGANG: Die Hiob-Frage in der Medizin. In: BENZ, ERNST (Hrsg.): Die Grenze
    der machbaren Welt. Leiden 1975, S. 46–66
JACOB, WOLFGANG: Kranksein und Krankheit. Anthropologische Grundlagen einer Theorie
    der Medizin. Heidelberg 1978. (Medizin im Wandel)
JAEDICKE, H.-G.: Anthropologie der Heilkunde. Ärztliche Praxis 28 (1976) 362–366
JAENSCH, ERICH RUDOLF: Wirklichkeit und Wert in der Philosophie und Kultur der Neuzeit.
    Berlin 1929. (Monographien zur Grundlegung der philosophischen Anthropologie und
    Wirklichkeitsphilosophie; Bd. 1) (Schriften der Gesellschaft zur Beförderung der gesam-
    ten Naturwissenschaften zu Marburg; Bd. 16)
JASPERS, KARL: Allgemeine Psychopathologie. Berlin 1913
JASPERS, KARL: Einführung in die Philosophie. 12 Radiovorträge. Zürich 1950
JORES, ARTHUR: Der Mensch und seine Krankheit. Grundlagen einer anthropologischen Me-
    dizin. Stuttgart 1956
JORES, ARTHUR: Die Medizin in der Krise unserer Zeit. Stuttgart 1961
JORES, ARTHUR: Anthropologie als Grundlage einer reinen Medizin. Med. Klinik 58 (1963)
    645–648
JORES, ARTHUR: Menschsein als Auftrag. Stuttgart (u. a.) 1964
JORES, ARTHUR: Um eine Medizin von morgen. Beiträge zur ärztlichen Besinnung auf den
    ganzen Menschen. Bern (u. a.) 1969
JÜNGER, FRIEDRICH GEORG: Der Arzt und seine Zeit. Frankfurt/M. 1970. (Wissenschaft und
    Gegenwart: Geisteswissenschaftliche Reihe; H. 47)
JUNG, F. (Hrsg.): Arzt und Philosophie. Humanismus, Erkenntnis, Praxis. Berlin-Ost 1961

KANT, IMMANUEL: Anthropologie in pragmatischer Hinsicht. Königsberg 1798

KANT, IMMANUEL: Der Streit der Fakultäten. Königsberg 1798

KANT, IMMANUEL: Anweisung zur Menschen- und Weltkenntnis. Nach dessen Vorlesungen im Winterhalbjahr von 1790–91 hrsg. von Fr. CHR. STARKE. Leipzig 1831

KANT, IMMANUEL: Anthropologie im pragmatischer Hinsicht. Hrsg. und erl. von J. H. VON KIRCHMANN. Berlin 1869. (Philosophische Bibliothek; Bd. 14)

KANT, IMMANUEL: Reflexionen Kants zur Anthropologie. Aus Kants handschriftlichen Aufzeichnungen hrsg. von BENNO ERDMANN. Leipzig 1882. (Reflexionen Kants zur kritischen Philosophie; Bd. 1, Heft 1)

KANT, IMMANUEL: Reflexionen zur Anthropologie. In: KANT: Gesammelte Schriften. Hrsg. von der Akademie der Wissenschaften. Unveränd. Nachdr. d. Ausg. Berlin 1923. Bd. 15. Berlin 1969, S. 55–654

KARDINER, ABRAM u. EDWARD PREBLE: Wegbereiter der modernen Anthropologie. Frankfurt a. M. 1974. (Suhrkamp Taschenbücher; 165)

KIRCHMANN, JULIUS HERMANN VON: Erläuterungen zu Kants Anthropologie in pragmatischer Hinsicht. Berlin 1869. (Philosophische Bibliothek; Bd. 20)

KISKER, K. PETER: Medizin in der Kritik. Abgründe einer Krisen-Wissenschaft. Stuttgart 1971

KLAGES, LUDWIG: Der Geist als Widersacher der Seele. 3 Bde. Leipzig 1929–1933

KLEINMAN, ARTHUR: Patients and Healers in the Context of Culture. An Exploration of the Borderland between Anthropology, Medicine and Psychiatry. Berkeley, Calif. (u. a.) 1980. (Comparative Studies of Health Systems and Medical Care; No. 3)

KNAPP, GUNTRAM: Mensch und Krankheit. Stuttgart 1970

KNEISE, G. CHR.: Anthropologie und Psychologie, zum Gebrauch für Lehrer in Bürger- und Landschulen bearbeitet. Eisleben 1837

KNEVELS, WILHELM: Krankheit und Dämonie. Gladbeck 1958

KOCH, RICHARD: Das Als-Ob im ärztlichen Denken. München (u. a.) 1924. (Bausteine zu einer Philosophie des „Als-Ob"; Bd. 8)

KOELBING, HULDRYCH M.: Medizin und Ärzte — historisch-anthropologisch. Neue Zürcher Zeitung 17./18. Februar 1979, S. 70

KOFLER, LEO: Perspektiven des revolutionären Humanismus. Reinbek 1968

KRAUS, ALFRED: Existenzanalytisch-anthropologische Aspekte der Persönlichkeit Melancholischer. In: KRAUS, ALFRED (Hrsg.): Leib, Geist, Geschichte. Heidelberg 1978, S. 160–171

KRAUS, ALFRED (Hrsg.): Leib, Geist, Geschichte. Brennpunkte anthropologischer Psychiatrie. Festschrift zum 60. Geburtstag von HUBERTUS TELLENBACH. Heidelberg 1978. (Medizin im Wandel)

KRAUSS, PAUL: Das Leiden in der Medizin. Ärzteblatt Baden-Württemberg 33 (1978) 896–904. 972–980

KREHL, LUDOLF VON: Krankheiten und Persönlichkeit. Heidelberg 1929. (Sonderabdruck aus Dt. Med. Wschr.)

KREHL, LUDOLF VON: Pathologische Physiologie. 13. Aufl. 1929

KROEBER, ALFRED LOUIS: Anthropology. New York 1923

KÜTEMEYER, MECHTHILD: Anthropologische Medizin oder die Entstehung einer neuen Wissenschaft. Zur Geschichte der Heidelberger Schule. Heidelberg, Univ., Med. Fak., Diss., 1973

KÜTEMEYER, WILHELM: Wandlungen medizinischer Anthropologie. In: WEIZSÄCKER, VIKTOR VON: Der Begriff der Allgemeinen Medizin. Stuttgart 1947, S. 45–63. (Beiträge aus der allgemeinen Medizin; H. 1)

KÜTEMEYER, WILHELM: Die Krankheit Europas. Berlin 1951

KÜTEMEYER, WILHELM: Anthropologische Medizin in der inneren Klinik. In: SBOROWITZ, ARIE (Hrsg.): Der leidende Mensch. Darmstadt 1960, S. 376–402

KÜTEMEYER, WILHELM: Die Krankheit in ihrer Menschlichkeit. Göttingen 1963

KÜTEMEYER, WILHELM: Die Leiblichkeit des Menschen in der „Anthropologischen Medizin". In: Die Leiblichkeit des Menschen in einer anthropologischen Medizin. Wien 1965, S. 75–94

KUNZ, HANS: Die anthropologische Betrachtungsweise in der Psychopathologie. Zeitschrift für die gesamte Neurologie und Psychiatrie 172 (1941) 145–180

KUNZ, HANS: Zur Anthropologie der Angst. In: DITFURTH, HOIMAR VON (Hrsg.): Aspekte der Angst. Stuttgart 1965, S. 44–72. (Starnberger Gespräche; 1964)
KUNZ, HANS: Grundfragen der psychoanalytischen Anthropologie. Ausgewählte Abhandlungen. Hrsg. von HEINRICH BALMER. Göttingen 1975

LABRUYÈRE, JEAN DE: Les caractères de Théophraste. Paris 1688
LAÍN ENTRALGO, PEDRO: Heilkunde in geschichtlicher Entscheidung. Einführung in die psychosomatische Pathologie. Salzburg 1950. (Reihe Wort und Antwort; Bd. 15)
LAÍN ENTRALGO, PEDRO: La curación po la palabra. Madrid 1958
LAÍN ENTRALGO, PEDRO: Menschliche Gesundheit und menschliche Vollkommenheit. Antaios 4 (1963) 444–464
LAÍN ENTRALGO, PEDRO: La relación medico-enfermo. Historia y teoria. Madrid 1964
LAÍN ENTRALGO, PEDRO: Metaphysik der Krankheit. Sudhoffs Archiv 51 (1967) 290–317
LAÍN ENTRALGO, PEDRO: El saber cientifico y la historia. Cuadernos Hispanoamericanos (1967) Nr. 214
LAÍN ENTRALGO, PEDRO: El estado de enfermedad. Madrid 1968. (Cursillos especiales; 1)
LAÍN ENTRALGO, PEDRO: Arzt und Patient. Zwischenmenschliche Beziehungen in der Geschichte der Medizin. München 1969
LAÍN ENTRALGO, PEDRO: La medicina actual. Madrid 1973
LAMETTRIE, JULIEN O. DE: L'homme machine. Leyde 1748
LANDMANN, MICHAEL: De homine. Der Mensch im Spiegel seines Gedankens. Freiburg i. Br. (u. a.) 1962. (Orbis academicus; 1, Bd. 9)
LAROCHEFOUCAULD, FRANÇOIS: Réflexions, ou sentences et maximes morales. Paris 1665
LASCOVIUS, PETRUS MONEDUALTUS: De homine et ejus partibus. Witebergae 1585
LAUER, HANS ERHARD: Vom neuen Bilde des Menschen. Philosophisch-anthropologische Betrachtungen. Straßburg 1932
LEHMANN, CHR. GF. WLH.: Abriß der Natur-Lehre des menschlichen Körpers. Leipzig 1799
LEIBBRAND, WERNER: Romantische Medizin. Hamburg (u. a.) 1937
LEIBBRAND, WERNER: Das Gespräch über die Gesundheit. Hamburg 1946
LEIBBRAND, WERNER und ANNEMARIE WETTLEY: Der Wahnsinn. Geschichte der abendländischen Psychopathologie. Freiburg i. Br. (u. a.) 1961. (Orbis academicus; 2, Bd. 12)
LEIBBRAND, WERNER: Die Leiblichkeit des Menschen in einer anthropologischen Medizin. Neun Vorträge des 9. Internationalen IMA Seminars. Wien 1965. (Als Ms. vervielf.)
LEUPOLDT, JOHANN MICHAEL: Rede über eigenthümliche Anforderungen der Gegenwart an die Universitätsbildung, in besonderer Beziehung auf eine germanisch-christlich-anthropologische Medizin. Erlangen 1830
LIEBSCH, WILHELM: Grundriß der Anthropologie. Göttingen 1806
LINDEMANN, H. S.: Die Lehre vom Menschen oder die Anthropologie. 2 Abthl. Zürich 1844
LINDEN, MARETA: Untersuchungen zum Anthropologiebegriff des 18. Jahrhunderts. Bern (u. a.) 1976. (Studien zur Philosophie des 18. Jahrhunderts; Bd. 1)
LODER, JUSTUS CHRISTIAN: Anfangsgründe der physiologischen Anthropologie und der Statsarzneykunde. Weimar 1791
LODER, JUSTUS CHRISTIAN: Anfangsgründe der medicinischen Anthropologie. 2. Aufl. Weimar 1793
LÖWITH, KARL: Das Individuum in der Rolle des Mitmenschen. (Ein Beitrag zur anthropologischen Grundlegung der ethischen Probleme.) München 1928. Zugl. Habil.-Schr. 1928
LOMBROSO, CESARE: L'anthropologie criminelle et ses récents progrès. Paris 1890
LOTZE, HERMANN: Mikrokosmos. Ideen zur Naturgeschichte und Geschichte der Menschheit. Versuch einer Anthropologie. 2 Bde. Leipzig 1856–1858
LUCAE, SAMUEL CHR.: Entwurf eines Systems der medicinischen Anthropologie. Frankfurt 1816
LUTHER, ERNST: Kritik der philosophischen Grundlagen der medizinischen Anthropologie des Freiherrn Viktor von Weizsäckers (1886–1957). Greifswald, Diss., 1961
LUTHER, ERNST: Historische und erkenntnistheoretische Wurzeln der medizinischen Anthropologie Viktor von Weizsäckers. Halle-Wittenberg 1967. (Wissenschaftliche Beiträge der Martin-Luther-Universität Halle-Wittenberg; 12 (R.5))

MACK, JOSEF: Das specifisch Menschliche und sein Verhältnis zur übrigen Natur. (Analogien.) München 1904

MAGIN, MICHAEL N.: Ethos und Logos in der Medizin. Das anthropologische Verhältnis von Krankheitsbegriff und medizinischer Ethik. Freiburg i. Br. (u. a.) 1981. (Symposion; 64) Zugl. Heidelberg, Med. Diss., 1980

MAHNKE, DIETRICH: Rektor Casmann in Stade, ein vergessener Gegner aristotelischer Philosophie und Naturwissenschaft im 16. Jahrhundert. Archiv für die Geschichte der Naturwissenschaften und der Technik 5 (1915) 183-197. 226-240. 352-363

MAINETTI, JOSÉ ALBERTO: Temas de filosofía médica. Cuadernos del Instituto de Humanidades Médicas 1 (1973) 7-43

MARCEL, GABRIEL (u. a.): Was erwarten wir vom Arzt? Stuttgart 1956

MARÍAS AGUILERA, JULIÁN: Antropología metafísica. La estructura empírica de la vida humana. Madrid 1970

MARQUARD, ODO: Zur Geschichte des philosophischen Begriffs „Anthropologie" seit dem Ende des 18. Jahrhunderts. In: Collegium Philosophicum. JOACHIM RITTER zum 60. Geburtstag. Basel (u. a.) 1965, S. 209-239

MARQUARD, ODO: Anthropologie. In: RITTER, JOACHIM (Hrsg.): Historisches Wörterbuch der Philosophie. Bd. 1. Darmstadt 1971, Sp. 362-374

MARTIN, RUDOLF: Lehrbuch der Anthropologie in systematischer Darstellung. 3. Aufl. 4 Bde. Stuttgart 1956-1966

MARX, KARL FRIEDRICH HEINRICH: Francis Bacon und das letzte Ziel der ärztlichen Kunst. Göttingen 1861

MASIUS, GEO. HEINRICH: Grundriß anthropologischer Vorlesungen für Ärzte und Nichtärzte. Altona 1812

MATUSSEK, PAUL: Metaphysische Probleme der Medizin. Berlin (u. a.) 1948

MAYER, ERNST TH.: Sind Schmerz und Leid nur negativ? Eine anthropologische Betrachtung. Dt. Ärzteblatt 75 (1978) 647-652

MAYR, ERNST (u. a.): Evolution. Die Entwicklung von den ersten Lebensspuren bis zum Menschen. Heidelberg 1982

MELANCHTHON, PHILIPP: De anima. Lugduni 1540

METZGER, JOHANN DANIEL: Medizinisch philosophische Anthropologie für Ärzte und Nichtärzte. Leipzig 1798

MICHEL, ERNST: Zur anthropologischen Deutung der Hysterie. In: SBOROWITZ, ARIE (Hrsg.): Der leidende Mensch. Darmstadt 1960, S. 310-326

MICHELET, CARL LUDWIG: Anthropologie und Psychologie oder Philosophie des subjektiven Geistes. Berlin 1840

MICHLER, MARKWART: Die Hand als Werkzeug des Arztes. Eine kurze Geschichte der Palpation von den Anfängen bis zur Gegenwart. Wiesbaden 1972. (Beiträge zur Geschichte der Wissenschaft und der Technik; H. 12)

MOLTMANN, JÜRGEN: Der Mensch in der Welt der medizinischen Apparate. Der Katholische Gedanke 30 (1974) 41-51

MORIN, EDGAR: Das Rätsel des Humanen. Grundlagen einer neuen Anthropologie. München 1974

MORVAN DE BELLEGARDE, Abbé Jean-Baptiste: Réflexions sur le ridicule et sur les moyens de l'éviter où sont représentez les moeurs et les différens caractères des personnes de ce siècle. Paris 1696

MÜHLMANN, WILHELM E.: Geschichte der Anthropologie. 2. Aufl. Frankfurt a. M. (u. a.) 1968

MÜLLER-ECKHARD, HANS: Die Krankheit, nicht krank sein zu können. 2. Aufl. Stuttgart 1955

MÜLLER-SUUR, HEMMO: Zur anthropologischen Theorie der Sexualperversion. In: WIESENHÜTTER, ECKART (Hrsg.): Werden und Handeln. Stuttgart 1962, S. 321-333

MUELLER-WIEDEMANN, HANS: Mitte der Kindheit. Das 9. bis 12. Lebensjahr. Eine biographische Phänomenologie der kindlichen Entwicklung. Stuttgart 1973


NASSE, FRIEDRICH: Die Aufgabe der Anthropologie. Zeitschrift für die Anthropologie 1 (1823) 1-29

NEUHUSIUS, EDO: Theatrum ingenii humani: sive de cognoscenda hominum indole et secretis animi libri 2. Amstelodami 1633

NICKEL, ERWIN: Zugang zur Wirklichkeit. Existenzerhellung aus den transmateriellen Zusammenhängen. Freiburg (Schweiz) 1963

NIPPERDEY, THOMAS: Die anthropologische Dimension der Geschichtswissenschaft. In: SCHULZ, G. (Hrsg.): Geschichte heute. Göttingen 1973, S. 225–255

NOEGGERATH, CARL: Von der geistigen Wurzel der Medizin. Freiburg i. Br. 1947

NOSTITZ, OSWALT VON: Die Lehre vom Menschen. Weizsäckers Deutung der Krankheit. Rheinischer Merkur 16. November 1951, S. 7


OEHME, CURT: Begegnung und Interpretation in ärztlicher Sicht. In: VIKTOR VON WEIZSÄKKER, Arzt im Irrsal der Zeit. Göttingen 1956, S. 66–85

OEHME, CURT: Die metaphysische und anthropologische Bedeutung der Ausdrucksphänomene. In: Medicus Viator. Fragen und Gedanken am Wege RICHARD SIEBECKS. Tübingen (u. a.) 1959, S. 71–131


PAGEL, JULIUS: Grundriß eines Systems der medizinischen Kulturgeschichte. Berlin 1905

PANNENBERG, WOLFHART: Was ist der Mensch? Die Anthropologie der Gegenwart im Lichte der Theologie. Göttingen 1964

PARACELSUS, i. e. THEOPHRASTUS VON HOHENHEIM: Sämtliche Werke. Hrsg. von KARL SUDHOFF. Abt. 1. 14 Bde. München (u. a.) 1922–1933

PEARSALL, MARION: Medical Behavioral Science. A Selected Bibliography of Cultural Anthropology, Social Psychology and Sociology in Medicine. Lexington 1963

PENSELER, C.: Das Weib. Anthropologisches Gedicht. Nordhausen 1819

PERTHES, GEORG: Über den Tod. 2. Aufl. Stuttgart 1927. (Tübinger naturwissenschaftliche Abhandlungen; H. 1)

PERTY, MAXIMILIAN: Die Anthropologie als die Wissenschaft von dem körperlichen und geistigen Wesen des Menschen. 2 Bde. Leipzig 1874

PESTALOZZI, HEINRICH: Menschenlehre, aus seinen Nachforschungen über den Gang der Natur, die Entwickelung des Menschengeschlechts … Leipzig 1803

PETERSEN, JULIUS: Hauptmomente in der geschichtlichen Entwickelung der medicinischen Therapie. Kopenhagen 1877

PFIFFERLING, JOHN HENRY: Medical Anthropology. Mirror for Medicine. In: GROLLIG, FRANCIS X.; HAROLD B. HALEY (Eds.): Medical Anthropology. Den Haag (u. a.) 1976, S. 423–429

PFISTER-AMMENDE, MARIA (Hrsg.): Geistige Hygiene, Forschung und Praxis. Basel 1955. (Psychohygiene — Wissenschaft und Praxis; Bd. 12)

PFORDTEN, OTTO VON DER: Konformismus. Eine Philosophie der normativen Werte. T. 2. Heidelberg 1912

PIPER, HANS-CHRISTOPH: Kranksein — Erleben und Lernen. Grünewald 1974. (Beratungsreihe; 4)

PLATNER, ERNST: Anthropologie für Ärzte und Weltweise. Leipzig 1772

PLATNER, ERNST: Neue Anthropologie für Ärzte und Weltweise. Mit besonderer Rücksicht auf Physiologie, Pathologie, Moralphilosophie und Ästhetik. Thl. 1. Leipzig 1790

PLESSNER, HELMUTH: Die Stufen des Organischen und der Mensch. Einleitung in die Philosophische Anthropologie. Berlin 1928

PLÜGGE, HERBERT: Zur Phänomenologie des Leib-Erlebens, besonders bei inneren Krankheiten. In: Rencontre = Encounter = Begegnung. Contributions à une psychologie humaine dédiées aus F. J. J. BUYTENDIJK. Utrecht 1957, S. 339–354

PLÜGGE, HERBERT: Wohlbefinden und Mißbefinden. Beiträge zu einer medizinischen Anthropologie. Tübingen 1962. (Forschungen zur Pädagogik und Anthropologie; Bd. 4)

PLÜGGE, HERBERT: Die anthropologische Problematik des Nil nocere. In: WIESENHÜTTER, ERNST (Hrsg.): Werden und Handeln. Stuttgart 1963, S. 269–281

PLÜGGE, HERBERT: Der Mensch und sein Leib. Tübingen 1967. (Forschungen zur Pädagogik und Anthropologie; Bd. 9)

PLÜGGE, HERBERT: Vom Spielraum des Leibes. Salzburg 1970. (Das Bild des Menschen in der Wissenschaft; Bd. 10)

PÖLITZ, KARL HEINRICH LUDWIG: Populäre Anthropologie oder Kunde von dem Menschen, nach sinnlichen und geistigen Anlagen. Leipzig 1800

PÖRSCHKE, KARL LUDWIG: Anthropologische Abhandlungen. Königsberg 1801

POPE, ALEXANDER: An Essay on Man. 4 P. London 1732–1734

POPITZ, FRIEDRICH: Die Symbolik des menschlichen Leibes. Grundzüge einer ärztlichen Anthropologie. Stuttgart 1956

POPITZ, FRIEDRICH: Geist, Leben und Arzttum. Aufzeichnungen zu einer anthropologischen Medizin. Heidelberg 1967

POPPELBAIM, HERMANN: Mensch und Tier. Fünf Einblicke in ihren Wesensunterschied, Gestalt, Abkunft, Seele, Erlebnis, Schicksal. Basel 1928

POPPER, KARL: Logik der Forschung. Zur Erkenntnistheorie der modernen Naturwissenschaft. Wien 1935

PORTMANN, ADOLF: Biologische Fragmente zu einer Lehre vom Menschen. Frankfurt a. M. 1951

PORTMANN, ADOLF: Biologie und Geist. Zürich 1956

PORTMANN, ADOLF: Neue Wege der Biologie. München 1960

POYNTER, NOEL: Medicine and Man. Harmondsworth (u. a.) 1973

PUTSCHER, MARIELENE: Omne vivum ex ovo. Sudhoffs Archiv 54 (1970) 355–372


QUÉTELET, ADOLPHE-LAMBERT-JACQUES: L'anthropométrie, ou Mesures des différentes facultés de l'homme. Bruxelles 1870


RAD, MICHAEL VON (Hrsg.): Anthropologie als Thema von psychosomatischer Medizin und Theologie. Stuttgart (u. a.) 1974. (Urban-Taschenbücher; T-Reihe, Bd. 607)

RANKE, JOHANNES: Der Mensch. 2 Bde. Leipzig 1886–1887

RATHER, L. J.: Mind and Body in the 18th Century Medicine. London 1965

REDERN, SIGMUND EHRENREICH VON: Considérations sur la nature de l'homme en soi-même, et dans ses rapports avec l'ordre social. 2 Vols. Paris 1835

REHMKE, JOHANNES: Der Mensch. Leipzig 1928

Reproduktion des Menschen. Beiträge zu einer interdisziplinären Anthropologie. Frankfurt/ M. 1981. (Schriften der Carl-Friedrich-von-Siemens-Stiftung; Bd. 5)

REVERS, WILHELM JOSEF: Zukunftsaspekte der ärztlichen Manipulation in ihrer anthropologischen Problematik. Materia Medica Nordmark 25 (1973) 57–69

RIPLEY, WILLIAM ZEBINA: A Selected Bibliography of the Anthropology and Ethnology of Europe. Boston 1899

RISSMANN, WOLFGANG: Ernst Freiherr von Feuchtersleben (1806–1849). Sein Beitrag zur medizinischen Anthropologie und Psychopathologie. Freiburg i. Br. 1980. (Freiburger Forschungen zur Medizingeschichte; N. F., Bd. 12)

RITTER, JOACHIM: Über den Sinn und die Grenze der Lehre vom Menschen. Antrittsvorlesung. Potsdam 1933

RITTNER, VOLKER (u. a. Mitarb.): Zur Geschichte des Körpers. München (u. a.) 1976. (Reihe Hanser; 212 : Perspektiven der Anthropologie)

RÖHRBORN, GUNTER: Die biologische Zukunft des Menschen. Dt. Ärzteblatt 65 (1968) 1881– 1883. 1929–1932

RÖSSLER, DIETRICH: Krankheit und Geschichte in der anthropologischen Medizin. In: Medicus Viator. Fragen und Gedanken am Wege RICHARD SIEBECKS. Tübingen (u. a.) 1959, S. 165–179

RÖSSLER, DIETRICH: Medizinische Anthropologie. In: RITTER, JOACHIM (Hrsg.): Historisches Wörterbuch der Philosophie. Bd. 1. Darmstadt 1971, Sp. 374–376

ROSMINI-SERBATI, ANTONIO: Antropologia in servigio della scienza morale. Libri 4. Novara 1847

ROTENSTREICH, NATHAN: Anthropologie und Sinnlichkeit. In: THIES, ERICH (Hrsg.): Ludwig Feuerbach. Darmstadt 1976, S. 384–394. (Wege der Forschung; Bd. 438)

ROTHACKER, ERICH: Probleme der Kulturanthropologie. Bonn 1948

ROTHACKER, ERICH: Philosophische Anthropologie. Bonn 1964
ROTHSCHUH, KARL EDUARD: Einige Grundfragen einer wissenschaftlichen medizinischen Anthropologie. Hippokrates 32 (1961) 141–150
ROTHSCHUH, KARL EDUARD: Theorie des Organismus. Bios, Psyche, Pathos. 2. Aufl. München 1963
ROTHSCHUH, KARL EDUARD: Konzepte der Medizin in Vergangenheit und Gegenwart. Stuttgart 1978

SABUCO BARRERA DE NANTES, OLIVA: Nueva filosofía de la naturaleza del hombre. Madrid 1587
SALAVILLE, JEAN-BAPTISTE: L'homme et la société ou Nouvelle théorie de la nature humaine et de l'état social. Paris 1798
SALLER, KARL: Leitfaden der Anthropologie. 2. Aufl. Stuttgart 1964
SARTRE, JEAN-PAUL: Der Leib. Ein Kapitel aus Das Sein und das Nichts. Stuttgart 1956. (Beiträge zur Sexualforschung; H. 9)
SAUERBRUCH, FERDINAND: Heilkunst und Naturwissenschaft. Die Naturwissenschaften 14 (1926) 1081–1090
SBOROWITZ, ARIE (Hrsg.): Der leidende Mensch. Personale Psychotherapie in anthropologischer Sicht. Darmstadt 1960. (Wege der Forschung; Bd. 10)
SCHAEFER, HANS: Die Medizin heute. Theorie, Forschung, Lehre. München 1963. (Sammlung Piper)
SCHAEFER, HANS: Leib, Geist, Gesellschaft. Aspekte einer Biologie des Menschen. München 1971
SCHAEFER, HANS (Hrsg.): Der gesunde kranke Mensch. Gesundheit ein Wert, Krankheit ein Unwert? Düsseldorf 1980. (Schriften der Katholischen Akademie in Bayern; Bd. 97)
SCHALLER, HEINRICH: Die Idee des Menschen. Ein Beitrag zur metaphysischen Anthropologie. Oldenbourg 1935
SCHARF, RUDOLF (Hrsg.): Das Humanum und die Wissenschaft. Medizinische und geistesgeschichtliche Arbeiten Walter Brednows. Stuttgart (u. a.) 1971
SCHELER, MAX: Zur Idee des Menschen. In: SCHELER: Abhandlungen und Aufsätze. Bd. 1. Leipzig 1915, S. 317–367
SCHELER, MAX: Mensch und Geschichte. Die neue Rundschau 37 (1926) 449–476
SCHELER, MAX: Die Stellung des Menschen im Kosmos. Darmstadt 1928
SCHELVER, FRIEDRICH JOSEPH: Philosophie der Medicin. Bd. 1. Frankfurt a. M. 1809
SCHEURLEN, HANS: Anthropologische Medizin als klinisches Forschungsprinzip. Der Nervenarzt 36 (1965) 298–306
SCHIPPERGES, HEINRICH: Leitlinien und Grenzen der Psychosomatik bei Friedrich Nasse. Confinia psychiatrica 2 (1959) 19–37
SCHIPPERGES, HEINRICH: Anthropologische Aspekte im Weltbild Hildegards von Bingen. Trierer Theologische Zeitschrift 74 (1965) 151–165
SCHIPPERGES, HEINRICH: Grundzüge einer „polarischen Medizin" bei Novalis. Antaios 7 (1965) 196–208
SCHIPPERGES, HEINRICH: Welt und Mensch bei Hildegard von Bingen. Jahrbuch für Psychologie, Psychotherapie und medizinische Anthropologie 14 (1966) 293–308
SCHIPPERGES, HEINRICH: Gesundheit als geistiges Phänomen bei Friedrich Nietzsche. Der Horizont 10 (1967) 96–110
SCHIPPERGES, HEINRICH: Welt und Mensch bei Paracelsus. Antaios 11 (1969) 293–320
SCHIPPERGES, HEINRICH: Des Menschen Maß in maßloser Zeit. Antaios 12 (1970) 231–252
SCHIPPERGES, HEINRICH: Zur Anthropologie der Geschlechtlichkeit in historischer Sicht. Arzt und Christ 16 (1970) 110–129
SCHIPPERGES, HEINRICH: Anthropologien in der Geschichte der Medizin. In: GADAMER, HANS-GEORG u. PAUL VOGLER (Hrsg.): Neue Anthropologie. Bd. 2. Stuttgart 1972, S. 179–214
SCHIPPERGES, HEINRICH: Paracelsus. Der Mensch im Licht der Natur. Stuttgart 1974
SCHIPPERGES, HEINRICH: Am Leitfaden des Leibes. Zur Anthropologik und Therapeutik Friedrich Nietzsches. Stuttgart 1975

SCHIPPERGES, HEINRICH: Porträt des Kranken und der Krankheit in Medizin und Philosophie. Universitas 30 (1975) 131–140
SCHIPPERGES, HEINRICH: Zur Begriffsgeschichte der Anthropologie. Festschrift 75 Jahre Anthropologische Staatssammlung München. München 1977, S. 311–319
SCHIPPERGES, HEINRICH, EDUARD SEIDLER, PAUL U. UNSCHULD (Hrsg.): Krankheit, Heilkunst, Heilung. Freiburg i. Br. (u. a.) 1978. (Veröffentlichungen des Instituts für Historische Anthropologie; Bd. 1)
SCHIPPERGES, HEINRICH: Medizin heute — Wandlung durch Wendung. Ärzteblatt Baden-Württemberg 33 (1978) 468–478
SCHIPPERGES, HEINRICH: Gesundsein in der Medizin-Geschichte. Zur Debatte 10 (1980) 12
SCHIPPERGES, HEINRICH: Kategorien pathischer Betroffenheit. Zur Phänomenologie des „Homo patiens". In: SCHATZ, OSKAR (Hrsg.): Wie krank ist unsere Medizin? Salzburger Humanismusgespräche. Graz (u. a.) 1983, S. 185–206
SCHMIDT, CARL: Die Anthropologie. Die Wissenschaft vom Menschen in ihrer geschichtlichen Entwickelung und auf ihrem gegenwärtigen Standpunkte. 2. Aufl. der „Anthropologischen Briefe". Dresden 1865
SCHMITZ, HERMANN: Die Angst. Zeitschrift für klinische Psychologie und Psychotherapie 21 (1973) 5–17
SCHOMERUS, HANS GERHARD: Gesundheit und Krankheit der Person in der medizinischen Anthropologie Johann Christian August Heinroths. Heidelberg, Med. Diss., 1965
SCHOMERUS, HANS GERHARD: Gesundheit und Krankheit der Person in der medizinischen Anthropologie Johann Christian August Heinroths. Jahrbuch für Psychologie, Psychotherapie und medizinische Anthropologie 14 (1966) 309–328
SCHREIBER, JOHANNES: Die biologischen Funktionen der Seele. Bigge-Ruhr 1953
SCHRENK, MARTIN: Ludwig Binswangers Auseinandersetzung mit Sigmund Freud, ein Stück Wissenschaftsgeschichte. Confinia psychiatrica 10 (1967) 113–127
SCHRENK, MARTIN: Das eigentliche Studium des Menschen. Jahrbuch für Psychologie, Psychotherapie und medizinische Anthropologie 16 (1968) 214–224
SCHRENK, MARTIN: Zur Entwicklung der gegenwärtigen anthropologischen Medizin. Hippokrates 39 (1968) 304–310
SCHULZ, WALTER: Der Mensch. Eine Geschichte der Anthropologie. In: Kindlers Enzyklopädie der Mensch. Bd. 1. Zürich 1982, S. 29–69
SCHULZE, GOTTLOB ERNST: Psychische Anthropologie. Göttingen 1815
SCHWARZ, HANS: Ärztliche Weltanschauung. Wien 1951
SCHWARZ, OSWALD: Medizinische Anthropologie. Eine wissenschaftstheoretische Grundlegung der Medizin. Leipzig 1929
SEIDEL, BRUNO: Commentarius didascalicus, valde eruditus et perspicuus, de corpore animato, ac potissimum quidem de corpore et anima hominis … Hanoviae 1594
SEIDEL, BRUNO: De ebrietate libri III. nunc primum in lucem editi. Hanoviae 1594
SEIDLER, EDUARD: Anthropologische und ethische Probleme der Tumornachsorge. In: PFLEIDERER, A. u. W. EISSENHAUER (Hrsg.): Probleme der Krebsnachsorge. Basel (u. a.) 1980, S. 2–10. (Beiträge zur Onkologie; Bd. 4)
SHERRINGTON, CHARLES: Körper und Geist. Der Mensch über seine Natur. Bremen 1964. (Sammlung Dieterich; Bd. 289)
SIEBECK, HERMANN: Geschichte der Psychologie. 2 Thl. Gotha 1880–1884.
SIEBECK, RICHARD: Altes und Neues aus der Heilkunde. München 1936
SIEBECK, RICHARD u. VIKTOR VON WEIZSÄCKER: Die Medizin in der Verantwortung. Zwei Vorträge. Tübingen 1947. (Schriftenreihe der Evangelischen Akademie; Reihe 5, Heft 2)
SIEBECK, RICHARD: Medizin in Bewegung. Stuttgart 1949
SIEBECK, RICHARD: Die Einheit von Leib und Seele in der theologischen Anthropologie und in der anthropologischen Medizin. In: VIKTOR VON WEIZSÄCKER, Arzt im Irrsal der Zeit. Göttingen 1956, S. 54–65
SIEBENTHAL, WOLF VON: Krankheit als Folge der Sünde. Hannover 1950. (Heilkunde und Geisteswelt; Bd. 2)
SIEGMUND, GEORG: Der kranke Mensch. Medizinische Anthropologie. Fulda 1951
SIGERIST, HENRY ERNEST: Die Heilkunst im Dienste der Menschheit. Stuttgart 1954

SOMBART, WERNER: Beiträge zur Geschichte der wissenschaftlichen Anthropologie. Sitzungsberichte der Preußischen Akademie der Wissenschaften. Phil.-histor. Klasse 13 (1938) 96–130
SOURNIA, JEAN-CHARLES: Mythologies de la médecine moderne. Essai sur le corps et la raison. Paris 1969. (Galien)
SPERLING, JOHANN: Synopsis anthropologiae physicae. 3. Ed. Witebergae 1659
STEFFENS, HEINRICH: Anthropologie. 2 Bde. Breslau 1822
STERN, WILLIAM: Person und Sache. Bd. 2. 2. Aufl. Leipzig 1919.
STERN, WILLIAM: Studien zur Personwissenschaft. Leipzig 1930
STRAASS, GERHARD: Sozialanthropologie. Prämissen, Fakten, Probleme. Jena 1976. (Philosophie und Biowissenschaften)
STRUNZ, KURT: Integrale Anthropologie und Kybernetik. Heidelberg 1965
STRUVE, K. C.: Anthropologia naturalis sublimior. Neustadt 1754


TEIRICH, HILDEBRAND RICHARD (Hrsg.): Musik in der Medizin. Beiträge zur Musiktherapie. Stuttgart 1958
TELLENBACH, HUBERTUS: Transkulturelle Aspekte der Melancholie. Jahrbuch für Psychologie, Psychotherapie und med. Anthropologie 17 (1969) 13–27
TELLENBACH, HUBERTUS: F. J. J. Buytendyks „Prolegomena einer anthropologischen Physiologie", ein substantieller Beitrag zur Konzeption einer neuen Studien- und Approbationsordnung. Der Nervenarzt 41 (1970) 400–403
TELLENBACH, HUBERTUS: Die Begründung psychiatrischer Erfahrung und psychiatrischer Methoden in philosophischen Konzeptionen vom Wesen des Menschen. In: GADAMER, HANS-GEORG u. PAUL VOGLER (Hrsg.): Neue Anthropologie. Bd. 6. Stuttgart 1975, S. 138–181
TELLENBACH, HUBERTUS: Martin Bubers Einfluß auf die anthropologische Wende in der Medizin. Der Nervenarzt 51 (1980) 302–306
TELLENBACH, HUBERTUS: Gesundsein und Kranksein aus der Sicht der anthropologischen Medizin. In: Kindlers Enzyklopädie: Der Mensch. Bd. 3. Zürich 1983, S. 681–690
TEMKIN, OWSEI: Studien zum „Sinn"- Begriff in der Medizin. Kyklos 2 (1929) 21–102
TEPP, MAX: Die Vernunft des Leibes. Lauenburg 1922
THIER, ERICH: Das Menschenbild des jungen Marx. Göttingen 1961
TISSOT, CLAUDE-JOSEPH: Anthropologie spéculative générale. 2 Vols. Paris 1843
TOCHTERMANN, WILHELM: Der Arzt als Arznei. Die Persönlichkeit des Arztes als Heilfaktor in der Psychotherapie. Remscheid-Lennep 1955
TOPINARD, PAUL: L'Anthropologie. Paris 1876. (Bibliothèque des sciences contemporaines; 3)
TOURNIER, PAUL: Médecine de la personne. 8. éd. Paris 1945
TOURNIER, PAUL: Krankheit und Lebensprobleme. 6. Aufl. Basel 1955
TROXLER, JGN. PAUL V.: Grundriß der Theorie der Medicin. Wien 1805
TSCHIRNHAUS, EHRENFRIED WALTER VON: Medicina mentis et corporis. Reprograph. Nachdruck der Ausgabe Leipzig 1695. Hildesheim 1964
TÜRKHEIM J.: Zur Psychologie des Geistes. Tier- und Menschengeist. Leipzig 1904


UEBERWEG, FRIEDRICH: Grundriß der Geschichte der Philosophie. 3 T. Berlin 1863–1866
UEXKÜLL, THURE VON: Grundfragen der psychosomatischen Medizin. Reinbek 1963. (rowohlts deutsche enzyklopädie; 179/180)
UEXKÜLL, THURE VON: Lehrbuch der psychosomatischen Medizin. München (u.a.) 1979
USLAR, DETLEV VON: Psychologische Anthropologie. In: Kindlers Enzyklopädie: Der Mensch. Bd. 4. Zürich 1981, S. 340–354
USTERI, PAUL: Grundlage der medicinischen Anthropologie, für Nichtärzte. Zürich 1792


VAUVENARGUES, LUC DE CLAPIERS: Introduction à la connaissance de l'esprit humain, suivie de Réflexions et de maximes. Paris 1746

VERBRUGH, HUGO S.: Medizin auf totem Gleis. Das Menschenbild der Medizin als vorwissenschaftliche Ideologie. Stuttgart 1975

VERDRIES, JOHANN MELCHIOR: De aequilibrio mentis et corporis commentatio. Gießen, Frankfurt a. M. 1726

VIKTOR VON WEIZSÄCKER, Arzt im Irrsal der Zeit. Eine Freundesgabe zum 70. Geburtstag am 21. 4. 1956. Göttingen 1956

VILLAUME, PETER: Anfangsgründe zur Erkenntnis der Erde, des Menschen und der Natur. 5 Vols. Berlin, Libau 1789–1791

VIRCHOW, RUDOLF: Die Einheitsbestrebungen in der wissenschaftlichen Medicin. Berlin 1849

VIRCHOW, RUDOLF: Beiträge zur physischen Anthropologie der Deutschen, mit besonderer Berücksichtigung der Friesen. Berlin 1876

VIVES, JUAN LUIS: Opera. 2 T. Basilea 1555

VOEGELIN, ERICH: Rasse und Staat. Tübingen 1933


WAGNER, ADOLPH: Die Gesetzmäßigkeit in den scheinbar willkürlichen menschlichen Handlungen vom Standpunkte der Statistik. 2 Thl. Hamburg 1864

WAGNER, FRIEDRICH (Hrsg.): Menschenzüchtung. München 1969. (Beck'sche Schwarze Reihe; Bd. 63)

WAGNER, JOH. JAC.: Nachgelassene Schriften über Philosophie. Hrsg. von Ph. L. Adam. Thl. 4.: Anthropologie. Ulm 1853

WEBER, H. B. VON: Handbuch der psychischen Anthropologie, mit vorzüglicher Rücksicht auf das Praktische und die Strafrechtspflege insbesondere. Tübingen 1829

WEIN, HERMANN: Von Descartes zur heutigen Anthropologie. Zs. Philos. Forschung 2 (1947) 296–314

WEINREB, FRIEDRICH: Vom Sinn des Erkrankens. Gesundsein und Krankwerden. Zürich 1974. (Lebendige Bausteine; Bd. 16)

WEIZSÄCKER, CARL FRIEDRICH VON: Die Einheit der Natur. Studien. München 1971

WEIZSÄCKER, VIKTOR VON: Der Arzt und der Kranke. Stücke einer medizinischen Anthropologie. Die Kreatur 1 (1926) 69–86

WEIZSÄCKER, VIKTOR VON: Seelenbehandlung und Seelenführung. Gütersloh 1926. (Studien des apologetischen Seminars; H. 16)

WEIZSÄCKER, VIKTOR VON: Über medizinische Anthropologie. Philosoph. Anzeiger 2 (1927) 236

WEIZSÄCKER, VIKTOR VON: Ärztliche Fragen. Vorlesungen über allgemeine Therapie. Leipzig 1934

WEIZSÄCKER, VIKTOR VON: Arzt und Kranker. Leipzig 1941

WEIZSÄCKER, VIKTOR VON: Klinische Vorlesungen. Stuttgart 1941

WEIZSÄCKER, VIKTOR VON: Gestalt und Zeit. Halle 1942. (Die Gestalt; H. 7)

WEIZSÄCKER, VIKTOR VON: Studien zur Pathogenese. 2. Aufl. Wiesbaden 1946

WEIZSÄCKER, VIKTOR VON: „Euthanasie" und Menschenversuche. Heidelberg 1947. (Sonderdruck aus Psyche 1947, Folge 1)

WEIZSÄCKER, VIKTOR VON: Fälle und Probleme. Stuttgart 1947. (Beiträge aus der allgemeinen Medizin; H. 3)

WEIZSÄCKER, VIKTOR VON: Körpergeschehen und Neurose. Stuttgart 1947

WEIZSÄCKER, VIKTOR VON: Der Begriff der Allgemeinen Medizin. KÜTEMEYER, WILHELM: Wandlungen medizinischer Anthropologie. Stuttgart 1947. (Beiträge aus der allgemeinen Medizin; Heft 1)

WEIZSÄCKER, VIKTOR VON: Der Begriff sittlicher Wissenschaft. Frankfurt a. M. 1948.

WEIZSÄCKER, VIKTOR VON: Begegnungen und Entscheidungen. Stuttgart 1949

WEIZSÄCKER, VIKTOR VON: Grundlagen medizinischer Anthropologie. In: WEIZSÄCKER, V. v.: Diesseits und Jenseits der Medizin. Stuttgart 1950, S. 136–166

WEIZSÄCKER, VIKTOR VON: Diesseits und Jenseits der Medizin. Arzt und Kranker, Neue Folge. Stuttgart 1950

WEIZSÄCKER, VIKTOR VON: Der kranke Mensch. Eine Einführung in die medizinische Anthropologie. Stuttgart 1951

WEIZSÄCKER, VIKTOR VON: Natur und Geist. 2. Aufl. Göttingen 1955

WEIZSÄCKER, VIKTOR VON: Pathosophie. Göttingen 1956

WEIZSÄCKER, VIKTOR VON und DIETER WYSS: Zwischen Medizin und Philosophie. Göttingen 1957

WEIZSÄCKER, VIKTOR VON: Am Anfang schuf Gott Himmel und Erde. 6. Aufl. Göttingen 1963. (Kleine Vandenhoeck-Reihe; 37/37 a)

WEIZSÄCKER, VIKTOR VON: Der Gestaltkreis. 4. Aufl., 1. unveränd. Nachdr. 1967. Stuttgart 1968

WEIZSÄCKER, VIKTOR VON: Leiden und Heilen. Monatskurse für ärztliche Fortbildung 25 (1975) 257-261

WESIACK, WOLFGANG: Die körperlichen und seelischen Faktoren des Krankseins. In: Kindlers Enzyklopädie: Der Mensch. Bd. 3. Zürich 1983, S. 717-777

WESTERMEYER, JOSEPH (Ed.): Anthropology and Mental Health. Setting a New Course. The Hague (u. a.) 1976. (World Anthropology)

WIESENHÜTTER, ECKART (Hrsg.): Werden und Handeln. Stuttgart 1963

WIESENHÜTTER, ECKART: Die Begegnung zwischen Philosophie und Tiefenpsychologie. Darmstadt 1979. (Die philosophischen Bemühungen des 20. Jahrhunderts)

WINDISCHMANN, C. J. H.: Ueber Etwas, das der Heilkunst Noth thut. Zeitschrift für die Anthropologie 1 (1823) Heft 3/4, S. 1-96. S. 322-512

WÖLBER, HANS-OTTO: Heilsame Grenzen. Über Humanität der gegenwärtigen Medizin. Dt. Ärzteblatt 78 (1981) 519-523

WYSS, DIETER: Person und Begegnung in der Anthropologie Viktor von Weizsäckers. In: SBOROWITZ, ARIE (Hrsg.): Der leidende Mensch. Darmstadt 1960, S. 238-258

WYSS, DIETER: MARX und FREUD. Ihr Verhältnis zur modernen Anthropologie. Göttingen 1969

WYSS, DIETER: Strukturen der Moral. Untersuchungen zur Anthropologie und Genealogie moralischer Verhaltensweisen. 2. Aufl. Göttingen 1970. (Sammlung Vandenhoeck)

WYSS, DIETER: Der Kranke als Partner. Lehrbuch der anthropologisch-integrativen Psychotherapie. 2 Bde. Göttingen 1982

WYSS, WALTER H. VON: Aufgaben und Grenzen der psychosomatischen Medizin. Berlin (u. a.) 1955


ZECHMEISTER, KLAUS: Arzt und Weltanschauung. Philosophisches in der Medizin der BRD. Berlin-Ost 1972

ZUBIRI, XAVIER: Naturaleza, historia, Dios. 5. ed. Madrid 1963.

ZURBONSEN, FRIEDRICH: Zwischen Leben und Tod. Zur Psychologie der letzten Stunde. Düsseldorf 1927

ZURLIPPE, RUDOLF: Anthropologie für wen? In: KAMPER, DIETMAR (Hrsg.): Zur Geschichte des Körpers. München (u. a.) 1976, S. 91-129. (Reihe Hanser; 212)

ZUTT, JÜRG: Vom gelebten welthaften Leibe. In: Das paranoide Syndrom in anthropologischer Sicht. Berlin (u. a.) 1958, S. 3-8

ZUTT, JÜRG: Auf dem Wege zu einer anthropologischen Psychiatrie. Berlin (u. a.) 1963

ZUTT, JÜRG: Über verstehende Anthropologie. Versuch einer anthropologischen Grundlegung der psychiatrischen Erfahrung. In: Psychiatrie der Gegenwart. Bd. 1,2. Berlin (u. a.) 1963, S. 763-852

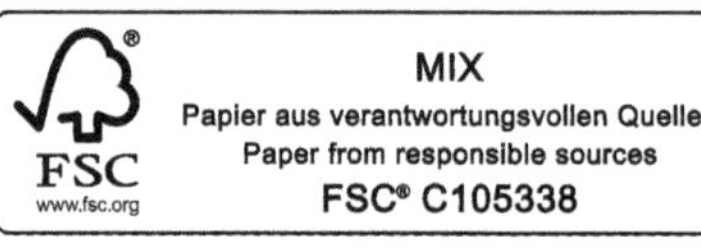


If you have any concerns about our products,
you can contact us on
ProductSafety@springernature.com

In case Publisher is established outside the EU,
the EU authorized representative is:
Springer Nature Customer Service Center GmbH
Europaplatz 3, 69115 Heidelberg, Germany

Printed by Libri Plureos GmbH
in Hamburg, Germany